U0278011

[英] 萨拉·亨德里克斯
(Sarah Hendrickx)
[英] 杰丝·亨德里克斯　/ 著
(Jess Hendrickx)

陈 烽 / 译

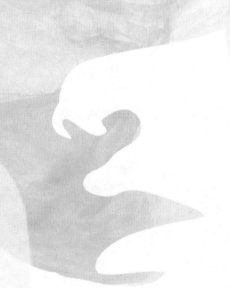

（第2版）

面具下的她们

ASD女性的自白

华夏出版社
HUAXIA PUBLISHING HOUSE

Women and Girls on the Autism Spectrum

*Understanding Life Experiences
from Early Childhood to Old Age
(Second Edition)*

北京市版权局著作权合同登记号：图字 01-2024-4007 号

图书在版编目（CIP）数据

面具下的她们：ASD 女性的自白：第 2 版 / (英) 萨拉·亨德里克斯 (Sarah Hendrickx), (英) 杰丝·亨德里克斯 (Jess Hendrickx) 著 ；陈烽译. -- 北京 ： 华夏出版社有限公司, 2025. -- ISBN 978-7-5222-0828-2

Ⅰ. R749.99

中国国家版本馆 CIP 数据核字第 20241E7F65 号

面具下的她们：ASD 女性的自白（第 2 版）

作　　者	［英］萨拉·亨德里克斯　［英］杰丝·亨德里克斯	
译　　者	陈　烽	
策划编辑	李傲男	
责任编辑	刘　畅	
出版发行	华夏出版社有限公司	
经　　销	新华书店	
印　　装	三河市少明印务有限公司	
版　　次	2025 年 3 月北京第 1 版	
	2025 年 3 月北京第 1 次印刷	
开　　本	880×1230　1/32 开	
印　　张	11.5	
字　　数	298 千字	
定　　价	59.80 元	

华夏出版社有限公司　　地址：北京市东直门外香河园北里 4 号
邮编：100028 网址：www.hxph.com.cn
电话：（010）64663331（转）

若发现本版图书有印装质量问题，请与我社营销中心联系调换。

致 J&J

抱歉，没把你们生好

目　录

第一部分　孤独症相关理论与诊断标准

第二部分　一生的磕磕绊绊

第三部分　生活的方方面面

推荐序

很高兴看到萨拉·亨德里克斯的大作——《面具下的她们》第二版问世，也很开心能有机会了解这方面的最新资讯。

过去十年间发生的变化到底有多少呢？仔细想想还真是一件很有意思的事情。孤独症的诊断水平确实比以前有进步了，不过对于那些善于伪装和掩饰的孤独症女性来说，依然很不容易。这倒不是说必须搞出一套专门针对孤独症女性特征表现的诊断标准，而是需要了解这些女性如何与他人互动、如何隐藏真实的自我。要做出准确的诊断，就需要开阔思路，了解孤独症有各种各样的表现。其实，归根结底就是要搞清楚诊断的时候究竟要问什么才能问到点子上，不能再用那种只有是非题的量表把所有人都按同一个标准往里套，这种思路就不够开阔。而识别孤独症的各种表现，正是本书讨论的主要内容。

近年来的研究让我们对于孤独症的不同表现已经有了越来越多的了解，但是针对男性/女性比例差别的问题，仍然没有找到答案，而且这些研究所选的研究对象不同，比例也有不同。最近这个比例降到了3:1，但可能还是比实际比例要高。伪装和掩饰这个提法很有意思，因此针对这一主题的研究也越来越多。

本书第1章性别差异就对这个领域的研究动态进行了全面而清晰的综述。

与第一版一样，第二版也有来自孤独症女性的轶事记录，从中可以了解颇有见地的观点，这些女性以亲身经历为读者提供了不一样的视角。凭着这一点，再加上最新的研究资讯，这本书不仅有用，而且有趣。

尽管孤独症的诊断水平确实比以前有进步了，但是某些诊断工具依然在使用，这一点让人心存顾虑。临床医生对于各种行为表现的解读还是那么照本宣科，而且过于依赖国际诊断标准，未能充分利用自己的临床经验，也很少在不同的环境中观察自己的诊断对象。除此之外，作为诊断过程中必不可少的一环，"患者"自述也没有得到应有的重视。

在成长的过程中，有些孤独症人士为了适应这个为神经发育典型人群打造的世界，会努力学习那些社会规则，如此一来，他们的困难就被掩盖了，针对成年人的诊断依然很有难度。因此，我们才说医生一定要有丰富的经验，这样才能对某些行为表现进行细致的观察，发现隐藏在下面的孤独症特质。本书第 13 章健康问题就明确指出了误诊这个问题。另外，孤独症与边缘型人格障碍的表现互有交叉、容易混淆，这个问题也没有得以解决。

如果一个人确诊了很多种疾病或障碍，那可能就要引起注意，想想"这种情况有没有可能是孤独症呢？"

第 2 章确诊之路谈到了确诊带来的好处。就我个人经验而言，确诊能帮助我们与自己和解、与自己看待这个世界的方式和解，并且得到自己需要的支持，这些支持能让我们过好自己的生活。

至于确诊之后是否要向别人公开，本书也有专门的一节就其利弊给出了合理的建议。

与第一版一样，第二版也讨论了孤独症人士这一生从婴儿期、儿童期到成年再到老年要面对的磕磕绊绊，让我们知道这中间既有积极的一面，也有不利的一面。其中最重要的一个问题是如何应对意料之外和无法确定的情况，这可能是孤独症人士要面对的核心问题，本书对此也进行了详细讨论。这里着重强调的是成长带来的正面体验，比如越长大就越自信、越自如，这一点还是可以让人放心的。

第三部分生活的方方面面特别重要，其中第 6 章社会关系的内容非常精彩，从孤独症人士自己的角度出发给出了清楚的建议，同时也强调了孤独症是一个谱系。第 7 章性别意识也非常重要。自从第一版问世以来，围绕性别认同这一课题出现了很多的研究和讨论，对于孤独症女性群体来说，这些研究和讨论意义深远。"性别认同障碍"同样也是一个谱系，在人一生当中的不同阶段有着不同的表现。

第 9 章提出了很多有关生育方面的问题，这些问题也是提供支持服务的专业人员经常提到的，这一部分也很有必要仔细阅读。

本书第 12 章是关于饮食问题的，由萨拉·亨德里克斯的女儿杰丝·亨德里克斯负责撰写，这一部分为读者提供了很多资讯。杰丝本人有孤独症，她从孤独症人士的视角讨论了饮食方面的困难。我们欢迎这种讨论，因为这个问题之前没有得到足够的重视。杰丝对一些成年孤独症女性以及三位孤独症女孩的母亲做了调查，在此基础上撰写了这一章内容。她不仅提到食物本身的问题，还强调了感官处理困难在饮食方面对于孤独症人士造成的影响。日常生活的规律、秩序以及食物的口感、品牌等也会对饮食造成影响，这些方面的问题在书中也有详细的讨论。她还特别谈到孤独症群体当中常见的进食障碍类型，详细解释了进食障碍与神经性厌食症的症状互有交叉的现象，指出有进食障碍的女性如果同时有孤独症，往往会被漏诊。十几岁的女孩拼命减肥，可能出于多种原因，那么通过详细评估判断其是否有孤独症也是必不可少的。

孤独症人士的健康问题，尤其是精神健康问题，往往没有得到应有的重视。他们一般都不去求医，也没有人来听听他们的心声。由于长期不被理解而产生压力，直至最后的崩溃，需要有精神健康领域的专业人员介入，施以援手，同时还要妥善跟进。

最后一章——拥抱"另类"人生，应该会给那些孤独症谱系障碍人士带来安慰，因为这部分旨在说明：虽然没有那么容易，但是如果能够找到应对的方法，也能帮助我们一路前行。

　　与第一版一样，第二版也强调了寻求诊断的重要性，我自己与孤独症谱系障碍女性群体打交道的临床经验，也证实了不管是在人生的哪个阶段，寻求诊断都很重要。此外，越来越多的人对神经多样性的概念有了一定的认识和了解，能够以一种有意义的方式接受人与人之间的差异。自第一版问世以来，研究、临床领域以及社会都已经发生了很多积极的变化，希望所有这些变化都能为孤独症人士带来益处。

　　与第一版一样，我强烈推荐在孤独症领域工作的专业人士以及孤独症女性群体阅读本书。

朱迪思·古尔德博士（Dr. Judith Gould）

临床心理医生顾问专家

洛娜·温（Lorna Wing）孤独症研究中心

致 谢

感谢参与本书访谈的孤独症女性及其家人，他们牺牲了很多时间，解答我没完没了的问题，不管是第一版还是第二版，他们都以各种方式为我提供支持。有些人希望我不要公开他们的身份，有些人则希望我在此列出他们的姓名，不管是个人生活方面，还是专业工作方面，这些人都给了我很多帮助，他们是：珍·利夫斯莱（Jen Leavesley）、海迪·M.桑兹（Heidi M Sands）、梅拉妮·皮克斯（Melanie Peekes）、苏珊·奈恩（Susan Nairn）、苏格兰孤独症女性家园网（Scottish Women's Autism Network, SWAN）、凯瑟琳·库默（Kathleen Comber）、林达·安德森（Lynda Anderson）、贝姬·希弗（Becky Heaver）、金·理查森（Kim Richardson）、海伦·依里斯（Helen Ellis）、杰迈玛·皮尔斯（Jemimah Pearce）、朱迪思·沃恩（Judith Vaughan）、安娜·沃恩（Anna Vaughan）、C.林斯基（C Linsky）、埃玛·达尔林普尔（Emma Dalrymple）、艾莉森·帕尔默（Allison Palmer）、克莱尔·鲁宾逊（Claire Robinson）、戴比·艾伦（Debbie Allan）、达西（Darci）、罗斯·韦（Rose Way）、雷切尔·斯隆（Rachel Sloan）、杰德·沃克（Jade Walker）、玛凯拉·麦迪逊（Makayla Maddison）、阿妮娅·K.乌斯塔兹夫斯基（Anya K Ustaszewski）、丽贝卡·伍德（Becky Wood）、埃勒·穆尔（Elle Moore）。

还要感谢那些愿意跟我分享个人经历和专业经验的人——不管是孤独症人士还是普通人，他们是琳达·巴肯（Linda Buchan）博士、斯蒂芬·琼斯（Steph Jones）、玛丽安·谢姆巴里（Marian

Schembari）、大英帝国勋章①获得者卡特里奥娜·斯图尔特（Catriona Stewart OBE）博士、弗洛伦斯·内维尔（Florence Neville）。

　　还要感谢我的女儿杰丝，谢谢她撰写了本书其中一章，也谢谢她接了我的班。谢谢基思（Keith）帮我整理了参考文献，对此我永远心怀感激，因为我不是擅长做这种事的那种孤独症人士，他也不是，但他还是替我做了。

---

① 译注：大英帝国勋章（Order Of The British Empire, OBE），全称为大英帝国最优秀勋章，主要表彰那些政府系统之外，对艺术、科学、慈善、公共服务等方面有重大贡献的人士。

前　言

为什么?

欢迎您打开这本书。看书之前，我想先给您看看第一版的序言，我在后面又加了一段，解释我为什么要写第二版，等您看完我们再接着说⋯⋯

2014 年

我有一个儿子，十几岁了，他是我家最后一个去做孤独症诊断评估的人，那是我确诊孤独症几年之后的事了。为了给负责评估的精神科医生提供一些参考信息，提示有遗传因素的可能性，我把家族病史告诉了他，还附上了我自己的详细诊断信息以及我们家其他人的情况。但是，这位医生不相信我的诊断，还问我是找谁看的。他说："你怎么会有孤独症呢？你看起来根本不像有孤独症啊！你和我说话一问一答、有来有回的。"我说也许因为我是成年人，而且是个女人吧！他怀疑地看着我，带着明显的轻蔑，说："你的意思是，因为你是个女人就有什么不一样的吗？"我叹了一口气，说是这样的。他摇了摇头，表示不相信。我既愤怒又悲伤，负责给我儿子（和别人家女儿）做诊断评估的人竟然如此无知，对有这种可能性的推断完全听不进去，我知道我也没什么可说的了。我没再说话，抱着"既来之则安之"的想法，想着把该做的都按部就班地做完就算了吧。我一直忍着，直到离开诊室才哭了出来，把挫败的情绪大大地发泄了一通。真希望自己不必经历这样的事：因为我看起来不像有孤独症的样子，我还得跟人家证明我确实有孤独症。然而，我知道我只能希望而已，这种事对我来说不是第一次，也不会是最后一次，而且碰到过这种事的，也不止我一个人。

医生是有权做出诊断、决定后续是否跟进支持的人，如果连他们都没有这种敏感性的话，那么个人和家庭怎么能够得到自己所需要的帮助呢？这种现象是不合理的，我难以置信，又出离愤怒。

这就是我写这本书的原因。

一转眼，第一版已经出版十年了

在过去的 17 年间，除了在志愿服务部门、教育机构和行业内部开展培训、参会演讲、主持项目之外，我还一直以个人的名义开展孤独症评估工作。这些工作来自我与英国国防部以及一家私营机构（名为爱心孤独症机构①）签订的服务合同，服务内容既包括在专业人员督导下开展的临床评估，又包括非临床评估。在这段时间里，主动来做评估的人员组成和以前完全不一样了。最开始的时候，来的人都是男性，他们往往都是在另一半的"怂恿"之下才来的，因为另一半觉得他们的表现好像有点孤独症倾向。后来，开始出现了很少一部分女性。随着时间的推移，我的服务对象中女性的比例达到了 99% 左右。这是为什么呢？就是因为人们的意识提高了。让我感到惭愧而又荣幸的是，这本书的第一版被很多女性拿去当作证据和参考，像催化剂一样激励她们去解开谜团，求证自己到底有没有孤独症。

在第一版中，很多孤独症女性分享了自己的心声和经历，在她们，以及所有通过演讲、文字、视频、活动去宣传和倡导的孤独症

---

① 译注：爱心孤独症机构（Axia-ASD），因其名为 Axia，本书采用音译，译为"爱心"孤独症机构。

女性群体的帮助下，很多女性朋友感觉卸下了内心的千钧重担，她们说，"这说的不就是我吗"，那一刻就好像心底突然点燃了一盏灯，从此得到了解脱。她们终于知道了自己并不是残次品，也不是一个人在战斗。

在第一版中，我针对与性别有关的孤独症研究论文做了一个文献综述，发现论文数量少得惊人，只有不到20篇。而在过去的七年中，这方面的研究出现了巨幅增长，不说上千篇吧，也有几百篇了，所以应该再做一版最新的文献综述。比起我最开始进入这个领域时，我们现在对女性的各个方面了解得更多了：她们如何伪装自己、如何养育子女，她们在饮食、兴趣、感官方面有没有什么特别，更年期有何表现，等等，因此第二版对这些课题也进行了更全面的探讨。在撰写的过程中，我又结识了很多孤独症女性朋友，她们愿意回答我的新问题，也愿意就其他各种各样的问题分享自己的经历和感受。我还发挥了我女儿杰丝（她有孤独症）的专长，让她专门就饮食方面的问题写了一章。这是新增的部分，内容特别有意思。

如果您买了第一版，现在又买了第二版，那么我要感谢您，同时希望本书新增的内容能够让您了解更多，也让您更有自信。如果您之前没有看过第一版，我也一样感谢您，欢迎您来到一方新天地，去探索那些"官方"学术专家不曾研究过的领域。我竭尽所能接触了尽可能多的孤独症女性朋友，想带您走进那些或隐秘或公开的天地，那是这些朋友为我们打开的新世界。

引 言

利奥·凯纳（Leo Kanner）医生和汉斯·阿斯伯格（Hans Asperger）医生等专业人士做了开创性的工作，让人们对孤独症有了一定的了解。不过，从一开始，大家就默认孤独症群体中男性比例远远高于女性。我经常和过来参加培训课程的人就此进行讨论，绝大多数人都认为孤独症男性人数确实比女性多，还说"事实就是如此"。参加培训的专业人士也坚持这样的观点，因为据他们说，在他们的服务对象／学生／病人中，男性就是比女性多。而非专业人士听说居然有孤独症女性的时候表现得非常惊讶，因为他们从来都没觉得自己碰到过有孤独症的女性。

随着孤独症女性形象在各种研究、媒体和宣传倡导活动中出现得越来越多，对上面提到的所谓"事实"的质疑也越来越多，由此引出了一个新观点，也就是说，孤独症女性群体人数其实并不少，只是女性隐藏得比较好罢了（但往往付出了巨大的代价）。女性的孤独症特质与男性不太一样，或者说表现得不太一样。针对孤独症的研究（几乎）全是针对孤独症男性群体的研究，或者说直到最近才开始针对不同性别进行区分研究，因此，这些研究结论所说的孤独症典型表现其实只是孤独症男性的典型表现，而孤独症特质在女性身上的表现自然就不会被发现了。

为孤独症女性群体提供支持和关爱，非常需要那些有影响力的重要人物参与进来，但是，要向他们科普并说服他们，还有很长一段路要走，不过我们正在实现这一目标。现在有很多旨在增强意识的培训、会议以及项目，都将焦点集中在"女性孤独症"这个概念上，这说明针对"孤独症可能是什么样子"这个问题，人们的看法已经发生了变化。在我写第一版的时候，还没有这样的活动，也没有这样的倡议。这样看来，确实是有进步，但对于那些真正亲临门诊第一线、希望得到准确评估、渴望得到帮助和理解的人来说，感受不一定是这样的。

我就是那种把孤独症特质藏得很好的女人，藏得连我自己都看不到这些特质了。虽然我说的是"藏"，但这种"藏"其实不是故意的，而是一种潜意识的反应，这种反应源于我这辈子都难以摆脱的感觉，即"真实的我"常常不是特别受人欢迎或者认可。我是想尽量不跟人冲突、得过且过的，我也不愿意由于某些不希望的原因而引人注目。因此，我用自己相当聪明的脑袋想出了如何做到这一点，不断地演练、自查、观察、模仿，还采取了一系列令自己心力交瘁的战术技巧，做得也挺成功（尽管这对我的精神和身体都造成了相当大的伤害）。即便是这样，每当我说了什么或者做了什么，别人脸上还是常常会有一闪即逝的错愕，就算过了很多年，就算我付出了巨大的努力，这种情况好像依然没有什么改观。现在，有了一个术语，专门用来形容我所做的这种努力，那就是"伪装"。

我是 43 岁的时候才确诊孤独症的，那个时候我专门从事孤独症领域的工作已有五年。我既是老板，也是员工，运营着我自己的机构：亨德里克斯联合公司（Hendrickx Associates）[①]（现在由我女儿杰丝运营，她也有孤独症），专门做孤独症和神经多样性方面的培训、评估和指导工作。我获得了孤独症专业的硕士学位，写了五本关于孤独症的书，在很多会议上都发过言，培训了几千名孤独症领域从业人员，带过数百名孤独症人士。然而，就我这么一个天天泡在孤独症理论与实践中的人，却没发现自己也有孤独症，真是挺滑稽的。

---

① www.hendrickxautism.com。

这是为什么呢？为什么我过了这么久才确诊呢？因为我一直是把自己的情况与孤独症男性的特征表现作对比，结果发现自己并不符合诊断标准，这些年来，大家在诊断女性的时候都是这么做的。我的伴侣基思有孤独症，所以我一直把他当成自己的"参照物"。事实上，我还特别自信自己的神经发育还挺普通的（Neurotypical，NT），甚至还和基思一起写了一本书，讲阿斯伯格综合征（Asperger Syndrome，AS）人士和普通人之间是如何相处的（*Asperger Syndrome - A Love Story*，2007），讲我们在神经方面的差异，还讲了我有多聪明，虽然跟他的感受不一样，却能做到理解他。

但是，随着时间的推移，我慢慢地意识到我们在很多方面其实是非常相似的，绝大部分人都很难理解他，而我就是能做到，而且和他在一起的时候，我可以完全放松地"暴露我的本来面目"，一点都不用担心。我发现自己的思维绝对理性，对条理、秩序以及保持日常生活规律也是异乎寻常的执着，不过他对技术类的东西非常着迷，而我对此完全不感兴趣。我感兴趣的是人，还有人是怎么"运行"的——我最常做的事就是皱着眉问"他们为什么这样做呢？"不过我也不知道自己为什么老是这样问基思，他还不如我明白呢。我意识到自己在社交方面其实一直都很吃力，却非要立一个外向型的人设，因为我觉得自己好像就应该是这样的，结果搞得自己心力交瘁，付出了巨大的精神代价，而基思就会直接拒绝不必要的社交，这样就省了给自己找不自在。

出于我擅钻研、喜纠结、爱内耗的天性，这些年来，我一直都想搞明白这个矛盾：我和基思怎么能如此不同又如此相同呢？最终我找到了答案，在我作为孤独症专家和教练的工作过程中、在我与孤独症女性朋友的一次次接触中，这个答案慢慢地、一点一点地浮现出来。我的工作是作为专业人士与这些女性打交道，甚至还要评估她们是否有孤独症，每次听到她们谈起自己的生活经历和生活方式，我都会非常震惊地发现，我与她们是如此的相似。我经历了无数次的失败：人际关系失败，职业生涯也失败，什么事情都做不长，对什么都感兴趣，然后一夜之间又突然没了兴趣，焦虑不安、"疯疯癫癫"（我周围很多人都这么说我）——这一切实在太熟悉了。我先是发现，对于她们来说，所有这些经历、感受跟诊断标准非常吻合，然后才慢慢联系到了自己身上。经过几年的数据收集和自我分析，我最终去做了诊断评估，证实了所有的猜测。这么多年来，我们家族前前后后四代人中有大部分人陆陆续续确诊（或者意识到自己有）各种各样的神经多样性和 / 或其他常与孤独症相关的障碍或特质（包括孤独症、阅读障碍、注意缺陷多动障碍、抽动障碍、埃勒斯－当洛斯综合征①、跨性别、非二元性别），所以我好像不是一个人在战斗。

讽刺的是，我觉得孤独症领域从业人员这个身份反倒让我更难"公开出头"——当时只有极少数宣讲人员和专业人士公开自己有孤独症，所以我能参考的榜样很少。我这么一个整天待在孤独症圈子里研究孤独症的人，却没能意识到自己就有孤独症。我的人设打造得相当成功。我这一生都在研究人，这种特殊兴趣对我很有帮助，但也掩盖了一个事实：我绝大部分时间都活得很吃力、很疲惫。我这辈子的奋斗目标就是学会怎么隐藏自己、怎么才能有完美的表现，绝不能有一丝一毫的差池，所以，要公开自己有孤独症，承认自己和别人不一样，就是承认没有达到自己的预期，没有成为自己想要成为的那种人——这种事光是想想都让人难以面对。我从来都没觉得孤独症人士不如别人，但是，我的逻辑导致我把这些荒谬的标准用到了自己身上。这个时候我才充分体会到了孤独症人士

———————————

① 译注：埃勒斯－当洛斯综合征（Ehlers-Danlos Syndrome），又译为弹力过度性皮肤、全身弹力纤维发育异常症，指的是一种有遗传倾向、影响结缔组织的疾病，与胶原代谢缺陷相关。

面对的是怎样的歧视，我觉得自己如果在专业圈子里公开这个情况，可能会影响别人与我合作的意愿——但我需要挣钱养活自己。因此，我要一边从专业角度给那些刚刚确诊的人提供支持，一边慢慢从心里接受自己有孤独症这个事实，还要厘清这件事对我的心理状态和专业实践究竟意味着什么。

直到三年以后，我才告诉直系亲属以外的其他人我确诊的事实。在专业方面，大家的反响倒是一边倒的好，不过，我自己还是很难摆脱这种矛盾挣扎：一方面，不想再隐藏真实的自己，但那样就会显得与众不同；另一方面，又想竭尽全力让自己不那么扎眼。五十五年了，我一直都在（而且还得继续）努力打造一个"正常人"的人设，很难说停就停。尽管随着时间的推移，我越来越不再需要也没有精力再伪装了——这还真得感谢渐长的年纪，感谢我的更年期，还得感谢孤独症常常让我感到身心透支和崩溃。

每天、每时、每刻，我的孤独症之旅从来都没有停过。知道自己有孤独症，不过是个开始而已，我一个有孤独症的人，在一个并非为孤独症人士打造的世界里活着，并且努力体会这种生活，这个"长征"没有尽头。几乎每一天，我都学到一些新东西，让我几十年的混沌与困惑豁然开朗。孤独症女性群体过的是什么样的日子，人们才刚刚开始了解，因此，除了这些人自己，没有人能完全体会这是什么感觉。她们一直就这样活着，直到最近才开始学会如何为自己发声。

这本书并不能准确地刻画所有孤独症女性的生活细节，这个群体很庞大，也很多样化，这里呈现的只是一个很小的样本，目的是增进了解，并且，像我希望的那样，提供支持。迄今为止，我已经评估了上千位孤独症女性朋友，这里呈现给读者的是她们共同的体会和感受，除此之外，我还研读了尽可能多的文献资料，不过现在这方面的论文真是很多——跟我写第一版的时候情况完全不一样。

由于时间有限，我只看了 200 篇左右就强制自己没再看下去了，虽然我自己也挺不舍得的。我已经尽了最大的努力，希望没把所有论文都看了对本书的内容不会有太大影响。我在书中提到了自己的一些个人感受，并不是为了放飞自我，只是想尽量传递更多的声音。我的经历并不比别人更有代表性。我们都是"不一样"的人，但又都一样是"人"。

我希望自己所做的这些能让专业人士将来对女性进行评估的时候考虑注意不同的指征表现，同时提出不同的问题。希望从业人员能够透过表面现象看到本质特征，不要不相信这些女性，希望那些怀疑自己有孤独症的女性朋友能够抱团取暖、彼此分享自己的经历，鼓足勇气，该就诊就诊，该评估评估。很多备受尊崇的专业人士和孤独症人士都已经意识到了，谈及孤独症女性群体的诊断标准、特征表现以及支持资源，性别可能是一个重要因素。我希望跟读者分享他们所做的工作，同时在这个话题中加入一点点自己的经验和视角。

我写这本书，并不是为了颠覆前人积累的孤独症相关经验，而是为了让大家看到整幅画中缺失的一角，这一角其实一直都在，只是从来没有被大众看见。几乎所有针对孤独症的研究都是在男孩身上开始的，他们的特征表现就是理所应当的"默认值"，所以女孩以及所有表现得和这些男孩不一样的人一直就没得到重视，这也没什么奇怪的。没有人觉得性别是个问题，但是至少对某些人来说，可能就是问题。女孩没有被看见，因为没有人费力气去找过，但是，女孩自己得知道自己是什么样的人。

特别提示

本书默认读者对孤独症谱系障碍（Autism Spectrum Disorder, ASD）及其特征有一些基本的了解。我在书中专注讨论的是与女性以及有关文献特别相关的内容，因此并没有详细介绍那些标准的理论概念和行为表现。这些内容在很多极其优秀的著作中都有介绍，作者都是备受推崇的专家。本书提到的有些特征有可能是孤独症的表现，但如果单独考虑的话，也有可能是其他原因引起的。我把这些特征写在这本书里，并不代表这些表现就是孤独症导致的。读者不能仅凭这本书就能了解如何做出孤独症的诊断，应该综合考虑专家建议和评估结果。

考虑到本书的重点，我使用了"女性""女孩""女人"这些措辞，仅为书写方便，并非刻意排除非二元性别、男性、跨性别或其他认同这一特征的人。我一直都很清楚，"女性孤独症"这个概念目前是有误导性的，这个定义还没有明确界定，也没有特别针对某一性别，只是一个比较宽泛的提法，意指孤独症可能出现在任何人身上，不仅限于男性。

本书匿名引用的陈述全部来自孤独症成年女性以及孤独症女孩的父母，征得他们的同意，将原话抄录在此。他们在 2014 年（第一版成书期间）和 2022～2023 年（第二版成书期间）的时候通过电子邮件接受了问卷调查，还参加了个人访谈，就各章节涵盖的诸多主题表达了自己的想法。共有超过 45 名女性朋友分享了自己的经历。由于年龄、个人生活经历（即是否已为人父母或是否有工作经验）不同，每个人提供的信息都有不同。她们主要来自英国和美国，年龄从 5 岁到 76 岁不等。大多数是白人，极少数是少数族裔。引述内容在排版的时候都是整段缩进的。凡是以第一人称叙述的个人经历，没有整段缩进的，都是我自己的生活经历。

术语"孤独症谱系障碍"，即"ASD"，在本书中始终用来表示第五版《精神障碍诊断与统计手册》（*Diagnostic and Statistical Manual of Mental Disorders Fifth Edition*, DSM-5APA, 2013）描述的相关情况，是对所有形式的孤独症的统称。"神经发育典型的"（NT）用来指代那些不属于孤独症谱系的、具有神经典型特征的人。使用这个标准术语是为了方便，而不是为了将某一群体同质化。在引述以及相关问答中所使用的"阿斯"（Aspie）"阿斯伯格综合征"以及"高功能孤独症"（High-Functioning Autism）等措辞都是访谈者的原话。我没有选择使用"高功能""低功能""轻度""重度"这样的字眼描述孤独症人士，因为这些词有误导性，既没什么帮助，还常常被人误以为是跟发育障碍或者智力障碍差不多的状况。如果我在本书中使用了上述措辞，一般就是以下两种情况：这样用是符合标准的，而且定义非常明确具体；我是引用或者转述别人的话。同样的原则也适用于"缺陷""错误""毛病""不正常"等字眼——如果我用了，那肯定是转述研究者或者访谈者的话，不是我自己的观点。如果有些引述看起来有点消极，那是为了让读者看到更多的东西，包括人们对于孤独症的不同看法，还有孤独症人士的想法和表达，也都不是我自己的观点。我的目的是让大家看到，在这个不属于孤独症人士的星球上过着孤独症的生活，每个人的体会都是不一样的。

第一部分

孤独症相关理论与诊断标准

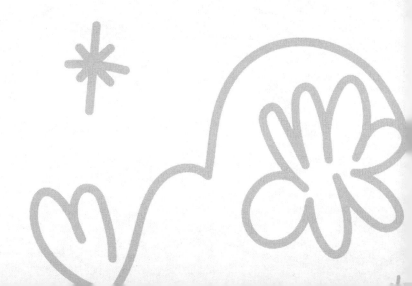

第 1 章

性别差异

"女性孤独症"的由来

孤独症谱系障碍（ASD）是一种复杂的广泛性障碍，而且，很显然，目前仍然是个难解之谜，尽管人们对它的认识和理解正在不断提高。

美国疾病控制与预防中心（Centers for Disease Control and Prevention, CDC）2018 年收集的数据表明，每 44 人中就有 1 人有孤独症谱系障碍，不过由于老年人和女性的诊断不足，实际数字可能会高得多。

七十多年前，凯纳博士第一次描述了这种障碍，现在我们已经知道，孤独症实际上比他当初说的更加复杂。但是，尽管最近在研究上取得了很多突破，我们依然无法准确地解释这种障碍究竟是怎么回事，别说准确，连接近都算不上，何况现在还得加上孤独症的性别差异问题。五到十年前，针对男性和女性的不同特征、表现、感受进行调查和分辨的研究一直都很稀缺，而且从来都是默认孤独症绝对是以发生在男性身上为主，或者认为性别问题根本不值得考虑。

最初的诊断标准几乎完全基于男性表型（Kopp and Gillberg, 1992），不过，有一点需要注意，20 世纪 40 年代，利奥·凯纳和汉斯·阿斯伯格都提到过女性有孤独症的可能性。凯纳（1943）曾经发现有个女孩不懂游戏，假装成狗，四肢着地走路，还发出狗的叫声；阿斯伯格也曾探究过孤独症是否可能直到青春期才在女孩身上

4 | 面具下的她们：ASD 女性的自白

表现出来，因为他在针对小龄儿童的研究中从来都没碰到过女性病例。

研究想要获得重大发现，必须要有足够数量的样本，而且年龄和发展阶段也要符合要求，但是一直以来，确诊孤独症的女性都非常少见，直到最近几年才有所改观，因此很难满足样本的数量要求（Mandy et al., 2012）。简而言之，如果女孩没有确诊是因为没有达到诊断标准（因为在制订标准的时候就没有将她们的特征表现考虑在内），那么能够得以确诊并被纳入研究样本的女性将会更少，这样一来，可供研究的女性样本就会更少，而且这个样本还是刚好符合男性诊断标准的那些女性，因此研究结论依据的只是这种符合男性标准的女性小样本，再如此循环下去。

包括托尼·阿特伍德（Tony Attwood）、西蒙·巴伦－科恩（Simon Baron-Cohen）、史文尼·柯普（Svenny Kopp）、弗朗西斯卡·哈佩（Francesca Happé）、威廉·曼迪博士（Dr William Mandy）、洛娜·温（Lorna Wing）以及朱迪斯·古尔德（Judith Gould）在内，很多在孤独症领域颇具声望的人都曾表示，我们现在所说的"女性孤独症"这个概念确实应该与之前的男性标准区分开来，而且这个想法已经酝酿了好几年了。

同样，这些年来出版的有关孤独症的自传和叙事作品，很多都出自女性孤独症作者，这里仅举几例：天宝·格兰丁（Temple Grandin）①、劳拉·詹姆斯（Laura James）、露迪·西蒙（Rudy Simone）②、妍·珀基斯（Yenn Purkis）、玛丽安·谢姆巴里（Marian

---

① 译注：天宝·格兰丁的著作已有多本译为中文简体版，包括《用图像思考》（华夏出版社，2014）、《孤独症大脑》（华夏出版社，2024）、《我心看世界（第5版）》（华夏出版社，2023）、《社交潜规则（修订版）》（华夏出版社，2019）、《我们为什么不说话》（江西人民出版社，2018）、《我们需要什么才会幸福》（华夏出版社，2023）。

② 译注：国内已引进露迪·西蒙的两本著作，分别是《你好，我是阿斯伯格女孩》（华夏出版社，2024）和《你好，我是阿斯伯格员工》（华夏出版社，2024）。

Schembari)、珀佩尔·艾拉（Purple Ella）以及罗宾·斯图尔特（Robyn Steward）。现在看来孤独症女性自己也有能力和愿望讲述自己的生活，只是研究的脚步才刚刚赶上来，研究领域才开始"看见"她们的存在，承认她们值得特别的关注。

我们还必须考虑到，用于评估孤独症的工具也有可能存在性别偏见，因此，如果女性孤独症确实具有某种明显区别于男性的神经特质或者行为表现，那么使用这些工具就没法把女性孤独症"筛选出来"。目前，孤独症的临床诊断依据主要还是行为观察。尽管女性在认知或神经发育水平方面与男性可能存在某些相似点或不同点，但是有些孤独症女性特有的、不同于男性的行为表现偏偏就没有写入现行的诊断标准（Kopp and Gillberg, 1992），或者是这些女性将自己的孤独症特质隐藏得很好。如果是这种情况，负责诊断的临床医生使用现行标准的时候可能就需要开阔思路，这样才能保证将女性的行为特征考虑在内。

这些年来，对于孤独症患病率的男女比例一直有很多不同的观点。一项大规模调查回顾了 54 项研究——涉及研究参与者总数接近 1400 万人，其中 53712 人有孤独症——调查发现孤独症的男女比例接近 3 : 1，同时发现性别偏见确实存在，因此有些符合诊断标准的女孩并没有得以确诊（Loomes et al., 2017）。另外还发现，即便女孩的孤独症严重程度与男孩相当，她们接受孤独症谱系障碍诊断评估的可能性也明显低于男孩（Russell, Steer and Golding, 2011），这可能是因为家长和专业人士对女孩的心理预期不同，对不同性别也有刻板印象。"极端男性脑理论"（Baron-Cohen, 2002）等假说可能也促成了"孤独症是男性专属"这一观点的流行，这种观点可能会影响专业人员的判断，导致他们为女性做出诊断的时候不太容易想到孤独症这种可能性。所有这些因素都说明，3 : 1 的报告比例可能还是没有反映出孤独症女性群体的实际人数。

性别差异的本质

关于男性-女性孤独症的本质有很多不同的观点（Lai et al., 2011），不过，一直以来，几乎所有比较研究都是以儿童为研究对象，直到最近才有成人研究，因此离全面了解还差得很远。其中一个观点是：男性和女性孤独症人士可能在神经和／或认知水平方面有所不同（Carter et al., 2007）。还有观点认为，女性孤独症群体的人数较少，可能是因为女性受到了某种程度的保护，因此不太容易出现这种障碍（Volkmar, Szatmari and Sparrow, 1993; Jacquemont et al., 2014），这也可以解释为什么很多神经发育障碍在男性群体中比例更高（Zahn-Waxler, Shirtcliff and Marceau, 2008）。虽然孤独症的性别差异在很大程度上被忽视了，但还是有一小部分研究工作从神经学的角度看待脑发育以及功能方面的差异，认为这些因素也许可以解释孤独症的男女差异。赖孟泉等人（Lai et al., 2013）发现，脑的神经结构在某些方面是有性别差异的。此外，这项研究还发现普通男性和孤独症女性的神经结构特征几乎没有任何相似的地方，这表明普通男性和孤独症女性实际上在神经和认知方面可能截然不同。克莱格等人（Craig et al., 2007）发现，与神经发育典型的普通女性相比，孤独症女性大脑中灰质和白质部分的密度有所不同，这些区域与社交行为缺陷有关。研究还发现，孤独症女性的大脑与孤独症男性的大脑相似。

有一种理论认为孤独症女性在某种程度上比孤独症男性"受损程度更重"，与男性相比，女性也许在受到更为严重的神经或认知"损害"后才会表现出孤独症的症状。一项研究发现，在同一家诊所确诊的"高功能"孤独症人群中，女孩比男孩"在神经认知方面受到的影响更大"（Nyden, Hjelmquist and Gilberg, 2000, p.185），在心智解读以及执行功能方面，女孩比男孩存在更多的"广泛性障碍"。研究表明，就诊的女孩可能比男孩更需要支持资源（Nyden et al., 2000）。福尔克马尔等人（Volkmar et al., 1993）发现，在智商测试中，测出智商较低和智力障碍的女性比男性多，这个结果似乎佐证了上面的观点，即一般来说，孤独症"病情需要更严重"才能在女性身上表现出来，这就是为什么在已经确诊的孤独症群体中，智力处于正常水平的女性较少。其他研究也有类似的发现（Wing, 1981; Lord, Schopler and Revicki, 1982; Tsai and Beisler, 1983），不过由于这些论文的发表时间较早，当时的观察并没有考虑到智商正常的孤独症女性往往善于隐藏的特点，甚至都没有考虑到还存在没有智力障碍的孤独症（直到 1994 年，没有智力障碍的孤独症才被列入诊断手册，正式归类为阿斯伯格综合征），这也可能掩盖了她们的真实情况。

　　西蒙·巴伦-科恩教授以及其他来自英国剑桥孤独症研究中心（Autism Research Centre in Cambridge）的研究人员一直在以儿童为对象研究孤独症是否与产前雄激素暴露以及其他因神经生物作用产生的化学物质有关。还有几项研究聚焦巴伦-科恩（2002）提出的孤独症"极端男性大脑理论"以及"男性极端大脑"在女性身上的表现。在性别差异的相关研究中，孤独症女性的男性化行为是研究较多的领域，不过孤独症群体对此反应不一——有些人觉得把行为分为男性化行为或女性化行为，这种非此即彼的做法过于二元对立了。根据产前睾酮理论（Ingudomnukul et al., 2007; Auyeung et al., 2009），孤独症可能是由胎儿睾酮水平升高和产前雄激素暴露引起的，包括眼神交流、用词特点以及社交关系在内的很多孤独症相关特征都与这些激素的水平呈正相关或负相关。针对这一理论开展的进一步研究（Bejerot et al., 2012）证实了孤独症女性体内的睾酮水平确实高于对照样本，这些女性也确实表现出较多的"男性化"特征。研究还发现孤独症男性表现出较多的"女性化"特征，这表明并不是孤独症女性本身更男性化，而是两种性别都可能更"中性化"，表现为"性别违抗障碍"①（Bejerot et al., 2012, p.9）。他们还提出"在孤独症个体身上有可能出现这种性别不一致的情况，而且这种表现应该算作泛孤独症表型的一种"（Bejerot et al., 2012, p.9）。非典型的性别认同以及性别相关表现在孤独症女性中比较常见，也能反映这一点，本书将在后面的章节就此展开讨论。与普通（简称NT）女性相比，孤独症女性的整体表现没有那么多典型的女性化特征，包括生理、认知和 / 或行为方面，这一点也将在后文讨论。

还有一项研究专门针对行为的某个方面比较男性和孤独症女性的反应抑制情况（Lemon et al., 2011），要求研究对象在灯打开的一瞬间迅速做出反应、按下按钮。研究发现，孤独症女性停止反应（即抑制自己的反应）的速度明显慢于孤独症男性或普通男性以及普通女性，与普通男性和普通女性相比，孤独症男性的反应抑制时间没有任何差异。这项研究关注的只是行为研究的一个很小的领域，但也表明孤独症女性的神经行为特征与孤独症男性可能存在差异。行为抑制能力受损，会导致冲动、冒险以及执行功能的普遍障碍，比如规划能力和决策能力受损，还有可能导致其他社交困难，比如无法做出适当的行为反应，尤其是面对压力的时候（Lemon et al., 2011）。

卡特等人（Carter., 2007）观察了孤独症幼儿的性别差异，发现女孩在视觉信息接收方面比男孩得分高，而男孩在语言、运动和社交能力方面比女孩得分高。研究还发现，1 至 3 岁的普通女孩和孤独症男孩在认知和发展特征方面存在显著差异，具有统计学意义。还有一项研究（Hartley and Sikora, 2009）也是针对孤独症幼儿

---

① 译注：性别违抗障碍（gender defiant disorder）并没有常见的中文译法，目前中文中只有性别认同障碍（gender identity disorder）。

的，发现男孩和女孩有很多相似特征，但是"男孩和女孩孤独症表型之间存在细微但可能非常重要的差异"（p.179）。男孩比女孩表现出更多的重复刻板行为，女孩表现出更多的沟通缺陷、睡眠问题以及焦虑情绪。与男孩相比，女孩的"情绪问题"更多（Mandy et al., 2012, p.1310），精细运动技能更好，女孩的重复刻板行为比男孩少，这一点与其他研究（Wilson et al., 2016）结论一致。

博迪等人（Böte et al., 2011）发现，与孤独症男孩相比，孤独症女孩在执行功能方面得分更高，而前者在关注细节方面得分更高，这一发现也许能够解释为什么孤独症男孩比孤独症女孩表现出更多的仪式化刻板行为（Carter et al., 2007）。柯普和吉尔伯格（Kopp and Gillberg, 2011）也进行了同样的研究，发现与孤独症男孩相比，下列表现在孤独症女孩当中更为常见："逃避要求""非常坚决""不在乎外表"以及"主要与比自己年龄小的儿童互动"（pp. 2881-2882）。

伪装 / 隐藏

大家都称赞我们的能力，称赞我们的表现及其带来的成就……但没有人仔细想想我们为此付出了什么样的代价。（Higgins et al. 2021, p.2361）

面具就是一种工具，应该用于获取什么东西，既不能用得太多，也不能用得太少，就像生活中所有事情一样，做过了头就会出问题。整天戴着面具的她们可能已经心力交瘁，想不起自己是谁，因为害怕出错、害怕暴露而不停地焦虑。（Mantzalas et al., 2022, p.7）

伪装，指的是"有意识或者无意识地使用某些特意学习或者无意习得的策略，目的是尽量少地在社交场合表现出孤独症的特征"
（Hull, Petrides and Mandy, 2020, p.309）。孤独症人士意识到自己的
本我不被社会接受，因而试图改变自身行为，这需要一个过程，隐
藏、补偿和同化都是这个过程的一部分。很多女性将自己形容成
"变色龙"，因为她们会适应、会模仿、会借用不同的人设，还会在
社交场合隐藏自己，以免因为做错而引人注目，成为负面的关注
对象。

赖孟泉等人（Lai et al., 2011）在孤独症男孩和孤独症女孩的比
较研究中发现，二者在儿童时期"孤独程度都差不多"（p.5），但
是，成年以后，这些女性在社交沟通方面表现出的困难比男性少，
这表明她们可能已经学会了补偿策略，并且为了在社交方面显得
"正常点"，她们可能一直都在比较积极主动地使用这些策略
（p.6）。在这项研究中，男性在成年后的发展轨迹与女性不同。赖孟
泉等人将"装得像个神经发育典型的普通人"（Lai et al., 2019）的
这种表现定义为"伪装"或"隐藏"。研究表明，孤独症女性能够
利用自己孤独症大脑的特质（Baron-Cohen, 2002）研究和复制个人
技能[①]，以便模仿他人行为、参与社会活动。然而，这些对策的本质
还是机械反应（而不是出于直觉），这就意味着，在面对压力或意
外情况的时候，或者经过一段时间以后，她们可能无法继续使用这
些策略（Lai et al., 2011）。对某些女性来说，这可能意味着这些策
略帮她们建立了一个非常给力的防火墙，可是一旦超过了某种限
度，这个防火墙就撑不住了，只能崩溃（有时她们本人也会随之
崩溃）。

有些女性的孤独症特质很明显，但是由于补偿能力超好，临床

---

① 译注：个人技能，指的是在人际交往、团队合作、领导团队、沟通能力、解决问题
等方面的能力。

上就没太表现出显著的特征，这也是这些女性拖到很大年龄才得以确诊的原因（Livingston and Happé, 2017）。也有研究认为，孤独症女性的自省意识和自我参照能力更强，因此更善于掩盖自己的孤独症特征（Attwood, 2007；Lai et al., 2011）。这种能力有助于女性更好地理解自己在社会性方面应该达到什么要求、如何达到这些要求。临床心理医生兼爱心孤独症机构主任琳达·巴肯（Linda Buchan）博士指出，女性可能会通过伪装行为达到融入和加入集体的愿望，而家庭经济条件欠佳的女性可能会因此陷入对自己不利的境地。琳达指出，来自"劳动阶层"的孤独症女性如果采取这种办法，可能就比较容易跟犯罪和毒品搅在一起，再加上她们难以识别某些"阴谋"，甚至可能导致严重后果，而来自中产阶级的孤独症女性则比较有可能通过这种办法加入安全一点的团体。

> 我算是给自己打造了一个活泼开朗的人设，或许还有点呆萌，因为除了成人小说，我总是没别的可说。这么说吧，我打造了一个形象，我觉得，我的另一半要带我去社交场合的时候，带的就是这个打造出来的我，而不是"真正的我"。（Bargiela, Steward and Mandy, 2016, p.3287）

很多文献不止一次地提到女性可以在社交方面"假装正常"、掩盖自己的孤独症特质（Attwood, 2007; Gould and Ashton-Smith, 2011; Lai et al., 2011），不过直到最近才有这个领域的专业人员开始正式研究这个课题，推出测试程序针对伪装行为进行筛查，再结合孤独症女性的生活经历进行研究，以便发现她们使用了哪些补偿策略、产生了什么影响，最终达到改善现状的目的。

有色人种中的孤独症女性

曾经有段时间，在我们当地——我住在一个相当大的城市，可以参加一些与孤独症有关的活动，我在那儿算是玩了一个"找有色人种"的游戏吧，其实就是自己跟自己玩的，因为那里基本上没人跟我一样，换句话说，那里就没人像是有色人种。（Morénika Giwa-Onaiwu，孤独症女性家园网，Rozsa，2017）

如果说身为女性很难确诊孤独症的话，那么身为有色人种女性，确诊几乎是不可能的事。美国疾病控制与预防中心没有关于孤独症成人的种族或民族信息，只是说"白人确诊孤独症的可能性比黑人高 30%，比西班牙裔高 50%"（Full Spectrum Child Care, 2020）。有人对 408 篇有关孤独症治疗的同行评议文章进行了分析，发现其中只有 17.9% 的文章提到了研究对象的民族或种族（West et al., 2016），而在这 17.9% 的文章中，63.5% 的研究对象是白人。

有些黑人孤独症女性分享了自己同时身为孤独症人士和少数族裔的经历。卡迪娜·巴克特（Catina Burkett, 2020）曾经说过，在工作中，无论是身处白人群体还是黑人群体当中，自己都受到了刻板印象的影响，人们总是觉得不管是黑人女性还是孤独症女性，举止行为都不应该是她那样的，而由于她无法"切换频道"，也无法改变自己的语气和举止以适应不同的人群，导致她在大家眼中似乎既不像个黑人女性，也不像个孤独症女性。莫瑞尼卡·吉娃－欧奈娃（Morénika Giwa-Onaiwu）也谈到过自己的种族影响了别人对待她这个孤独症女性的态度（Rozsa, 2017）。

我觉得性别和种族确实有影响。其实我有很多明显的孤独症特征表现，但别人都认为这是种族或性别使然。结果呢，有些支持本来能对我有点帮助的，我却得不到，不仅如此，我还经常被误解，有时还受到了不公平的对待。

莫瑞尼卡还举了一个例子，说明她的孤独症特征表现是如何被错误地归因于种族和文化的：

> 我从来都不擅长眼神交流，因为眼神实在太多变了。有时我能做到，有时做不到，因为我是非裔美国人，我有非洲血统，我的父母是非裔移民。我猜我老师会说："哦，你知道，她是西非人，西非人不会直视别人的眼睛，因为他们觉得这样做很没教养。"（Rozsa, 2017）

在美国，如果你是白人以外的人种，并且 / 或者伴有智力障碍的话，就会比较晚才能确诊孤独症（Wiggins et al., 2019），这意味着"黑人孤独症女孩在当前的科学文献中实际上是隐形的"（Diemer, Gerstein and Regester, 2022）。上述文献的作者都建议，对所有儿童进行孤独症筛查，此举将使来自不同种族 / 民族背景的儿童都有机会接受诊断，还能为未来的研究提供更具代表性的样本。

第 2 章

确诊之路

怀疑

孤独症人士或者他们的家庭成员都是什么时候、什么情况下怀疑自己或者家人有孤独症的呢？个体情况差别很大。对于大多数成年女性来说，之前不大可能有人用孤独症解释她们的异常，因为人们是近几年才开始听说有孤独症女性的。年纪小一点的女孩得以确诊的时机就早得多了，所以往往是家长会有人们常说的那种"恍然大悟"的感觉，而不是她们自己。

> 孩子 4 岁时，我看到书上写女孩和男孩的症状不一样，那时候我才知道。（家长）

> 当时是去很远的地方参加一个园艺之旅，有位儿童心理学家和我一起吃饭的时候，随口说了一句。这位心理学家刚刚完成了一项研究，研究内容和我女儿当时的情况很符合，她每次和人谈恋爱，都很容易遭到暴力，还常常碰到"杀猪盘"或者被人当"冤大头"，这让她非常痛苦。（家长）

> 我其实一直都觉得自己"格格不入"，还总是被别人孤立，但我一直都不明白为什么。我以为自己挺了解孤独症的，但是后来有个朋友去做了评估，我才意识到自己其实并不清楚孤独症是怎么回事。我在网上看到过一篇阿斯伯格人士的自述，是一个女的写的，看过以后我大哭了一场，感觉终于找到"组

织"了——我觉得我必须得研究研究自己到底是不是——是或不是，总得有个答案啊。

我儿子确诊了孤独症谱系障碍，然后我就去听了相关的讲座，我坐在那儿，在那些问卷上不停地给自己打钩、打钩……然后我自己也确诊了。

对于有些人来说，"孤独症"这个词从来就没进入过视线，但是，那种"格格不入"的感觉肯定是清晰存在的——有些从很小的时候就有。

我刚上学的时候就发现其他人跟我都不一样，但是过了一段时间，我就意识到不一样的是我，不是他们。

我们想搞清楚为什么所有的学校都不要她，为什么她没有朋友，为什么她保不住工作。（家长）

成年女性以及女孩的父母都提到过，怀疑自己或者孩子有孤独症，但又不太确信，（男性）孤独症的特征表现总结得越来越多，但是自己或者孩子并不完全符合，而且，和别人提到自己的怀疑时，也没人相信。还有一些人对孤独症谱系缺乏基本的了解，因此，别人提到他们或者孩子的这些表现可能是因为孤独症的时候，会比较抵触。

孩子才三周大的时候，我妈妈就说："你觉不觉得她有孤独症？"我当时怒不可遏。这孩子确实很难带，原因很多。很明显的一点就是她生来就"与众不同"。我有几个亲戚，有重度孤独症，但我不知道孤独症还分轻重。我不认为孩子也有，因为我觉得她实在太聪明了，不可能是"孤独症"……后来托儿所告诉我上网查查有关阿斯伯格综合征的资料，我这才意识到我们面对的是什么。（家长）

　　我是 26 岁的时候第一次怀疑自己可能有孤独症的。我在电视上看到一个阿斯伯格女孩的故事……她说的每一句话我都能明白。在那之前，我一直以为只有男的才会有阿斯伯格综合征。

　　成年女性的确诊之路各不相同，每个人都经历过一段特别的旅程才最终发现自己经历的一切原来是因为孤独症。女性通常花了几十年的时间寻找一个合理的答案，在这个过程中不断地探索其他可能的解释，又不断地放弃。《少一点破碎》(*A Little Less Broken*)（即将出版）的作者玛丽安·谢姆巴里（Marian Schembari）有孤独症，她这样写道：

　　　　我没觉得自己有孤独症，压根儿就没想过。我一直以为有孤独症的都是男孩，对火车特别着迷，喜欢拍手那种……最终把孤独症和我自己联系起来，是因为看了一个朋友发在社交媒体上的视频。她儿子最近刚刚确诊，然后她也去看了，也确诊了。她说这些的时候，我脑袋里突然闪过一个念头。她和我是如此的相似，她提到的很多特征……我立马开始上网搜"我有没有孤独症？"然后做了一个简单的测试，接下来的信息简直让我应接不暇，我这才了解到孤独症在边缘化的性别身上的表现是如此的不同。我之前完全不知道。(Schembari, 2023)

　　　　我一直认为自己是个极其敏感的人，一直把这一切都归因于自己的性格类型（我是 INFJ 型，就是迈尔斯－布里格斯性格类型中的"内向、直觉、情感和判断"型）。我一生都在研究人类，因为我好像不太明白如何为人处世。

　　　　意识到自己可能有孤独症，我的脑袋都要炸了，这种反应大概持续了能有一年吧。现在想来，我当时应该是极度震惊又欣喜若狂，因为我终于知道自己的痛苦不是心理原因，而是神经问题，还找到了"组织"，那里全是和我的三观差不多的人。当然，这个过程也伴随着巨大的悲伤，因为我得重新认识自己，还得换一个全新的角度看待我过往的一切。

就诊

加大孤独症科普力度，让诊断与支持各个环节所涉及的专业人员和临床医生都了解这方面的知识，这是保证准确评估的第一要务。可悲的是，很多时候，恰恰是这一点成了人们获得适当支持的绊脚石，因为可能需要专业人员和临床医生开具转诊说明才有可能最终确诊。有一项研究曾对英格兰一个地区的心理健康专业人员进行了调查，发现79%的人认为自己对孤独症的了解"有限"或"一般"，59%的人说他们在过去两年内没有接受过任何孤独症方面的培训。该项研究还调查了接受孤独症相关服务的人对于心理健康服务的看法，发现只有17%的人认为工作人员了解他们的哪些需求是与孤独症相关的，23%的人对自己获得的心理健康支持资源感到满意（Impact Initiatives, Asperger's Voice Self-Advocacy Group and West Sussex Asperger Awareness Group, 2013）。即便有些人到后来对服务还算比较满意，也常常是一路磕磕绊绊才磨合出来的。

> 我们当地医院有一位很出色的儿童精神科医生……他是第一个把我们当"好"家长对待的人，他用心倾听了孩子和我们的想法，对我们很友善也很尊重，给了我们很大的帮助。而在这之前，这么多年来我们碰到的专业人士都很糟糕，他们的诊断误导了我们，还让我们觉得自己非常差劲。（家长）

他们求医问诊的时候，都听到过专业人士出于无知大放厥词。

只有心理健康团队的精神科顾问医生开具转诊单，（提供孤独症诊断服务的）神经行为团队才会接受转诊，可是负责我的心理健康团队认为孤独症就只有所谓"典型"孤独症，不知道孤独症其实是一个谱系，他们对此根本就不了解，也就不会给我开转诊单。

（英国国家诊断服务）简直就是垃圾——他们居然公开承认他们不了解孤独症女孩。（Eaton, 2012, p.11）

心理老师告诉我，她不知道女孩还能有孤独症。（Eaton, 2012, p.11）

我们的全科医生[①]说根本就没有什么孤独症，都是教育不当导致的，他告诉我应该多陪陪孩子，他还要把这些建议给我写下来。（家长——都 2022 年了，还会发生这种事，这说明科普差远了。）

（我的临床医生）X 先生说，不管大人还是孩子，如果在不同的环境中能有不同的表现，那就不可能有孤独症。我告诉他我不同意他的说法，我自己就有孤独症，我在不同的环境中就能有不同的表现。我提到了通过伪装隐藏自己的特质。他的回答是"伪装就是生活的一部分，大家都是这样的啊，只不过自己意识不到罢了"……我还告诉他，我和家庭医生讨论转诊的时候，对方提到了孤独症。X 先生的回答是"你的家庭医生不了解孤独症"。（家长）

我永远都忘不了我的特教老师说我数学太差了，根本不像有孤独症的样子。（Bargiela et al., 2016, p. 3286）

---

① 译注：即家庭医生。

两年后我们搬到了荷兰，孩子终于在当地一家儿童医院确诊了阿斯伯格综合征。我们当时觉得荷兰人的思想非常开明，思维也很超前，但是，令我们感到恐怖的是，他们居然建议最好把她送到收容机构接受治疗！（家长）

（确诊过程）就是花了几个小时看看学校记录和病史而已，但是走到这一步却花了整整21年！孩子3岁时他们就告诉我说她是弱智！但我知道她在某些方面超级聪明。她10个月大的时候就能把句子组合在一起说，从那以后就没断过说话。（家长）

就我个人的经验来看，"收获最大"的家长是那些有信心、有能力为争取自身正当权益而斗争的人。向医疗和教育行业提出质疑确实会让很多人感到不舒服，但不幸的是，对于孤独症女孩的父母来说，这往往就是不得不做的事。而对于那些年纪大一点的女性来说，因为没有父母的支持，确诊之旅往往是孤独的，有时还会遭到专业人士的拒绝。不管在多大年龄遇到这种事，都会令人灰心丧气。

自己有孤独症，再带个有孤独症的孩子，这还不算难的，真正难的是为了满足他们的需求争取资源，不管是社会资源还是教育或健康资源，那才真的是让人身心俱疲。这些提供服务的人既要倾听我们的心声，还要真正行动起来。我们知道自己的孩子需要什么，大多数时候这些需求并不意味着投入多大的成本，只是需要认同和理解所有的神经类型都是有价值的，不管是过去还是现在，改变世界都需要神经多样性人士（Neurodivergents, ND）。

为了方便医生做出准确的诊断，家长和本人应该先参考一下通

用的孤独症行为特征检核表以及针对女性行为特征的问卷
（Attwood, 2013），还应该随身携带这些材料的副本和医生面谈，这
些都是很重要的。互联网上有很多资源，有孤独症谱系障碍的行为
清单，还有很多书籍，概括介绍孤独症可能有哪些表现。不过，有
一点需要注意：很多互联网上的孤独症女性特征检核表都比实际应
用的临床诊断标准要宽泛得多。据说这些检核表还比较准，里面包
括孤独症女性常见的特征，但是正式的诊断评估不一定会把所有这
些特征都考虑在内。自我评估的时候还是要严格遵循临床标准，这
一点还是很重要的，否则的话，如果临床诊断结果与自己的评估结
果不符，可能就会失望。至于说当前的临床诊断标准覆盖面够不够
大，有没有包括所有孤独症的特征，这是两码事。不过，就目前来
说，这些标准就是孤独症的评估标准，临床诊断的时候必须严格执
行这些标准。谈到特征检核表或问卷上的项目都要给出具体的例
子，说明去做诊断的儿童 / 成人有什么样的表现比较符合这一条。
如果需要诊断的是成人，那么建议提供可以证明童年期表现的证
据——学校报告、照片、与家庭成员的谈话以及童年的回忆，等
等，都能让医生有个全面的了解。归根结底，想要寻医问诊，就应
该提供尽可能多的证据，这样就能尽量简化临床医生的工作。对于
女性来说，这一点非常必要，因为如果医生的经验不足，或者在这
方面了解得不够、又不愿意去了解的话，女性的外在表现可能不足
以让他（她）做出准确的判断。

诊断标准

    我并不希望看到专门针对女性的诊断标准，因为不管是男
性还是女性，刻板印象都是没有帮助的，灵活一点才有用。我
们需要做的是带着尊重倾听，不先入为主、不妄加评判。作为

临床医生，我们需要相信求医者告诉我们的事情，需要摆脱对孤独症的刻板印象。

爱心孤独症机构临床心理医生琳达·巴肯博士（2022）

一直以来，包括《精神障碍诊断与统计手册》和《国际疾病分类》^①在内的常用诊断标准根本就没考虑过性别差异（Lord et al., 1982; Gould and Ashton-Smith, 2011），直到最近才有所改变。在现行的第五版《精神障碍诊断与统计手册》中，孤独症谱系障碍的标准出现了重大变化（APA, 2013），阿斯伯格综合征不再单列，确诊孤独症的必要指征也有变化。该标准还首次提到了性别差异，强调得以确诊的女性往往伴随着智力障碍，这意味着智力水平和语言水平都正常的女性（即差异不太明显），可能不会被筛查出来。针对这些变化可能带来的影响，曼迪（2013）评论道：

> 这样说来，制定第五版《精神障碍诊断与统计手册》的人就给研究人员出了一道难题——要怎样描述孤独症在女性身上的特征表现，才能让临床医生学会更好地识别和帮助那些（没有伴随智力障碍的）孤独症谱系女性呢？

第五版《精神障碍诊断与统计手册》还包括下列新增细则，也可能对女性诊断有帮助："C. 必须在早期发展阶段就已出现这些症状（但可能不会完全表现出来），除非在社交方面的要求超过其能力范围，也有可能因为在生活中习得了一些策略从而掩盖了这些症状。"（APA, 2013）这里明确认同了孤独症可能不会"完全表现出来"，除非个体应对不了自己的生活，希望这会对那些求医的成年人有所帮助，因为目前为止他们听到的可能都是这样的话："你不

---

① 译注：《国际疾病分类》（Inter-national Classification of Diseases, ICD），又译为《疾病和有关健康问题的国际统计分类》。

可能有孤独症；有的话，早就确诊了。"另外，如果"习得策略"的说法被采信，就有可能被视为孤独症指征的一部分，这样的话，将不仅有助于做出更准确的诊断，还有可能为已有研究记录的女性伪装能力提供佐证。

第五版《精神障碍诊断与统计手册》的标准比之前更强调观察重复刻板行为，然而，一些研究发现，孤独症女性虽然也有这些行为，但与男性在程度上不同，或者至少是方式不同，这种差异也有可能会将一些女性排除在外（Mandy et al., 2012）。如果新指南还是不能覆盖女性孤独症特征的话，那么临床医生就不得不自己填补这个空白，多方了解应该关注什么特征表现、应该听取谁的意见。

很多孤独症研究专业人士并不认为想要更准确地识别女性孤独症，就必须改变现行的这种不分男女的标准，但是，临床医生就必须担起责任，务必准确解读这些标准，同时还要非常了解孤独症在女性身上的表现。爱心孤独症机构主任兼临床心理医生琳达·巴肯博士对此表示赞同。她与人一起开发了一个合作诊断模型，该模型将诊断过程视为医生与求医者之间的合作过程，而不是临床实践中常见的分级过程。以医生为专家的模式也改成以求医者为专家的模式，且是熟悉自身情况的专家。对于女性来说，这种模式可以使她们的自述更有可能被采信，而不是必须由所谓的"专家"使用那些根本不考虑女性表现的规定性临床工具对她们进行观察。巴肯博士认为，对女性进行准确诊断，与其说是要求建立"女性诊断标准"，不如说是要求改变传统方式、以全新的方式看待每一个人。

巴肯博士还注意到，在她的机构里，既有在英国国家医疗服务体系（National Health Service, NHS）资助下转诊过来接受评估的人，也有经济能力允许而自费评估的人，这两种人之间也存在差异：接受资助转诊的大部分经济条件较差、来自少数族裔社区，自费转诊的大部分经济条件较好，白人居多，这表明在诊断中不但可能存在性别偏见，还有可能存在经济和种族偏见。

诊断过程

诊断过程本身可以采取多种形式，具体取决于个体的年龄和 / 或智力因素，还有诊断服务或临床医生使用的临床工具或遵循的过程。评估孤独症没有明确的客观测试，也没有规定必须使用什么方法进行评估。诊断评估的结果有主观因素，主要依据是所获数据的质量、数量，以及相关临床医生的经验和判断。在这一过程中，临床医生需要提出合适的问题以便获得必要的数据，还要解读这些数据以便保证评估结果的准确性，因此，医生的知识和经验至关重要。而对于女性来说，这一点尤为重要，因为她们面对的是诊断不够充分、误诊，自己本身可能又学会了用伪装隐藏孤独症特质，再加上孤独症在女性身上的表现还不同于在男性身上常见的那些特征，还得有中彩票的运气才能碰上一个知道问什么问题、找什么特征的临床医生。艾琳·赖利－霍尔（Eileen Riley-Hall, 2012）写了一本书，详细描述了她和两个女儿（在美国）的诊断过程。诊断之后，专业人员应该详细了解当地的定点转诊服务机构，还要了解有关孤独症的各种信息链接，以便推荐给确诊本人及其家庭成员。因此，确诊只是一段旅程的起点，而不是终点。

现在使用的诊断工具大多没有考虑性别差异，只是遵循第五版《精神障碍诊断与统计手册》规定的诊断要求。因此，就个体的诊断来说，其准确性取决于诊断过程以及临床医生如何实施这个诊断过程。如果评估工具无法准确地筛查出这些女孩，那么临床医生就很难准确地评估她们。弗雷泽等人（Frazier, 2014）建议，在某些诊断过程中，应该强调针对不同性别遵循不同规范，这种做法可能会有帮助。如果想要培训新手临床医生掌握这些方法的话，应该提供不同性别的例子，以使他们了解孤独症在不同性别的人的身上会有不同的表现。有人对参与评估女性的健康专业人员进行了一项调查，发现大多数人没有接受过专门培训，不知道如何处理可能存在的性别差异，也没有针对这种差异采取任何措施或对评估实操做出任何调整，只有 18.2% 的受访者针对女性使用了不同的评估手段（Freeman and Grigoriadis, 2023）。

还有一项研究（Cumin, Pelaez and Mottron, 2022）的研究者调查了 20 名临床医生，询问他们如何开展女性孤独症评估，并将他们的观点整理成文。据受访者说，他们注意到，作为一种常用的诊断工具，孤独症诊断观察量表（Autism Diagnostic Observation Schedule, ADOS-2）的效度不够理想，使用它评估没有智力障碍的孤独症女性，很容易漏诊，还有可能受到焦虑障碍和情绪障碍的干扰，导致误诊。受访者认为还有一些在孤独症女性身上观察到的特征与诊断相关，比如她们在专业发展或者个人生活方面常常无法达到应有的水平，与普通女性之间几乎没有同伴关系。她们求医问诊，主要不是因为功能不行影响了生活或工作，而是想要搞清楚自己到底是怎么回事。另外，受访者还观察到有些人没有固定而明确的男性或女性特征[①]。而上述特点在现行的《精神障碍诊断与统计手册》诊断标准中一条都没提到，但是，这些特点有助于医生更加全面地了解求医者，而且应该引起临床医生的警惕，注意是否存在孤独症的可能性。

还有一项研究使用孤独症诊断观察量表对已经确诊的孤独症人士进行评估，发现漏诊女性的比例是男性的 2.5 倍（D'Mello et al., 2022），但是这个量表仍然是最常用的临床工具，至少在英国是这

---

① 译注：即男性和女性特质兼而有之而且不断变化，或者说性别特征比较模糊。

样，这就完全没有道理了。几年前，我和一位见习心理医生一起拿孤独症诊断观察量表做了一次模拟，一来让她有机会练习使用这个量表，二来我也想亲眼看看这个量表到底是怎么打分的。在她看来，我的评估分数是零分（确诊孤独症需要 30 分以上）。如果您看完本书的时候还是认为我一点儿孤独症特征都没有，那么使用这个量表评估成年女性可能确实就是准确的。否则的话……我就不用再说什么了。

朱迪思·古尔德博士培训临床医生使用《社会交往及交流障碍诊断访谈量表》[①]（Diagnostic Interview for Social and Communication Disorders, DISCO）时，就鼓励他们对收集到的数据进行分析时思路要开阔一点：

> 这些标准是不分性别的，不过重点不在于改变这些标准，而在于临床医生如何解读标准。……关键是问问题要问到点子上，遗憾的是，你得有经验，还得了解女性障碍表现的知识，才能问到点子上。像我们这样给专业人员做诊断培训就是一种办法。（Gould, 2014）

古尔德和阿斯顿－史密斯（Gould and Ashton-Smith, 2011）还总结了女孩和男孩在孤独症特征方面有哪些重要差异，建议临床医生开阔思路，重新看待诊断分类。他们还提到有些方面需要特别关注，比如女性对小说类的作品更感兴趣，喜欢沉浸在（有固定规则可以遵循的）幻想世界里。可以这样说，临床医生如果对类似这种男女有别的诊断资料没有了解的话，就不应该对女性做出有孤独症（或者没有孤独症）的诊断。

女性群体中，自己发现自己有孤独症特质的比例也比较高，尽

---

① 译注：《社会交往及交流障碍诊断访谈量表》又译为《社交及沟通障碍诊断调查表》。

管使用《孤独症诊断观察量表》（ADOS-2）对她们进行评估时并没有观察到那么多特征表现。这种现象说明，尽管能观察到的特征不是那么明显，但女性也能意识到自己的孤独症特质及其对自己产生的影响，这种敏感性与男性相当（甚至更高）。目前已经有人在尝试开发一款临床自检评估工具，用于评估孤独症人士自述的孤独症特征表现（Ratto et al., 2022）。这款《孤独症特征自我评估工具》（Self-Assessment of Autistic Traits, SAAT）适用于所有性别的成年人，语言简单易懂，并且侧重于突出个人的优势和长处。开发者根据孤独症人士对孤独症的看法设计了这份问卷，并且邀请有孤独症的研究人员复审、修改。一直以来，孤独症研究的重点都集中在孤独症导致的缺陷上，相比之下，孤独症人士的自述中反映了他们积极生活的一面，而目前为止人们还没有认识到这一点。开发者希望这个问卷将来可以在诊断和研究当中作为成人筛查工具使用。

托尼·阿特伍德及其同事开发了一个可供家长使用的筛查测试，帮助他们判断自己的女儿是否有孤独症，还将这个测试用于成年顺性别和跨性别女性的诊断过程，并对此进行了研究（Brown et al., 2020）。测试中的问题重点关注孤独症在女性身上的特有表现，比如女孩在玩具偏好方面是否存在性别差异、是否喜欢沉浸在幻想世界、人际关系如何、与动物的关系如何，等等。该测试可以用作诊断评估的一部分，以更开阔的视角对女性进行评估，至少向家长提问的时候可以更切题，从而更准确地了解女性群体的特质。先入为主地认为女性（或任何人）在外表上就应该有比较明显的孤独症特征，这可能是缺乏经验的临床医生犯的第一个错误。全面了解求医者在童年时期的行为表现、听听她们的自述、进行认知方面的评估，这些都应该成为诊断过程的一部分。临床医生可能比较重视自己眼睛"看得到"的东西，往往容易忽视来自求医者本人及其家庭成员的叙述，再加上家长似乎认为女孩在社交沟通方面就是应该比男孩好一些，因此评分的时候也会受到这种想法的影响，所有这些都会干扰评估结果（McLennan, Lord and Schopler, 1993）。家长并不总是孤独症专家，也不知道在诊断评估中应该提供哪些相关信息。临床医生就应该负起责任，帮助家长回忆某些方面的情况。阿特伍德筛查测试中提出的很多问题都不是那些常见的孤独症男性的相关问题，因此家长不一定会觉得这些问题值得一提。

成年人和老年人的诊断

对于老年人来说，要确诊可能更难，因为他们的父母可能已经不在了，也没有家庭成员，无法提供更多的信息，而有些临床医生要求提供这些信息用于判断他们在童年时期是否就有孤独症的特征表现。我就曾经见过这种情况，有些人的父母已经不在了，医生就因此拒绝给出诊断。英国国家心理健康中心合作中心指南（National Collaborating Centre for Mental Health, NICE）规定，"在可能的情况下"，伴侣、家庭成员或护理人员应参与诊断过程，但是不能因为没有人能提供信息就拒绝给出诊断（2012）。

有些人虽然有亲属在世，但是这些亲属本身可能已经上了年纪，无法提供什么信息；也有些人可能不想让年迈的父母难过，因此不愿意和他们谈及诊断的事；还有些人自己可能也回忆不起来童年往事及其动机的重要细节，因此很难提供自身早期发展情况的相关资料。现行的诊断工具主要是为儿童而设计的，因此不适用于老年人。在对老年女性进行诊断时，必须特别注意考虑她们是否已经习得了某些补偿和伪装策略来掩盖自己的孤独症特征。为了"看到"隐藏在社会面具下的孤独症特质，给老年人做出准确而可靠的诊断，需要有相当多与孤独症成年人打交道的经验。

有些人怀疑，人到晚年了，确诊还有什么意义？他们觉得既然已经对付着走到这一步了，那就应该没有那么严重，也不需要什么诊断。

> 想要确诊非常难，因为好像很多人都认为，既然你（跟阿斯伯格综合征共处）到四十多岁还活得挺好的，那应该也没那么严重吧（事实上，沉默中的痛苦可能无以复加）。

女性诊断中的性别偏见

如前所述，女性得以确诊孤独症的可能性明显低于男性（Giarelli et al., 2010; Russell et al., 2011），使用现行的诊断方法，有些女性可能"看起来"不那么像是有孤独症的样子，但实际上她们"就是有"孤独症，或者她们对孤独症的"体会"一点都不比男性少（Lai et al., 2011）。女孩和男孩被发现需要接受诊断评估的年龄可能差不多，但是男孩更有可能得以确诊孤独症，而女孩可能会被确诊成其他障碍，尽管他们都表现出了与孤独症相关的临床指征／迹象（Giarelli et al., 2010），有可能是临床医生认为孤独症在男性中更为常见，因此，如果某些行为出现在男孩身上，他们就会将其归因于孤独症，而同样的行为出现在女孩身上，他们就会将其归因于其他障碍。还有可能是临床医生认为普通男性和孤独症女性的行为表现应该是一样的，即便人们并不认为典型发育的普通男孩和普通女孩的行为表现应该是一样的（McCarthy et al., 2012; Ruigrok et al., 2014）。海德等人（Head, McGillivray and Stokes et al., 2014）针对孤独症男性和孤独症女性的社交和情感技能进行了研究，并将他们与 12~16 岁典型发育的同龄人进行了比较，发现孤独症女性的得分高于孤独症男性，与典型发育的普通男性的水平相当，但是低于典型发育的普通女性。他们总结道，这些数据一定程度上可以解释女

性的诊断不足现象，因为在现行的诊断标准中针对社交表现的标准
是不分性别的。他们表示，如果孤独症女性表现得比孤独症男性更
加高功能的话，她们的能力表面上看起来可能就更接近普通人的水
平（与普通男性相当），因此，如果临床医生使用的是男性孤独症
社交技能评估标准，就会觉得这些女性不需要被重点关注。

　　在没有确诊孤独症的儿童中，女孩常常被确诊为广泛性发育迟
缓或者癫痫——在女孩中被诊断为失神性癫痫或癫痫样发作的比例
比男孩高五倍（Giarelli et al., 2010）。柯普和吉尔伯格（Kopp and
Gillberg, 1992）提到在他们中心有很多女孩"在临床上看不出与孤
独症障碍相关的常见表现"（p. 90），这些女孩在童年期是符合诊断
标准的，但是随着年龄的增长，她们表现出与男孩相当不同的特
征。他们（1992）还表示有些临床医生不相信这些成年女性在小时
候曾经完全符合孤独症的诊断标准。这些女孩没有充分表现出孤独
症特质，因而没有确诊，有可能是因为根据诊断标准的要求，要在
规定的时间内做出某种反应才能确诊。[①]围绕孤独症女孩还有一个
值得注意的问题，就是她们在社交方面做出反应所需的时长——也
许她们最终也能反应过来，但明显比同龄人要慢一些（Nichols,
Moravcik and Tetenbaum, 2009）。

漏诊和共病[②]

　　有些青少年和成年人可能会共病某些心理障碍等，比如神经性
厌食症和焦虑障碍，这些可能都是孤独症特征表现的一部分，但可

---

① 译注：有些诊断标准可能要求在一段时间内针对某件事情做出某种反应才能确诊，
　　如果女孩没有在规定的时间内做出符合诊断标准的反应，可能就达不到诊断标准。
② 编注：为了便于读者理解，我们沿用了普遍译法。近年来，医学界出现了将"共病
　　（comorbidity）"改为"共现障碍（co-existing conditions）"的观点。

能不会让人自然而然地想到是由孤独症引起的，而这些共病可能会分散临床医生的注意力，干扰他们的判断（Kopp and Gillberg, 1992; Simone, 2010）。W. 罗森（W. Lawson）曾经提到自己被误诊为精神分裂症，25 年之后才确诊阿斯伯格综合征。参与本书访谈的大多数女性都经历了心理健康问题（主要是焦虑）的长期困扰，并且为此接受了干预，最后才确诊孤独症的。《孤独症生存治疗指南》（*The Autistic Survival Guide to Therapy,* 2024）的作者、治疗师斯蒂芬·琼斯（Steph Jones）本身有孤独症，她在社交媒体上做过一个非正式调查，询问孤独症女性在确诊之前都被诊断过哪些障碍，调查结果是除了常见的那些障碍之外还有精神分裂症、依恋障碍，还有很多很多（Jones, 2023）。我的一位同事在人格障碍人士服务机构工作，她说自己服务的患者中，几乎所有女性患者都被诊断为情绪不稳定型人格障碍（emotionally unstable personality disorder, EUPD）^①，但她认为如果这些人接受孤独症评估的话，几乎都能符合标准，她正努力让他们有机会接受这种评估，前提是她们愿意。爱心孤独症机构的临床心理医生琳达·巴肯博士提到，来找她做孤独症评估的女性服务对象中，最常见的误诊是情绪不稳定型人格障碍／边缘型人格障碍。她还指出，临床医生需要区分创伤和孤独症，鉴于孤独症人士更容易出现创伤反应，临床医生有必要确认求医者在创伤之前是否存在早期儿童发展方面的异常，这样才能做出准确的诊断。临床医生认为，大多数成年孤独症女性都有创伤反应（Cumin et al., 2022），依恋障碍的表现跟孤独症可能很像。

有些人和孤独症女性一样，也有点"与众不同"，很难融入集体，孤独症女性发现周围有这样的人以后，可能会为了模仿她们而与她们一起去做一些危险的事情，结果可能会被误诊为边缘型人格

---

① 译注：情绪不稳定型人格障碍又称边缘型人格障碍（Borderline Personality Disorder, BPD）。

障碍（Cumin et al., 2022）。这两种障碍的区别是：有边缘型人格障碍的人处于稳定期的时候在社交方面通常没有什么异常，但是社交困难始终都是孤独症人士的一个特征表现。有边缘型人格障碍的女性一般都能很容易地识别、表达和解释自己的情绪，但是孤独症女性很难做到这一点，有时是因为孤独症伴发述情障碍。有边缘型人格障碍的女性往往害怕被抛弃，而孤独症女性更有可能需要独处。

在一次阿斯（阿斯伯格综合征）初筛的问卷调查中，我的得分提示"高度疑似"，此后过了大概五年时间才最终确诊，之所以这么难确诊，是因为我还有其他方面的问题，这就导致医生很难分辨我这些表现的根本原因。从双相情感障碍到精神分裂症，什么诊断都有，还因此服药治疗过这些症状。

我这辈子大部分时间都在被误诊。举个例子吧，我听到过医生告诉我妈妈说我这是情绪问题，就是想求关注，还说我有神经方面的问题，是神经质等。后来，上高中的时候，又被诊断出有学习障碍。上了大学以后，有个医生最开始认为我有精神病，最后又说我有严重的神经症，伴随精神分裂倾向。

回头看我这个诊断吧，可真是有意思，其实我的精神科医生在诊断过程中发现了很多孤独症的特征表现，但她并没往这方面想，而是诊断说我有强迫性人格障碍，也叫强迫性人格异常。

我是被误诊了边缘型人格障碍，这个诊断在当时看来好像还挺合适的，因为我的生活好像就是这样，心理健康危机一个接着一个。

尼古拉斯等人（Nichols et al., 2009）建议，可以通过下列步骤最终判断女性是否有孤独症，全面了解和理解这些步骤，可以帮助临床医生开展孤独症评估并做出更准确的判断：

- 了解求医者是否曾经确诊过某种或者某几种障碍，包括注意缺陷多动障碍（ADHD）、焦虑、抑郁、强迫症、进食障碍。尼古拉斯等人（2009）认为，女孩年龄越大，之前确诊过的障碍可能就越多。
- 了解求医者是否曾经确诊过社交焦虑，或者在社交场合有普遍性困难。
- 如果求医者是成年女性，了解其是否曾经确诊过精神分裂症或精神病性障碍。
- 了解求医者是否有家庭成员曾经确诊过孤独症。
- 了解求医者在接近青春期的时候表现如何，是如鱼得水还是明显倒退？随着青春期的临近，社会关系变得更加微妙和复杂。孤独症女孩在青春期的时候可能不会表现出"女孩专属的"社交兴趣，比如时尚和人际关系。

如果临床医生的经验不够，只能对着孤独症诊断标准"打钩"，以此做出诊断评估，这种做法对那些行为特征不够典型的个体可能非常有害。因此，作为临床医生，全面了解孤独症知识，与大量的孤独症女性进行面对面的接触，都是很有必要的。阅读孤独症女性的自传、文章，观看她们制作的网络视频，在特殊学校或者女性援助小组待上一两天，都有助于临床医生获得亲身体验，这是成为一名合格的临床医生所必需的。

确诊的好处

很多专业人士都不止一次地告诉过我，我不需要诊断，但是我总觉得大家并不完全相信我，我总觉得要是没有诊断的话，我就不得不证明我为什么会这样。

我以前会对周围环境感到非常恼火，"这帮人怎么这么大声？灯怎么这么亮？……多可怕啊！他们不知道吗？"（现在）变这样了："啊？别人居然都听不到！"（Neville, 2019, p.24）

不管是孩子的父母还是成年人自己，对于他们来说，一纸诊断都意味着一段新的人生旅程即将开始，在这段旅程中，要学着理解、接纳，学着调整自己的期望值。确诊是个人及其家庭前行的关键，其意义不只是"在医学上"得到了一个解释。尽早诊断，这个重要性怎么强调都不为过，特别是对于那些可能需要正式支持和合理便利的人来说，不管是现在还是未来生活中，都是如此。内维尔（Neville, 2019）在研究中发现，确诊孤独症的那一刻是"极其重要的时刻"（p.25），成年女性从此"获得了力量"（p.25），可以掌控自己的生活。

确诊之后，从心理层面来讲，家庭成员或者本人就知道了自己面对的是什么，这样就可以继续前行，勇敢面对（Eaton, 2012）。可能会有各种各样的情绪：悲伤、内疚、愤怒，偶尔还交织着接纳与希望，还有如释重负的感觉。有些女性提到，因为性别原因，自己得以确诊的过程格外坎坷，而这些坎坷可能导致上述情绪来得格外强烈。需要有人用心倾听，需要有人严肃对待，这是很多孤独症谱系儿童的家长以及谱系成年女性的共同感受，而确诊就证明了的确有人用心倾听了、有人严肃对待了。很多成年女性都说过"终于证明了自己"这种话，这也说明了这种情绪是多么强烈，诊断对她们来说有多么重要。

我希望，了解自己、认识自己以后，我会变得更强大。我希望自己的后半生比前半生效率更高、成就更多，心里更加踏实，不再觉得自己毫无价值、愚蠢、无用、失败。我还希望我能以自己的方式引领我的孩子度过他们的一生，当初没有人这样引领过我……我开始了接纳自己和发现自己的旅程。我正在了解我是谁，卸下多年的铠甲，露出面具之下的"真我"。有些小事处理好了就能让我的生活好过一些，为了这些事与人掰扯的时候，我会努力坚持自己的立场，不再像以前那样因为别人觉得我古怪或与大家不一样而感到理亏。

在家庭成员的眼里，孩子确诊的主要好处就是可以正式开始接受支持服务。除此之外，他们还提到反思自己的养育方式，也明白养育方式需要随着确诊做出调整。对于参与本书访谈的家庭来说，确诊为他们指出了新的方向，让他们以积极的心态面对孩子的养育问题。

我们现在已经不再拼命照搬那些老套的行为技术了，这些技术经过改良才起了作用。（现在总算明白）为什么之前这些技术一直都没有效果。最重要的是，这意味着，作为家长，我们不必再用"养育方式不当"这根大棒子敲打自己了。这根大棒子，很多人（专业人士也有，非专业人士也有）都用过。每当孩子的行为（往好里说）很特别或者（往坏里说）很危险的时候，他们都忙不迭地操起这根大棒子教训我们。（家长）

对家庭来说，心理上的落差可能是最大的。我们一直都在自欺欺人，觉得她可能只是有点神经质，只是太聪明了。得知她的孤独症诊断观察量表（ADOS-2）评估得分那么高的时候，我们都震惊了，这才意识到实际上她在很多方面都受到了相当严重的影响。这能帮助我们更好地理解她，更多地共情她

的感受。家里那些认为她"很难缠"的人可以就此闭嘴了！（家长）

目前的观点认为，早期诊断以及随后而来的适当支持和干预，可以让孤独症人士最大限度地获益。但是，较晚确诊的成年女性在访谈的时候对此反应不一。大多数人认为早期诊断可以让她们获得更多的机会，而如果无法获得支持资源，可能就无法得到这些机会；她们还认为早期诊断可以让她们免受很多的精神折磨，也不会觉得自己有什么不对劲。有意思的是，有几位成年以后才得以确诊的女性表示，她们确实希望自己早点儿确诊就好了，不过也不一定非得在童年时就确诊。她们觉得在童年时就确诊孤独症可能会导致她们自己以及生活中的其他人，比如父母和老师，出于保护她们的心理对她们设置各种限制。

我当然希望自己能早点确诊了。在我生命的前十三年里，我一直认为自己就是个怪胎（这种心态至今还如影随形），原因很简单，因为这个世界就是这样看我的。

我觉得自己为了合群而牺牲了阿斯的天赋。也许，我要是早点确诊的话，就不会花一辈子的时间去拼命合群了，而且我还能原谅自己的社交缺陷，这样就可以不用绞尽脑汁假装正常，就可以把这些精力和才智投入到自己真正想做的事情上，比如研究科学和 / 或语言。

总而言之一句话，要是早点确诊，也许就能改变我的生活。在我生命中最重要的那段时期里，我就不会一直在抑郁之中挣扎，还不知道自己到底是哪里"不对劲"，不会痛苦不堪，也不会陷入总是拖延的恶性循环。那段时间我整个人就像掉进了万丈深渊一样，心中充满了无力感。一直到现在，我还怨恨周围那些专业人士，他们比一般人应该更专业吧，却没能早发现我的孤独症的迹象。

有些成年之后才得以确诊的女性觉得非常遗憾、悲哀，那么多年来一直不知道自己有孤独症，因而错失了很多机会。有些人，尤其是父母本身也有孤独症却不自知的，还有可能会埋怨父母未能给自己提供支持。有些情况下，这种情绪也情有可原，这往往就是因为她们出生得太早了，而那个年代根本不可能有这方面的意识。通过治疗或者反思应对这些情绪可能会有帮助，让人从这种冤屈的感觉中走出来，因为这种情绪实在太消耗人了，会伤害亲人之间的关系，还会影响整个心理健康状态。

前面提到有些女性说不希望太早确诊，她们觉得正是因为自己一路跌跌撞撞走过来了，所以才会变得更加强大、更有能力。她们有些人觉得现如今很多孩子确诊以后被保护得太好了，因此不如她们当初那么独立。

> 确诊比较积极的一面是也许能获得一些帮助、支持和理解。负面影响可能是降低了他人对我的期望值——你应付不来，压力太大了，等等，自己都觉得自己有缺陷、不如别人。

> （也许）但凡有点早期干预／帮助，我都不会长成我现在的这个样子——我相信经过这一路的磕磕绊绊，我比那些一直都有支持的人更加坚强，对成年之后的生活更有心理准备。

> 我可能不会像现在这么独立自主……我看见太多有阿斯伯格综合征的孩子被保护得太好了（尤其是被妈妈保护得太好了），我觉得这对他们并没有好处。我觉得有些家长意识不到，只要多鼓励孩子，不要让他们觉得自己身有残障、什么都不行，很多事情他们其实都是能做到的。

　　幸运的是，现在的女孩和年轻女性自己有这个意识，对于她们来说，早期诊断是有好处的，对她们可能是一种保护，使她们不会像上一代孤独症女性那样遭受伴发心理健康问题的折磨，还能让她们明白自己不管选择什么，都有能力去做。只要她们需要，就能获得支持资源。我在英国各地的大学、在工作中都碰到过很多活得很自在的孤独症女性，孤独症没什么大不了的——她们一直都有，永远都有。她们不想谈自己的孤独症，只是与它一路相伴前行。与那些较晚确诊的成年女性相比，这些年轻女孩的感受完全不同，前者第一次得知自己有孤独症时的心情是：我们想谈，想分析、想掰开揉碎了说。

　　大英帝国勋章获得者、卡特里奥娜·斯图尔特博士（2022）发现，那些从小就知道自己有孤独症的年轻女孩的自我意识更强，更有能力识别自己的需求，照顾自己。这些女孩依然还会伪装自己，但是这种伪装对她们已经没有那么大的伤害了。不过，她也发现，如果只有确诊，没有后续的支持资源，那些年龄比较小的孤独症女孩在学校也是不堪重负，心理健康极有可能受到伤害。她说：

　　　　这些女孩有能力，很自信，是极其了不起的人。面对那么多的磕磕绊绊，她们却有着惊人的韧劲，抗挫折能力很强。因此，我们不要把孤独症女性的人生形容得那么负面，造成过度保护，这一点是很重要的。不管别人对她们说孤独症是什么样的，她们自己一定不能给自己设限。

　　很多成年女性越来越接受自我诊断的概念了。无法获得正式诊断的原因有很多，可能是找不到信任的诊断服务机构，也可能是出于经济方面的考虑。不过，也有些人还是想要得到某种来自外界的评估结果，至于为什么要这么做，她们提到的原因有"想要某种认可""想要证明""想要确认"。她们往往非常坚定地相信自己有孤独症，而且花了很长时间做了很多调查之后才得出这个结论，但还是觉得需要某种"官方"的认证，这样才能对别人公开，才能理直气壮地"像有孤独症那样"生活。一定要有一纸诊断，否则就没有信心公开，甚至自己都无法完全从心底里接受这件事，很大程度上是因为自我怀疑，同时也害怕别人怀疑自己。也有人说她们需要一个答案——到底"是还是不是"，因为"我到底有没有孤独症"一直是个悬而未解之谜。孤独症人士的思维模式是二元的，总是要找一个确定性的东西，没有什么可笑的。

> 我这辈子一直都在琢磨，想要搞清楚为什么我会遇到这些事，为什么我这么格格不入，为什么我不能像别人那样生活。这回确诊了，我终于不用再纠结了，终于可以松一口气了。

正式确诊的好处包括可以得到实打实的支持，服务机构也会拿你当回事。

> 正式确诊了，就能得到合适的住所，获批各种福利，碰到超支啊，还有我女儿当时遇到的那些严重问题，等等，也可以给银行一个说得过去的解释。之前所有的压力都由我这个当妈的一个人扛，现在开始有人分担了。我们一周能得到十个半小时的支持服务——我的生活大变样了！（家长）

令有些人感到沮丧的是，从确诊那一刻开始，这方面的信息就得不到更新了（Eaton, 2012），很多人及其家庭在确诊之后都得不到后续的支持，也没有专业方面的资源。可悲的是，这个方面的支持资源好像越来越稀缺，对于很多人来说，唯一的办法就是自己花钱买服务，这就意味着只有那些经济条件允许的人才能获得这些支持。对于很多孤独症人士来说——考虑到孤独症对健康和就业方面的影响——这根本就是不可能的。不过，反过来说，对于那些花得起钱的人来说，有孤独症的治疗师（大多数都是女性）比以往任何时候都多，那么由真正理解女性孤独症视角的人为孤独症女性提供支持至少是有可能的了。

确诊之后是否公开

> 是否公开，需要不断地权衡，因为是否告诉别人你有孤独症，取决于对方是否明白有孤独症意味着什么。

一旦确诊孤独症，就要开始考虑需要跟谁说、怎么说。有些人觉得自己比较愿意扮演一个倡导者的角色，为孤独症人士争取权益，既认可了自己或者孩子的特质，同时又宣传了相关知识，让大家更了解孤独症。利亚娜·霍利迪·维利（Liane Holliday Willey）就是这样一位孤独症人士权利活动家，她公开了自己有孤独症这件事，还写了一本书《故作正常》①，其中有一章生动地描绘了孤独症女性的内心世界——这是所有临床医生和从业人员的必读书目。对于家长而言，告诉别人自家孩子有孤独症，那么碰到棘手的状况时别人对孩子的某些行为可能会多一点宽容。

> 我们外出时，我丈夫和我会向大家解释，她（有孤独症的女儿）找人说话的时候就是直截了当（比如她在饭店会走过去和就餐的人说话，人家暗示已经聊够了她也看不出来），免得大家先入为主，武断地认为这孩子没礼貌，这样一来人们往往就会变得比较宽容，而且因为孩子本身也非常可爱，大家和她的互动往往还挺友善的。（家长）

---

① 译注：《故作正常》（*Pretending to be Normal*, 2014）中文简体版 2023 年由华夏出版社出版。

参与本书访谈的人提到，对别人坦承自己有孤独症的时候，对方往往表现得非常惊讶、难以置信，要么因为她们是女孩，要么因为她们"看起来太正常了"。

有个人告诉我，"我还以为孤独症是弱智，不会说话呢"。

偶尔也会有人说我很勇敢——我讨厌听到这样的话，因为勇敢意味着肯定有什么应该害怕的东西，说我勇敢就表示我没有害怕我应该害怕的东西。而我并不是因为有孤独症或者公开自己有孤独症就勇敢了，我只是尽自己最大努力好好活着罢了。

还有一个朋友知道我有孤独症以后就把我当成弱智对待，外面很冷，帮我整理外套，有人问我问题，代我回答，替我做决定，还反复问我感觉怎么样，等等。这让我觉得不舒服，还有点可笑。

我告诉别人我怀疑孩子有孤独症的时候，对方基本都是很诧异地说"她有眼神交流啊／她能说会道的啊／她也不拍手啊，也不前后摇摆啊，等等"。不过，一旦我们有了正式诊断，再跟他们说，女孩有孤独症的话，表现和男孩很不一样，大家就比较听得进去了。（家长）

我曾经跟两位咨询师、一位心理治疗师提过我觉得自己可能有孤独症，他们笑话我（对，就是哈哈大笑那种），因为我自己就是一名训练有素的咨询师，生活很"正常"。

有些人的反应很让人生气，我就碰到过，比如说"你也不怎么像啊""你不能什么事都拿孤独症当借口""大家多多少少都有点孤独症吧"。

　　如果不是马上就能看出来有孤独症，那就不需要什么便利或者照顾，这种看法很常见，但往往是不正确的。这可能会使某些女性很难开口告诉别人自己有孤独症，而且还会感到非常失望，对于很多人来说，知道自己有孤独症是很重要的一件事情，毕竟生活因此而发生巨大的改变，但是，换来的却是漫不经心的态度。在我看来，重要的是，面对他们的怀疑，你不用非得证明自己确实有孤独症不可。如果有人说"你不可能有孤独症"或者"大家多多少少都有点儿啊"，那我建议你就是笑一笑、点点头，什么也不说。试一试，看看会怎样！

　　新近确诊的人应该如何把这个消息告诉给亲近的人呢？我建议最好是等一等——几天、几周，甚至几个月。确诊之后，可能会经历情绪的大起大落，可能会有喜悦、难过、愤怒、悲伤等各种各样的情绪。我认为，重要的是先等自己的情绪稳定下来，之后再告诉别人，再去面对那些出于善意的无知。一旦公开自己有孤独症这件事，就无法再收回了，无法变回别人眼中过去的样子。你可能后来才会明白，是告诉谁还是不告诉谁，还是多筛选一下得好，可是那时候就太晚了。

　　在我看来，想想你要告诉哪些人，试试从他们的角度看问题，也是很有必要的。这些人可能认识你很多年了，由于对孤独症缺乏了解（请记住，不久以前，在孤独症还没进入你的世界时，你也跟他们一样对此知之甚少，而现在你已经看过与此相关的每一篇文章、每一本书，听过每一个播客、看过每一部视频了），他们也许完全无法把你和他们想象中的孤独症联系起来。他们可能会认为，就你的情况而言，孤独症是不可能的，而且即便是，那也是一场悲剧，或者至少不是一件好事。如果你告诉的是自己的父母或者近亲，他们可能会感到悲伤或者内疚，觉得你可能吃了很多苦，或者觉得这是在埋怨他们。这种心态可能会让他们觉得自己受到了攻击，或者激发某种防御心理，于是就会否认这件事情的存在，以此来消除这种不安的感受。这些因素结合在一起，很有可能出现这样的情况：你刚一说完，就有人立即反驳你的说法，并且试图让你放心，你绝对不可能有孤独症。他们才不会想到（除非他们自己也有孤独症），对你来说，最终发现自己原来是有孤独症，这是你这辈子碰到过的最好的事情。

如果对你来说，重要的是人们理解你对确诊孤独症这件事的感受并做出相应的反应，那我建议你在告诉他们这件事之前先说明你对这件事的感受，可以这样说："我有重要的事情要告诉你，我想让你听听我要说的话，听听我的感受。这件事对我来说不是坏事，而且我百分之百相信没有搞错。我希望你能认同我就这件事要说的一切，而不是表示怀疑或同情。"我还建议选择一个小视频或者一小段文字，既能概括介绍你对孤独症的体会，又能让目标听众认同你的感受。借助外援证实你的说法，这样有助于提升所言之事在他们眼中的真实性和可信度。站在父母的角度，这样做可以让他们安心，这件事不是他们的错，他们确实不太可能知道这些，这是有历史原因的，这种做法很有帮助，也很暖心。要接受这样一个事实：面对这样的诊断，大家可能都会有情绪上的反应，你也不例外；同时也要理解：虽然你对确诊孤独症这件事心态还挺积极的，但是大家可能无法和你共情（同样，除非他们也有孤独症）。这样做的话，他们接受起来可能更容易一些。

成人：从怀疑到确诊

回想起来，确诊之后那一年里，我是一头扎进这个话题里出不来了，不过，现在我对此不再特别感兴趣了，如果有一天再也听不到这个词了，我会很高兴。我觉得这种感觉就跟吃腻了巧克力蛋糕差不多！

　　我们这些在成年后才发现自己有孤独症的女性已经错过了很多可以解释过往种种的机会。就我们自己的一生来说，确诊来得太晚，很多的误解已经发生、无可挽回，但是，从历史的角度看，公开宣布"我有孤独症！"并且有信心期待所有的人都会明白我们的意思，那还需要一段时间。我们需要解开过去的困惑，以此治愈我们的心灵，还需要拨开眼前的迷雾，明白我们到底是什么样的人。（Kotowicz, 2022, p.1）

我访谈过的很多女性在青少年时期就确诊了孤独症，还有些人直到很久以后才确诊，其中有些人活了大半辈子都不知道自己有孤独症，自己没有这个意识，也没有得到过任何支持。她们出生的年代决定了她们只能在长大后才能确诊孤独症，正好赶上只有孩子（而且只有男孩）才能确诊孤独症的时代，她们只能靠着自己一路披荆斩棘，面对一次次的危机和挑战。她们感觉得到自己的差异，也一直都看得到这些差异，她们的技能发展很不均衡，常常遇到很多困难，还有很多奇特的"怪癖"，但是，面对如此明显的反常和矛盾，她们往往找不到任何解释。

　　我们会看书，而且对书面语的理解比大多数人都好，但在社交对话中跟不上节奏。我们会拆卸电脑、安装硬件，但在超市却找不到路。谈到自己的特殊兴趣，我们可以一个人滔滔不绝说上几个小时，但是跟别人聊天，不到一个小时就会头疼或者崩溃。我们可以画画，可以设计出无比美丽的东西，但懒得梳头。（Simone, 2010, p.211）

　　别人问我"还好吗？"的时候，我经常被问蒙了，因为我以为他们是真的需要我回答这个问题，所以就会说很多。即便是现在，我也不得不提醒自己才能做到只回一句："挺好，你呢？"但我常常想不起来提醒自己，结果就发现自己又在自说自话……说了足足五分钟之后才想起来其实只说"挺好"就行了。

有人问"怎么样？"①的时候，我真的不知道自己该怎么回答。要告诉他们我这一整天过得怎么样吗？还是要说说这个世界怎么样了？是说我家里怎么样了？还是我女儿怎么样了？或者这句话只是打招呼的意思？每次碰到这样的事，我都费尽周章才能搞明白这句话应该是打招呼的意思，但是过了几周再听到这句话的时候，我就忘了之前曾经搞明白了，于是还得再把整个思考过程重复一遍。希望下一次我能记住——因为我在写这一段的时候查了一下相关解释。

我认为，很多女性觉得自己跟别人不一样是因为这种能力上的不均衡，别人觉得困难的事情，你却表现得很出色，可是别人觉得容易的事情，你却一点也做不到，这种情况下，你就很难搞清楚自己到底属于什么情况。这就是为什么不管在什么年龄确诊都能让人松一口气。确诊了，一切就都有了答案，一切就都搞清楚了，孤独症女性就是需要把一切都搞清楚。

我到底属于哪里呢？不管去哪里，不管做什么，不管什么人，都融不进去。做诊断就是想要搞清楚"何处是我家园"。（Stewart, 2022）

---

① 译注：此处原文"what's happening?"的字面意思是"出什么事了？""你怎么了？"，但在社交场合常常就是一种问候或者打开话题的方式，谱系人士往往只理解字面意思，所以说话人表示听到这种话的时候经常不知道该怎么回答。由于中文中很难找到既有打招呼意思又有问问题意思的表达，此处译为"怎么样"。

　　每隔一段时间，我都会找一个陌生人观察，有时候也会找电影或戏剧中的一个角色，想象着她可能有和我一样的感受。在我的想象中，我们有着相似的兴趣、反应、回忆和视角。我用"另一个我"形容她们。我会看着她们，心想："她是另一个我吗？"（Kotowicz, 2022, p.6）

　　我提到成年人确诊孤独症的时候，碰到最多的问题就是："这有什么意义呢？"这句话的底层逻辑是："你都四五十岁了，这么多年也没确诊，不也活得挺好的？现在非得去诊断一下，不是多余吗？"但是，正如一位女士所说：

　　　　确诊之后，我才明白为什么我上学的时候碰到那么多困难，交朋友也很难，我也明白了为什么我在某些场合会非常紧张／疲惫（比如社交场合、结识新朋友、嘈杂环境等）。……总而言之一句话，确诊是一个大大的的解脱——从此之后我知道自己是谁了，也知道可以希望自己做到什么，我知道自己没有什么"不对劲"的，很难交到朋友不是我的错。

　　较晚确诊的女性往往会与男性一样感到如释重负，也会接纳自己，甚至可能相比男性感觉更为强烈，这是因为确诊之前她们一直都需要费心"管理"自己的孤独症——往往是强迫自己通过伪装迎合社会对于女性的要求（一般都认为孤独症女性不太愿意和／或不太能够做到这些），以便符合人们对女性的刻板印象。我访谈过的很多女性都说确诊之后感觉自己理直气壮了，或者得到认证了：感觉在这个并不总是欢迎或欣赏那个"真自己"的世界里，终于有了做自己的权利——以前从来都没有过这个权利。这些女性一直都在拼命想要搞清楚这一切到底是怎么回事，还觉得搞不定这一切首先要怪的是自己，她们对此感到既疲惫又愤怒，可她们又觉得自己就是得扮演一个能被社会所接受的角色才能得到宽容和接纳。我经常看到有些人在确诊之后会有一段时间想干什么就干什么，甚至像膝跳反射般迅速地与过去的自己彻底决裂，我把这个阶段称为孤独症的"宣战期"。对于绝大部分人来说，这是确诊之后必经的一个过程，确诊这个事意味着什么，他们需要慢慢消化，随着时间的推移，慢慢放弃比较极端的立场，开始思考怎样才能更幸福地活着。如果有人问成年之后得以确诊对他们意味着什么，大部分人的回答是接纳自己、善待自己。

确诊是我人生中最有意义的经历，因为从那一刻起一切都真相大白了。

我觉得自己经历了一段悲伤的日子，为了那个整整四十年都一直假装没有孤独症的我，我的另一半，还有家人对我确诊这件事反应不够积极，我为此难过了好一阵子。

得知我有孤独症的那一刻，就好像拿到了开启余生的钥匙。

那一刻在我生命中如此重要，就像我的孩子出生的那一刻一样。

我真的觉得自己重生了。我现在对自己比以前好多了，我再也不用在普通人的赛道上拼命卷自己了，这件事彻底改变了我的生活。

满天的云都散了，我听到天使在歌唱。其实，还没得到正式诊断的时候，我自己心里就豁然开朗了。突然间，那些我自认为做得很差劲的地方，那些努力做个正常人却"屡屡失败"的种种，都变得无关紧要了。我并不差劲，也没有失败（不是喜怒无常，不是敏感古怪，不是咄咄逼人，不是脾气差，也不是招人烦)，我只是有孤独症罢了。(Schembari, 2023)

我感到无比自豪，自己居然能过成现在这样。是确诊改变了我的想法，从"我咋把日子过成了这德行"变成了"我居然能把生活打理得这么好"。

与新近确诊的女性打交道时，我会把确诊这件事形容成发现一个新的价值体系。在这个体系里，你可以搞清楚什么是有用的，什么是没用的，还可以搞清楚确诊这件事的意义究竟是什么，其意义在于帮你把新的价值观付诸实践，开启全新的生活，或者做出一些调整，让自己的生活尽可能多一些快乐、少一些崩溃。有些女性已经努力把这本新的生存手册中的知识付诸实践了，这让她们的生活发生了巨大的改变（谁说我们不喜欢改变的?!）。这些人都是脚踏实地的人，如果得到正确的指导，她们就会竭尽全力，走出一条属于自己的路，以此"修正"之前努力假装"正常"带来的问题。

确诊之后，我换了工作，搬到了一个偏僻的地方。我开始居家办公，缩短工作时间，这种生活方式非常适合我。达到了平衡状态，我就有足够的精力做自己喜欢做的事情，既当个好妈妈，又做好全职工作。

与以前相比，我的生活已经发生了翻天覆地的变化，我发现了让自己快乐起来的秘诀，也知道了如何敞开心扉，接受确诊孤独症这件事。

我现在的所有计划都基于我本来的样子，而不是我认为自己应该成为的样子。前半辈子的五十年里，我一直在努力融入社会，但现在我不再这样了。如果有人觉得我古怪，我就会告

诉他们这是因为我就是很古怪的人。(National Autistic Society, 2013a)

简直是翻天覆地的变化，主要在两个方面：认识和了解自己，对自己不再那么苛求。确诊让我生活中的很多事情、我的需求、我的选择，都得到了解释，让我觉得可以理直气壮地做自己，让我与人打交道的时候更自在，更愿意体验新事物，因为我知道为什么我会觉得有些事情很难，知道什么可能会有帮助，如果这些帮助没起作用，我也比以前更能接受。

首先改变的是我和女儿的关系。我在确诊之前是个很爱生气的妈妈，总是怒气冲冲的。我经常对孩子大喊大叫，因为我总是觉得自己超负荷。我以为有些事情是我硬着头皮也要做的，因为我看到别的妈妈都能做到。不过，得知自己有孤独症以后，我就能照顾一点自己的需求了，而我以前从未考虑过这些……我以前经常对女儿大喊大叫……就因为她在收音机响着的时候说话，但我从来没想过可以想办法过滤掉那些让我感觉超负荷的噪声……确诊之后，我才意识到当时是怎么回事。后来每次我女儿想和我说话的时候，我都会关掉收音机。如此简单，却能让生活发生如此巨大的改变。现在我们约定了一个"规则"：你要是开着收音机或者正在看电影，就不能和妈妈说话。这个简单的改变意味着我现在很少对女儿大喊大叫了。我都想不起来上次大喊大叫是什么时候的事情了，记不得自己有多久没这样了。

大多数女性对确诊感到高兴，而且并不想改变自己，尽管因此碰到过很多困难和挑战。必须指出的是，那些愿意为孤独症研究做贡献的人往往都是对自己的状况有所认识、有所了解的人，比起那些对孤独症了解较少的人，她们的态度往往更加积极。你能明显看出有些女性为自己的身份感到自豪，而且我敢说，我还明显看出她们对所谓"正常人"的价值观不屑一顾。

不想改，因为那样的话，我就不是我了。剥掉孤独症的外衣，然后发现下面就是一个所谓"正常"的人，这种事也不会发生。我有孤独症，就像你有蓝眼睛或卷发一样。孤独症始终伴随着我，就像海边岩石上刻的字一样。孤独症决定了我的思考方式，决定了我如何关注自己的身体、我的身体又如何回应，决定了我如何看待这个世界、看待所有的事。

我很高兴自己确诊了，我觉得那些所谓"正常人"实在让人搞不懂，他们总是像绵羊一样爱聚堆。他们好像总是不说清楚自己到底什么意思。我都尽量不跟这些人在一起。

我有孤独症，我为自己自豪。你从旁观者的角度观察过那些所谓"正常人"吗？嗯，他们当中有些人还不错，但是有很多人都习惯性地撒谎，还总孤立那些和他们不一样的人。他们总是追求肤浅的潮流，废话连篇，随波逐流。我为什么要成为他们那样的"正常人"呢？喊！

孤独症让我与众不同，原则上我并不介意和别人不一样。我知道自己非常能干、非常聪明，只是能干和聪明的地方和大家不一样。我只是希望我能有一些社交技能，能用这些技能做些好事。

那么，我们现在可以理解了，对于成年女性和孩子的家长来说，确诊这件事实质上改变了他们的生活。确诊打开了一扇大门，让我们开始了解如何尽最大可能为这个人创造最好的生活，而不是一直在黑暗中摸索。确诊给出了指导手册、行动指南以及操作程序，对很多人来说，这本身就是一个大大的解脱。接下来要讨论的是有孤独症到底意味着什么。

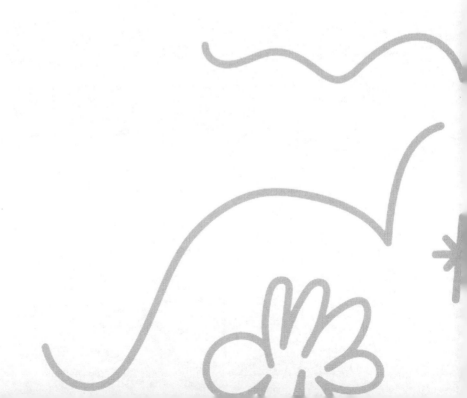

第二部分

一生的磕磕绊绊

第3章

婴儿期与儿童期

> 我 3 岁的时候，我爸妈终于明白了，我不是一般孩子。
>
> 利亚娜·霍利迪·维利（2014, p 18）

有些女性较晚才得以确诊，她们的父母常常提到，他们"就是感觉"自家孩子还是个小宝宝的时候——反正肯定是从很小的时候，就有点不一样，那个时候现行的正式诊断标准甚至都没开始实施。如果孩子有语言发育迟缓现象，确诊就会比没有的早一些。引起专业人士注意的不一定是孤独症的某种表现，而是孩子没有达到早期儿童发育里程碑。与此同时——有时是在孩子只有 2 岁时——可能会怀疑孩子可能有孤独症，不过往往是再过几年才会做出孤独症谱系障碍（ASD）的诊断，以便保证在此过程中持续观察儿童的自然发展轨迹，确保评估的准确性。对于不知道或者不了解孤独症的家庭来说，这可能是一个巨大的打击，刚一听说的时候可能会感觉像是世界末日。

早在 A 还是个小婴儿的时候，我们就怀疑是不是哪里不太对劲。她会笑的时间比同龄人晚了很多，不会自然地和同龄人一起玩，在社交方面特别笨拙，大运动和精细动作控制能力也弱，等等。但是，她的语言能力很强，大约 3 岁的时候就自己学会了认字。那时我们对孤独症一无所知，这种情况好像挺可怕的。A 长到大约 6 岁的时候，有位老师提醒我们她可能有孤独症，我们当时感到非常震惊和无助。（家长）

如果孩子没有学习障碍或语言发育迟缓现象，那么在三四岁以内不一定能确诊孤独症，因此这些儿童的诊断应该会更晚一些，女孩尤其如此。一项研究发现，女孩的平均确诊年龄为 8 岁（Eaton, 2012）。吉阿内利等人（Giarelli, 2010）发现，与女孩相比，男孩确诊孤独症的时间往往更早，尽管男孩、女孩被确诊语言发育迟缓的年龄都差不多。女孩最开始确诊的往往都是别的障碍，这意味着她们得到相应支持的时间也比较晚。一项大规模研究对两万多名女性进行了调查，发现女性通常比男性晚 14 个月得以确诊（Kavanagh et al., 2023），主要是因为女性的重复刻板行为不多，"表现比较轻度或者不够典型"，智商和语言都未受影响，症状在发育后期才表现出来。

在我的调查样本中，有智力障碍的女孩确诊孤独症的最小年龄是 4 岁，没有智力障碍的女孩稍晚一些。令人欣慰的是，有些临床医生很早就在这些女孩身上发现了孤独症的迹象，而且很显然，他们非常了解应该如何针对女性群体解读这些诊断标准。在这些孩子的家长看来，孩子往往没有什么"毛病"，也没有什么需要医疗介入的问题，只是隐隐地感觉有点不一样，但又无法准确地描述出来。可能是游戏方式和别人不一样，也可能是孩子好像总是沉浸在自己的世界，异常专注（Riley-Hall, 2012）。对于孤独症女孩的父母来说，这种情况尤为突出，因为人们往往只是把孩子的表现归结于"害羞"（Kreiser and White, 2014），但如果是男孩，一般就不会这样。以我的经验来看，这些家长的直觉往往是正确的，但常常被认为是过分焦虑，或者胡思乱想。当然，目前不是所有的情况都适合做出孤独症的早期诊断，但可能有必要注意家长表达的担忧，因为在未来的某个时候，这可能会为确诊提供有价值的证据。甚至女孩自己都有自我诊断的洞察力！

快 8 岁的时候，她开始怀疑自己是不是有孤独症谱系障碍。这之前我们也一直在咨询（专业人士），但因为她是个女孩，就稀里糊涂地过去了！！她弟弟当时 6 岁，开始进行诊断评估，第二年就确诊了阿斯伯格综合征，之后她觉得自己肯定也有阿斯伯格综合征（但是过了十二年她才得以确诊！）。（家长）

孩子 13 岁时……我们发现她不像她的朋友们那么善于交际。15 岁时，她开始偶尔不上学。我们知道有些不对劲，但没想到是因为孤独症。只是有一次做牙齿正畸的时候，她非常不适应，正畸医生当时问"她有孤独症吗？"那一刻我们才意识到有问题，之后才开始研究孤独症。（家长）

儿童期指征

从出生起，她就明显和别人不一样，但是，我也没什么可参考的东西，直到我自己开始研究孤独症以后，才有了点经验。（Milner et al., 2019）

我上的那个幼儿园建议给我做评估，那个傻乎乎的评估全是小宝宝的对话和游戏，因为我不愿意参与那些玩意，他们就认为我是弱智。但是他们忽略了一个事实，我那时候都会下棋、看书了，那些书的内容对我当时的年纪来说很超前的。（Baldwin and Costley, 2016, p.5）

研究孤独症儿童可能出现的典型行为时，这些女孩的家长和孤独症成年女性给了我们不同的视角，让我们深入了解孤独症女性小时候是什么样的。有些行为不是某种性别特有的，在男孩身上也会看到，特别是在早期阶段，但是，大家往往认为女孩就"应该"如何如何，这种刻板印象可能会影响人们对这些行为的解读。探究这些女孩为什么会出现某些行为的时候，应该始终想到孤独症的可能性，这一点是很重要的。我们应该记得，对于某些女性来说，明明确诊孤独症更为恰当，却很容易误诊为心理健康问题或者更普遍的广泛性发育迟缓问题。家长往往是在孩子确诊以后回想起来，才发现之前观察到过这些特征表现，在当时可能也引起了关注，但是往往怕人说自己是胡思乱想或过度焦虑，于是就把这些细枝末节藏在了心里。等到问诊的时候，家长都能回忆起来，之前曾经注意到孩子在婴儿和幼儿早期有某些异常行为，现在才明白原来就是孤独症的表现。曾有一项大规模的文献综述研究，主题是 0~6 岁儿童早期阶段表现出的孤独症迹象。研究发现，在这个阶段，两性之间的相同点比不同点要多（Chellew, Barbaro and Freeman, 2022）。不同点主要是：与同龄男孩相比，女孩的刻板动作更多、词汇量更大，更有可能进行复杂的模仿，不过对机械的东西不像男孩那么感兴趣。

典型早期指征和父母轶事记录主要包括以下特征和行为：

- 父母感觉与宝宝没有那么亲近——家长往往也表达不出来具体是什么感觉，只是觉得孩子好像是"活在他们自己的世界里"。
- 眼神交流异常（或者是异常的少，或者总是盯着什么东西看）。
- 缺乏对人以及人脸的特别关注——对人的兴趣不如对物的兴趣。
- 对来自人的信息刺激（微笑、声音、躲猫猫游戏）不太感兴趣和 / 或不太有反应。
- 社交互动性质的面部表情和社交提示（微笑、用手指东西）很少。
- 很少主动找人，也很少回应他人。

- 处于婴儿期的时候非常平和、安安静静——"幽灵一样，几乎就像个幽灵一样，就静静地躺在那里，一动不动"（家长）。
- 处于婴儿期的时候非常焦虑、闹人和黏人——"情绪非常强烈，尤其是难过的时候，怎么爱抚都安抚不了"（Attwood, 2012）。
- 感官偏好以及感官不耐受：
  - 温度耐受范围小，超出范围可导致热性惊厥；
  - 服装方面——对质地与触感非常挑剔；
  - 身体接触方面——不喜欢拥抱；
  - 特别喜欢或者特别讨厌某种食物；
  - 食物或其他方面不耐受以及过敏。

托尼·阿特伍德教授设计了一份专门针对孤独症谱系女孩的问卷（Attwood, 2013），临床医生可以用于求医的女孩家长，问卷突出了女性特有的特征，保证家长可以提供全面而准确的情况。这款工具本身不是孤独症的诊断测试，而是作为补充信息的来源，能够保证问题问到点子上，从而获取准确的数据。这些问题包括孩子在玩具方面有什么偏好、有没有假想的朋友/动物、是不是在不同场合有不同的人设、对社交方面的错误有何反应，等等。这份筛查问卷上的所有项目在本书对孤独症女孩和成年女性的访谈中都得到了印证，但在传统的诊断方法中一般都没有把这些方面作为孤独症的指征。

我们已经了解到，孤独症女孩往往很擅长掩盖自己的差异，她们能够死记硬背、完全照搬（普通人）靠直觉就能明白的沟通信号，通过这种方式实现有效社交。不过，在她们年幼时，这种刻意的学习不太可能不露痕迹地融入日常活动，因此在社交活动参与过程中的异常还是会表现得比较明显。不过，可能等到孩子上了托儿所或者参加小组游戏的时候，父母才会真正意识到自家的"怪"孩子跟同龄人确实不一样。她们有自己的偏好，还有些特别的行为，在自己家的时候应付起来还不算棘手，但是换到一屋子有二十几个小孩子的地方，就不是那么容易让人接受了。还有可能是直到需要在正式游戏环境中参与集体互动的时候，面对越来越频繁的社交互动和越来越多的要求，孩子才开始表现出困难。因此，在家里很少表现出困难的孩子可能会突然出现孤独症的特征，这是因为所处的环境发生了变化，人们对她的期望和要求也发生了变化——尤其是让这些女孩在新环境中玩假扮游戏、集体游戏和想象游戏的时候，更是如此。

参与本书访谈的人提供了早期异常行为的例子，这些例子可以体现孤独症的诊断标准，还提供了更能体现女性孤独症特征的行为表现。这里列出了一些，不是全部，也没有包含所有的诊断特征。不过，这些特征与孤独症女孩和成年女性尤其相关，因此是我的研究以及其他类似研究中最常出现的主题。

非语言沟通

一般来说，孤独症比较明显、比较容易观察到的特征是在使用和理解非语言符号方面的差异，比如眼神交流、面部表情、语调语气以及肢体语言。孤独症女孩在社会情感互惠行为方面表现出"明显的局限性"。她们在互惠方面的技能水平高于孤独症男孩，但与典型发育的女孩相比，还是有"微妙的差异"（Backer van Ommeren et al., 2016）。孤独症女孩的社交手势比孤独症男孩的多，但在识别面部情绪时出的错也多。使用手势可能就是伪装、隐藏的一种表现，而且还有可能导致诊断不足（Rynkiewicz et al., 2016）。必须记住，上述技能都是典型发育儿童的互惠技能，这些技能不仅使儿童能够"读懂"他人，还能使他们发出恰当的非语言沟通符号以便让他人"读懂"自己。而孤独症儿童可能不仅察觉不到、回应不了这些信号，还无法做出必要的面部表情以便让他人接收到自己发出的信息。因此，如果孩子的面部表情很少，或者跟所处情境好像不太匹配，那就跟对社交信号反应不够积极一样，肯定都要考虑有孤独症的可能性。

> 我 8 岁的时候出去度假，有位好心的酒店老板发现我从来不笑，就问我为什么看起来总是这么忧心忡忡的。我慌了，因为我不知道该怎么回答，我想了想，一下子想到一件貌似比较合理的烦心事——"臭氧层问题"，应该是从新闻上听说的，于是我就说了出来。

孤独症女孩的父母提到孩子在婴儿期明显不同的表现就是眼神交流，往往在婴儿出生后几周内就能观察到这种情况（假设没有生理层面的视觉问题）。孤独症个体在眼神交流方面的异常情况各不相同，有的很少或者干脆没有眼神交流，有的却盯着看连眼睛都不眨。孤独症人士的差异在于：无法凭直觉理解眼神交流是相互沟通的一种方式（因此理解不了看别人的眼睛有什么意义），难以同时关注多个感官输入信息，或者仅仅是非常不习惯盯着别人的眼睛。成年后，孤独症人士可能会观察到眼神交流是一种社交规范，自学模仿眼神交流（有的做得好，有的做得不够好），而小孩子是凭本能行事，而不是通过学习做出调整。

> 喂奶的时候，如果我盯着她看，她就会把头转开。她在跳跳椅上玩的时候，如果我试图和她互动，她就会转过身去背对着我。（家长）

> 我从两岁开始就记事了，回想起来，我对人的记忆大部分都是身体的某一部分（比如脚、手、头发），而不是脸或眼睛。

重要的是要注意，孤独症人士缺乏眼神交流并不等于不明白别人说的什么或者没在听人讲话。这种表现可能会让人认为孩子是"走神儿"或者"沉浸在自己的小世界里"，但其实她可能并没这样，只是不会发出符合社交要求的非语言沟通信号表示她在专心听。这可能是因为同时动用各种感官的话，会影响她们高效地利用某一感官，比如一边听人说话一边看着一张脸莫名其妙地晃来晃去，就会影响听的效果。

> 我不听人说话在家里是出了名的，一部分原因可能是我经常不看他们的眼睛，还有一部分原因是他们和我说话时，我好像没注意到他们。他们经常会说："注意听！用耳朵听……我跟你说话的时候，要看着我……注意听！"

有些家长还观察到孩子在使用其他非语言沟通信号方面表现异常，这些信号，比如用手指物，典型发育的孩子可能很小的时候就会用了。罗宾·斯图尔特（Jansen and Rombout, 2014）说，她妈妈在她只有几个月大的时候就知道她有孤独症，因为她不会依偎在妈妈身边，没有眼神交流，也不会用手指物。她妈妈后来开始唱给她听，这就是她们相互交流的方式。

确诊以后，可能就比较容易回想起来之前的一切是怎么回事，尽管当时没有什么可以参照，很难确定某种具体行为的根源，比如为什么孩子总是要反反复复问同一个问题或者没完没了地求证什么事情，否则就会坐立不安，甚至到了非同寻常的程度。人们很容易误解这种表现是源于焦虑，而不是无法从他人的表情获取所需的信息。对于临床医生和其他专业人员来说，重要的是从孤独症的角度考虑这些个人情况，以便判断这些表现的真正根源。

> 她错过了很多非语言线索，在解读面部表情和语调语气方

面尤其困难，因此常常问别人是不是生她气、是不是喜欢她，因为她不确定。（家长）

我上中学时美术课不及格，因为我无法把人脸和情绪联系起来。只要是张着嘴的表情，我都会定义为"痛苦"，因为我把张着嘴和痛苦大叫联系在了一起，但这种表情还有可能是"高兴""惊讶""惊喜"。我把所有悲伤的情绪（悲伤、孤独、沮丧）都解读为无聊，把愤怒解读为便秘，因为，嗯，这种表情看起来很像是在使劲拉屎。

我不知道别人用手指物就表示我应该看过去，除非别人明确告诉我应该这样做，而且我经常分不清对方在指什么。我觉得这种动作作为一种沟通工具实在是没有什么用，所以没有真正用过。

常常会有一些非语言沟通信号或者微妙的迹象表明其他孩子不想让她玩，（但）她看不出来，于是就起冲突了。（家长）

语言沟通

整个童年期和青春期，一直都有人这样说我，"太不客气""直来直去""忽冷忽热的""好就什么都好，不好就什么都不是""你怎么非黑即白""太冷漠"，其实就是直言不讳，实在太"就事论事""没有礼貌"（即便我自己觉得自己当时已经很有礼貌了）。

语言能力一直是孤独症的诊断标准之一，不过最新的第五版《精神障碍诊断与统计手册》已经不再将语言单独列为一项衡量标准。孤独症人士在语言能力方面的表现各不相同，包括对言语和语言的理解。有些人终其一生完全不会说话，但可能智力很好，也能理解比较复杂的东西。本书访谈的大多数人小时候都会说话，掌握的词汇也比较高级，有时还是个"话痨"。还有人即便小时候综合学习能力比较滞后或者在其他方面很弱，也没有影响语言能力。这些女孩中有很多人在言语和语言方面都很早熟，这也是特别引起周围人注意的一点。我就是这些孩子中的一员，我妈妈提到过，我九个月大的时候就能说完整的句子了。可能是因为人们比较重视说话的能力，进而将其视作智力和社交技能的标志，于是，这些女孩的"能说会道"就分散了家长和临床医生的注意力，让他们没有考虑到有孤独症的可能性。

与凯纳（1943, p 242）提出的"极端孤独"人格不同，柯普和吉尔伯格（1992）从他们的研究中发现女孩往往比较"依附"（p.96）他人，模仿他人的讲话和动作，而没有更深入地理解常规社会交往当中的潜规则。他们还观察到，这些女孩经常反复提问同一个问题，而且"几乎不停地使用语言"（p.97），这在典型的孤独症（男性）中并不常见。表面看来，这种"碎嘴子似的唠叨"好像是在进行社交互动，但如果仔细观察，可能就会发现其实只是照本宣科，措辞过于正式、书面，或者主要是以自我为中心的单向输出。

> 她 3 岁时，有一次眼睛迷了，她居然说："我的瞳孔上有个障碍物。"（家长）

> 我 2 岁时就能说会道的了。我妈妈经常形容我好像"肚子里有本字典"……我对语言的理解能力一直很高，不过，我用词却很空洞，我明白上下文，却搞不清楚确切的含义。

这可能导致父母和专业人士忽略了孩子潜在的社交困难，因为这些孩子的语言非常丰富，词汇量较大，用词也很高级，尽管在语用方面其实并不一定那么熟练（Attwood, 2012）。相反，研究还发现这些女孩在社交方面有困难，很难理解社交线索和互惠关系发展，尽管她们貌似"能言善辩"，而且好像很愿意跟人交流。

重要的是，现在已经不再将语言视为智力或社交技能的基本衡量标准，因为如果使用这一标准开展孤独症评估的话，那么无论是针对有语言的还是没有语言的人，其结果都可能具有欺骗性和误导性。有必要深入研究她们的用词特点，分析她们与人沟通互动的质量和本质。她们说的话可能是从最喜欢的电视节目中学到的，或者是在公共汽车上无意中听到的，这些话听来好像非常有道理、很精辟，但她们可能并不真正理解其中的意思。

> 我到该说话的年龄确实是说话了，但大部分都是仿说（比如我弄疼自己的时候会说"你疼吗?"而不是"我疼了"）。我还经常像个学究似的讲话，用很多高级词和书面语。

> 她很难理解成语、讽刺、语气以及连续多个复杂指令。她的同龄人开始理解这些用法的时候，她还是不明白，所以差距变得越来越明显了。她小时候和同龄人的差距倒不太明显，因为小孩子都差不多，有这个能力的小孩本来也没几个。（家长）

人们往往描述孤独症人士是"只懂字面意思"，但这个说法并不总能完全概括其实际意思。"只懂字面意思"，在生活中的表现之一就是心直口快到了不可思议的地步，不管多大年龄的孤独症人士基本都是这样。当然，很多普通儿童也会直言不讳、口无遮拦，但他们无疑会从自己的错误当中学习，而且很快就能把握语言和非语言沟通的微妙之处，这种能力再加上同理心，就能让人际互动更加温和。大家尤其不能接受女孩"只懂字面意思"，因为都觉得女孩在这方面应该机灵些。

> "胖奶奶不能坐自行车。"
>
> "利亚娜，让奶奶坐你的新自行车吧。"
>
> "不行，她太胖了，会把自行车压坏的。"
>
> 于是，我一溜烟骑走了自行车，没带胖奶奶。（Holliday Willey, 2001, p.39）

有些孤独症女孩还不懂诚实有时并不是最好的对策，所以，因为诚实而受到指责，会让她们感到非常困惑。她们很难想象自己实话实说可能会伤害别人的感情，而且也会给她们自己带来负面影响，有时别人会曲解她们的意思，误以为她们是故意的。

> 我们在课堂上玩了一个游戏，在棒棒糖棒上写下自己对一个人未来的猜测，然后放在一个杯子里。选了哪个棒棒糖，哪个就代表你的未来。（不知道怎么回事）我写的是："这个人会得癌症。"……我对那种活动或者对预测未来没有恶意，也并不消极。我当时只是觉得这种事就是客观存在的——没想什么消极还是积极。

不管是在自己说话的时候还是理解别人说话的时候，孤独症人士都是"只懂字面意思"，没有孤独症的人可能想象不出来，也理解不了。很难理解实际（字面）意思之外的含义，很多孤独症人士的焦虑都源于此，因为这种困难常常影响到别人（以及社交互动），可能导致失败、困惑或者意想不到的情况，所有这些都会带来压力，需要避免。我访谈的那些女性朋友提供的例子既精彩又苦涩，生动地描绘了她们小时候不得不忍受那个令人困惑痛苦的世界。如果专门讲这些令人挠头的遭遇，我都能写出整整一章。

> 大约 7 岁的时候，我问妈妈她多大了，她告诉我她 21 岁（事实上她当时 50 来岁了！），但我居然相信了。我把这件事告

诉老师的时候，她坚持说我妈妈不可能是 21 岁，我觉得妈妈背叛了我。我不明白妈妈为什么要在这种事上撒谎。

我记得我大约 5 岁的时候听说大一点的孩子会弄"表"，其实是"乘法表"的那个"表"，但我以为"弄表"就是把桌子都弄起来垒高高，后来发现事实并非如此，当时特失望。[①]

在一次学校典礼上，我被授予了全勤奖，叫到我名字的时候，好几次我都没回应。妈妈问我为什么没回应，我告诉她，我不知道观众中是否还有别的 XXX（即跟我同名同姓的人），所以我不确定他们叫的是不是我。我当时不知道，大多数情况下，重名重姓的很少。

我妈妈组织了一个化装舞会。我记得整个舞会期间我想做的就是不停地换衣服，换来换去，找到可心的那件。而其他女孩想玩，她们一直告诉我她们觉得换衣服很没意思。我当时没有意识到办化装舞会的目的是玩，跟平时一样地玩，只不过是化了装玩。我以为办化装舞会是为了换装。

应变能力

对变化非常敏感、注意力难以转移、恐惧未知的事情等都是孤独症特征表现的一部分。在实际生活中，具体表现为对同一性、重复性的强烈偏好[②]，而且总是需要知道接下来要做什么、可能发生什么。孤独症的遗传性对于有些孤独症女孩来说，还算是一种"福气"，因为父母可能就有相似的特点，于是她们就在不怎么喜欢变化的家庭中长大：

---

① 译注：英文中"表"（table）也有"桌子"的意思。
② 译注：即不喜欢变化。

我们有固定的作息时间，很少见陌生人。我们不出去度假，不去陌生的地方，也不办生日聚会。我不需要应付太多的变化……我想我的父母都是谱系，他们喜欢熟悉的东西。

面对意外情况和突发事件，孤独症人士往往是"要么闹、要么逃"，这种反应模式是有文献记载的，孤独症女孩的家长也提到过这种表现。家长往往会发现自己需要时刻警惕，注意是否有触发这些反应的因素，这样才能保证让孩子有安全感，否则，就得陷入和孩子的拉扯，因为对于孩子来说，这个世界是没有头绪、无法把握的，她们会不惜一切代价逃避外面的世界，留在自己熟悉的家庭避风港里。但是，家长会觉得自己的女儿"应该"出去交际，他们会觉得孩子与世隔绝，并且因此感到极度内疚和难过，而孩子自己觉得待在家里非常快乐、平静、有安全感，还可以专注做自己感兴趣的事情。

她只愿待在家里，从不出门，而我们所有人都在劝她，让她过正常的生活，这对我们来说压力很大。（家长）

如果我们慢慢来，给她好好解释，再打出足够的提前量让她有点心理准备，那么她习惯的生活规律也是可以改变的（不过这也不是太好把握，因为还要看具体情况——举个例子，如果我们提前太长时间就告诉她要有什么变化或者要出去旅行，她就会变得非常焦虑，没完没了地问问题）。（家长）

我上中学和大学的时候，上课都是坐在同一个位置……如果我在哪个位子坐过，哪个位子就永远都是我的，我很少不坐在那里，因为不坐在那里我会觉得很不舒服。坐得离窗户远一分我嫌热，近一分我嫌冷，离门近一点，我就感觉好像要从屋里漫出去了，反正就是觉得不得劲，所以我就非得坐"我的位子"不可。

游戏和玩具的选择

对游戏的偏好也许是最早能够提示孤独症的指征（Riley-Hall, 2012）。有意思的是，针对孤独症儿童性别差异的研究发现，孤独症女孩不像男孩那样有着刻板兴趣（Carter et al., 2007）。而我的研究发现，重复刻板的表现在这些女孩当中相当常见，只是她们感兴趣的东西和男孩的不一样。她们会一次次地重复某些活动，那是她们的最爱，例如反复看同一部电视剧／视频/DVD 节目（比如《欢乐满人间》《邮差帕特》《小猪佩奇》）（Mary Poppins, Postman Pat, Peppa Pig），反复看同一本书（比如伊妮德·布莱顿①的书、《简·爱》《哈利·波特》），反复听同一首歌曲／磁带。她们可以把最喜欢的节目、书籍和歌曲中的台词或歌词一字不差地说出来。

> 我 8 岁的时候就能背下来《音乐之声》《飞天万能车》《安妮》《欢乐满人间》（Sound of Music, Chitty Chitty Bang Bang, Annie and Mary Poppins）这些电影中的所有歌词和对白。

她们还提到了收集并整理某些东西。我还记得我小时候收集了很多很多乐高玩具，我花了很多时间想要设计出一种有效的方法把这些玩具分门别类，但是很犹豫应该按照什么标准分类——是积木的大小、颜色还是功能——一直都没找到一个让我满意的分类体系。到现在我都是当奶奶的人了，想起我孙子的乐高，还是有点烦恼，不过他们倒是不太在意。虽然这也是与孤独症相关的核心行为，但我认为男性"给物品排队"的这个行为与女性收集整理东西有着质的区别。女孩收集整理的一般都与人和／或动物有关，而不是物品（除了乐高，几乎全世界的孩子都喜欢乐高）。这些人可能

---

① 译注：伊妮德·布莱顿（Enid Blyton），英国儿童文学作家。

是虚构的人物——可能是真人，也可能是动画形象，可能是演员，也可能是音乐家。从某种程度上来说，女孩的表现也都是与语言和沟通有关的行为。

> （她）会把自己见过的情景（真实发生的、书上写的或者电影里演的）演出来，同样的情景一遍一遍反复地演。……她在对话后面总是加上"他说"或"她说"——就好像在背书一样。（家长）

很多访谈和研究都提到她们的早期语言能力比较超前（Chellew et al.，2022），好像确实有很多孤独症女孩从小就愿意跟人交流，也愿意使用语言或文字，至少在我的样本中是这样的，尽管她们可能不是为了什么才这样做，也不能凭直觉真正理解其中的社交规则。当然这不是巧合，尽管孤独症女性的报告人数明显低于男性，但是孤独症圈子里很多非常知名和高产的作者都是女性，尤其是那些讲述自己故事的作者，这肯定不是一种巧合。也许孤独症女性有一种与生俱来的沟通愿望。

尼克迈耶、惠尔赖特、巴伦－科恩（Knickmeyer, Wheelwright and Baron-Cohen, 2008）研究了孤独症女孩玩的比较典型的游戏。研究发现，孤独症女孩对于大多数普通女孩都喜欢的东西不会表现出特别的偏爱，除非她们玩的是假扮类游戏。这种现象也许可以作为孤独症女孩男性化假说的证据；另一方面，研究人员认为有些社会性因素会影响普通女孩和普通男孩对玩具的选择，而孤独症女孩可能不太容易受到这些因素的影响。不过，如果确实是这样的话，研究人员观察孤独症男孩的时候，也应该有同样的发现，也就是说，如果孤独症男孩玩的不是假扮类游戏，那么他们对于大多数普通男孩都喜欢的东西也不会表现出特别的偏爱，然而事实并非如此。孤独症男孩玩非假扮类游戏时，对于大多数普通男孩都喜欢的东西也表现出了特别的偏爱。如果游戏需要假装（想象），孤独症男孩几乎没有兴趣，而孤独症女孩则非常热衷于想象游戏，与典型发育的普通女孩没有什么两样。人们普遍认为孤独症人士在想象能力方面存在困难，不过男孩、女孩受到影响的严重程度可能不同，而且女孩为了缓解来自现实世界的压力经常缩回到自己的幻想世界中。尼克迈耶等人（2008）在研究中还引用了其他研究的成果，说明假装可能是一种技能，女孩身上的这种技能更多的是后天培养出来的，因为比起男孩，父母更有可能与女儿玩假扮游戏。

在受访者中，女孩对玩具表现出的偏爱绝大多数集中在动手操作类玩具，而不是想象类或假扮类玩具。尼克迈耶等人（2008）发现，如果孤独症女孩玩的不是假扮类游戏，就不会表现出对"女孩玩具"的特别偏爱。对于她们来说，玩具汽车、乐高积木、宝可梦机器人以及怪物游戏都差不多。即便有些女孩喜欢软软的、可爱的玩具和洋娃娃，她们玩的时候更多的是把这些玩具整理、收集和分类，而不是用它们玩互动游戏和想象类游戏。这些玩具往往没有名字，就算有名字，也大多是根据具体的事实而不是想象起的名字，比如橙色的熊，名字就叫"橙色熊"，大鼻子的狗，名字就叫"大鼻子"。

> 大概两岁的时候，我奶奶给了我一个洋娃娃。我到现在都记得自己有多不喜欢那个洋娃娃，我把它扔垃圾箱了。

与同龄女孩相比，孤独症女孩的玩偶可能更多，不过这些玩偶可能是按某种特定的顺序排列，而不是拿来和别人一起玩想象类游戏（Attwood et al., 2006）。有些女孩确实会用泰迪熊玩偶和洋娃娃来演出某些情景，不过据家长和本人回忆，她们往往是逐字背诵之前发生过的事情，或者完全照搬父母的行为。有个孩子就会在家里用自己的玩具把学校里发生的事情一字不差地重演一遍

（家长问过老师，确实都是真实发生过的事情）。看第一遍的时候，你可能会觉得这些表演非常正常，而且富有想象力，但事实可能并不总是这样。孩子大声自言自语，还变换不同的声音，可能不是在演出想象中的人物和复杂的世界，而是重复她实际看过的电视节目、听过的对话、经历的事情。重要的是要详细地了解她们"演出"的到底是什么情节、具体内容是什么，只看表面可能会产生误导。

> 她玩"女孩应该玩的玩具"时，有一整套游戏程序——脱下玩具的衣服，让娃娃统统上床睡觉——没有故事情节，娃娃之间也没有互动。（家长）

> 我给毛绒玩具起的名字不是特别古怪就是特别实际——好特德、胖特德（"胖"这个词在这里纯粹就是描述，没有任何贬义）。

在我的研究样本中，有些女孩根本不玩玩具，她们更喜欢户外活动，享受大自然。托尼·阿特伍德就把"对大自然的兴趣"这一项写进了他设计的女孩筛查问卷中（Attwood 2013）。

> 我不玩那些常见的玩具，我更喜欢在外面自由奔跑。

其他经常提到的活动包括涂色、收集物品和阅读。很多孤独症女孩都是自己学的读书认字（Simone, 2010），她们学得很快，不管发现什么书，不管是小说类的书还是信息类的书，都看得津津有味、如饥似渴。正如鲁迪·西蒙娜所说："信息可以让她们不再困惑。"（Simone, 2010, p.23）阅读不仅为她们提供了一个独自逃离混沌世界的机会，还提供了知识和数据，一旦她们不得不回到这个混沌世界，这些知识和数据可能会帮助她们应对。在我的调查中，很多女孩不喜欢和别人一起玩假扮类游戏，她们更喜欢实实在在地做事情，而不是在游戏中扮演角色，除非她们是沉浸在自己创造的幻想世界里，后面对此会有更多的介绍。

鼓励孤独症女孩发展各方面的兴趣，鼓励她们学习，是为她们提供支持、调动她们积极性的好办法。家长和专业人士可能会担心孩子缺少社交、与世隔绝，但是，事实上，反倒是学校或家庭生活可能会让她们不堪重负，比其他孩子更容易崩溃，因此应该允许她们独处以便补充能量。如果认识不到这一点，那么最后几乎不可避免地会导致她们自我封闭、情绪崩溃和 / 或严重焦虑。

> 她喜欢书，喜欢玩书，也喜欢看书——就好像这些书都有自己的性格一样。（家长）

在我的研究样本中，6 岁以下的女孩几乎都是自己一个人玩，尽管有些女孩确实想要他人的陪伴，但结果都是很快就会惹到其他孩子，或者因为大家对游戏的想法不一样而生气。女孩要么表现得很霸道，要求所有的活动都必须按照她的方式进行，要么表现得很被动，被社交能力更强的女孩当小宝宝一样"照顾"。这些发现为前面提到的另一项研究（Knickmeyer et al., 2008）提供了佐证，该研究表明，女孩在非假扮类游戏中并没有表现得很偏爱"女性都喜欢"的物品，而孤独症男孩在假扮类游戏中确实表现得很偏爱"男性都喜欢"的物品。在假扮类游戏中，孤独症女孩表现得很偏爱"女性都喜欢"的物品（孤独症男孩也是如此）。可能女孩更有可能从父母那里学会如何玩假扮类游戏，因为比起男孩，父母往往更鼓励女孩这样做。就像我们听说的那样，女孩似乎也更有积极性，更愿意去学习如何融入他人、如何表现得"更有女孩样"，这可能表明她们有很强的模仿能力。

喜欢玩洋娃娃和"女孩玩具"的孤独症女孩确实也有，不过，据家长和本人说，绝大多数情况下，好像是因为她们意识到其他女孩愿意接受什么、需要什么，所以才会这样选择，因为这样才能获得社交互动和发展友谊的机会。

> A 喜欢粉红色，还喜欢小公主。我觉得这是因为其他女孩喜欢——实际上，除非朋友来玩她的公主娃娃玩具，她自己从来都不玩。她更喜欢在外面收集花草昆虫。（家长）

强烈兴趣

> 我对《加冕街》产生了兴趣。现如今，看肥皂剧的人很多，这个兴趣显得还"挺正常"的，所以我知道聊天的时候问同学昨天晚上看没看是完全没有问题的。我也知道，跟他们聊流浪者归来酒吧[①]是用多少块砖做的，或者剧中人物具体都是什么时间首次出现的，或者我是怎么制作布景模型的，这些话题都是不太合适的。（Mason, in Hurley, 2014, p.14）

对某一或某些主题极度感兴趣，这是孤独症的核心特质，对于很多孤独症女性来说，也是认定其身份的决定性特征（Bargiela et al., 2016），不过男孩和女孩在这一特征的具体细节方面存在差异（Attwood, 2012）。男孩的兴趣往往是基于某种物品的——火车、恐龙、太空——而女孩的兴趣往往集中在人或动物上——肥皂剧、虚构人物和名人。这种质的差异可以解释为什么人们并不觉得女孩的表现不太寻常，因为她们的兴趣好像跟所谓"正常女孩"的也差不多（Simone, 2010; Wagner, 2006）。男孩一说起古代历史就没完没了，而不是与同龄人一起踢足球，人们可能觉得这种表现有点"不正常"，可是，女孩痴迷流行歌星，大家就不一定会这么觉得。孤

[①] 译注：《加冕街》（Coronation Street）是英国 ITV 电视台自 1960 年起播映的一部收视率较高的连续剧，流浪者归来酒吧是其中虚构的酒吧。

独症女孩和普通孩子在兴趣方面的差异主要体现在她们感兴趣的主题太窄、兴趣又极为强烈。孤独症女孩的兴趣非常"专一"，在很长一段时间里，她们除了自己感兴趣的东西，不会考虑或谈论其他任何事情。她们可能对自己感兴趣的东西了解得非常详细，但更多的是那种就事论事的兴趣，而不是实现什么愿望。例如，有个孩子除了马别的都不谈，但她可能并不是真的想要一匹马，而只是喜欢与马有关的各种信息。我认为，对于孤独症谱系孩子来说，无论是女孩还是男孩，这种兴趣的作用都是一样的，沉浸在自己感兴趣的东西里，他们会感觉安心，感觉对这个世界有所把握，感觉可以逃离这个混沌的现实世界。对什么感兴趣，就去了解一切与此相关的东西，这种了如指掌的感觉会让他们感到放心、安全，不再因为不知道下一秒会发生什么而感到焦虑和紧张。

对于孤独症女孩和成年女性来说，做手工、做东西常常会成为她们一生的兴趣。这些人往往是"不知疲倦的手艺人"，感兴趣的手艺换了一茬又一茬，但激情始终如一。表现在孩子身上，好像就是想"做出"什么有用的东西而已，但是成年以后——等到自己掌握了钱和时间的时候，可以发展成为一种职业或者一系列特殊兴趣。小时候，女孩可能喜欢烘焙、缝纫、绘画，以及做出各种各样实用性的东西，这些东西都不需要太多的想象力，只要按照步骤或者指令操作就可以，结果也是看得见、摸得着的，不需要假想什么东西。之后再慢慢发展，逻辑、功能、目的以及实用性将继续成为贯穿其一生的强大动力。

对于很多孤独症女性来说，动物比人更容易相处：动物的意图很明确（没有隐含的意思），非语言行为也很少（猫的面部表情很少），需求也很容易看出来，对人的依恋和感情是无条件的，而且也不善变，所以孤独症女性普遍对动物比较感兴趣。有些女孩对动物是如此的认同，以至于会把自己想象成某种动物，或者希望自己成为动物（Attwood, 2007）。喜欢动物，再加上愿意了解事实性信息，比如双髻鲨，比如狗的所有品种，所以只要有听众，哪怕对方不愿意听，她们也会情绪饱满地和人分享。

> 没有小马驹的时候，我就是一匹小马驹。我到处溜达，大声嘶鸣，还会假装跨栏。

我认为孤独症女孩比男孩更喜欢动物。前面曾经提到过，孤独症女孩当中，有很多人好像都希望以某种方式与有生命的个体（人、动物、昆虫）产生联结，而不是像男孩那样只能注意到没有生命的东西。不过，这种联结与普通儿童感受到的有本质上的区别。

孤独症女孩的普遍爱好

孤独症谱系女孩普遍感兴趣的东西包括：

- 动画
- 手工
- 动物——猫、马
- 自然
- 毛绒玩具
- 书中人物
- 收集东西
- 电视节目
- 电视 / 电影演员
- 历史人物

> 我收集了很多东西，从钥匙圈到大蚊（我说的是大蚊不是蜘蛛）……我有一个旧罐子，里面装满了这种虫子。现在回想起来这些虫子遭受的痛苦，真的很可怕。但我当时就是喜欢看

它们在罐子里的样子，虫子挤在里面到处爬的样子让我着迷。

　　她喜欢上了某些人，这些人让她如醉如痴。这些人有现实生活中的（比如学校里比她大的女孩），也有历史人物（比如维多利亚女王的女儿维基公主）或者虚构人物（比如书或电影中的人物）。（家长）

　　看完《霍比特人》和《指环王》之后，她学会了两种语言——昆雅语和精灵语，还花了好几个小时写这些东西。（家长）

　　她痴迷恐龙——大约 3 到 6 岁的时候。她看了很多有关恐龙的书，去恐龙冒险乐园玩、去自然博物馆参观，还攒了很多恐龙模型。另外，她很晚才开始如厕训练，最后终于学会了，完全是因为内裤上有恐龙图案的布贴，我们还用恐龙图案的贴纸做了一个指示图，意思是学会以后可以去自然博物馆参观。她对恐龙的了解比一年级老师还多。

　　喜欢猫——大约 7 到 11 岁的时候，她画的画大多都是猫。看的书也都是讲武士猫的，或者与猫有关的。在学校里，写的东西都与猫有关，即便与题目无关。老师点名的时候，她就喵喵叫着回答。（她 6 岁时我们养了一只猫。）

　　喜欢写书——11 到 14 岁的时候，她一写能写好几个小时。小时候，她会提前想好所有章节的名字，我们觉得这种做法很有意思。她写的东西往往特别怪异，里面有其他书里的人物、她认识的人、网络主播，等等。

感官体验

孤独症谱系儿童可能很早就会表现出感官异常，尤其在小宝宝身上，可能会表现得非常明显。拒绝、尖叫，碰到某种东西或者听到某种声音的时候常常表现得极度痛苦，这些可能都意味着他们无法忍受某种感官刺激。

> 她非常不喜欢穿衣服……她一进门就脱衣服，去别人家里，只要她知道可以脱衣服，就肯定会脱。（家长）

> 我穿衣服喜欢腰那里紧一点，但不喜欢领子紧。我讨厌袜子，一般都是反穿袜子，脚趾头能感觉到接缝那里实在太难受了。

> 我从小就讨厌水（讨厌洗澡、洗头、洗碗，讨厌摸湿毛巾，碰到地板上或桌子上有一汪水我也很烦，只要是有点湿的东西我都不喜欢）。

> 她在学校要用耳机，衣服得剪下标签才能穿，还得穿紧身裤。得用视觉提示让她知道天气冷热、该穿多少衣服。吃东西只能吃她接受的，品牌也得是她熟悉和信任的。她不是咬衣服就是咬指甲，所以得准备磨牙项链。回家路上得给她准备指尖玩具，这样就能让她忙起来，没机会摸别的东西。（父母）

> 在寄宿学校的时候，我经常把自己关在储物柜里。我会打开窗户或空调，让房间里凉快下来，再在我的储物柜里铺上毯子，只要是有味道的衣物，我全都脱下来，然后戴上睡眠耳塞，把自己关在里面，因为我需要待在一个凉爽、黑暗、安静的地方，感官刺激越少越好。

同样道理，如果有些人发现某种感官刺激能让自己放松和平静下来，他们就会做出某些行为以便不断寻求这种刺激。其中有些行为源于外部的感官刺激，比如噪声或触觉，还有一些行为是自发的，要么是因为这些行为本身就是令人愉悦的，要么是因为这些行为是面对压力时的自我安慰或表达途径。

> 我一两岁时最喜欢的活动是来回摇晃：骑着小鸭子摇摇椅前后摇晃，骑着小摇马前后摇晃，躺在床上或者地板上滚来滚去。

> 她喜欢看一闪一闪的仙女灯，还喜欢看流水和人行道上的影子。（家长）

> 我喜欢毛茸茸的东西。有头发的洋娃娃、毛茸茸的泰迪熊，尤其是我姨那个装热水袋用的绒袋子，我在里面塞满了袜子。还有我姐姐的头发，她允许我玩她的头发，我经常这样做。我还自学了给她编辫子。直到现在，要是有人坐在我面前，我都忍不住想玩人家的头发。我现在还是喜欢软乎乎、毛茸茸的东西。

> 她喜欢各种不同质感的东西，回家路上会停下来去摸地面，摸石头、树叶、羽毛和花草。（家长）

> 我喜欢穿运动服，因为面料柔软、光滑，还略带弹性。羊毛衫让我觉得刺痛，没弹性的衣服让我觉得窒息，不管多大码。

> 她喜欢水，会在浴缸里待几个小时，水凉了也不出来。夏天的时候，她会一直待在戏水池里不出来，除非有人提醒，否则连吃饭喝水都想不起来。（家长）

利亚娜·霍利迪·维利曾经提到过她有多么受不了噪声太多、灯光太亮，还有她是怎样在水下找到自己的"安全区"才得以解脱的（2014, p. 28）。我访谈过的孤独症女孩的家长和孤独症成年女性中，绝大多数都列出了孩子或自己从婴儿期开始就有所表现的感官偏好，而且相当多。对于那些确诊时间较晚的成年人来说，这些行为究竟源于她们小时候的哪些事情（如果有的话），我们无法一一搞清楚，不过，某些行为是如此频繁，而且如此明显，很难相信当时没有被发现。

> 她经常把网眼织物使劲蒙在脸上、勒出印来，还光着身子在羊毛布料里打滚，用铲子铲泥汤喝，我有很多这样的照片！（家长）

> 她一两岁的时候喜欢把头抵在洗衣机上，感受机器运转时的那种震动，还会把纸袋套在头上，然后一直跑，直到撞到东西。（家长）

> 她在兴奋的时候有个全身抽动的经典姿势：双手一张一合，手腕不停地转，双脚蜷曲、嘴巴大张。（家长）

与他人分享

> 我只会自己做自己的事情，如果有人主动找我聊天或者想跟我一起玩，我就会说："好啊，我在玩这个玩具，你可以玩那个。"

小孩子不一定能明白分享的概念："我为什么要给你呢，给你我就少了呀。"一般是到大约 4 至 6 岁的时候，随着心智方面的发展，才会改变这种想法，他们才会明白，如果把我的东西给你一点，那么你也可能给我一些什么，我可能会因此得到更好的东西。人们认为，孤独症儿童长大以后也能发展这种技能，只是有时达不到普通孩子的程度。和孤独症人士生活在一起或者为他们提供支持的人对他们的评价常常是"要求世界按照他们的方式运转"。看起来好像是孩子太以自我为中心，其实只是因为他们对他人的需求还没有概念。这个特点在女孩身上不太容易被人接受，因为大家都觉得女孩就应该对他人的需求更敏感。

要做出"分享"这种行为，需要：

- 改变计划 / 现状：我正在做这个，但我现在必须做出调整。
- 跟其他人打交道：我不知道他们大概想要什么，我自己干自己的更容易一些。
- 学会非语言沟通：这个人有什么言外之意吗？
- 面对难以预料的结果：给出去以后什么时候才能拿回来呢？什么时候才能轮到我呢？
- 学会口头协商：需要当场做出符合社交规范的回应。
- 对另一个人的行为做出预判。
- 共享物权和空间：存在风险、可能失控、不够保险。
- 不得不做一些自己可能不想做的事。

综上所述，不难看出，为什么对于小孩子来说，分享似乎不是一个划算的交易，为什么对于很多孤独症儿童来说，自己玩自己的更为合理、压力更小。很多参与访谈的人都提到了分享意识的问题。如果解释清楚这样做的后果和好处，有些人其实也不一定反对，她们只是没有意识到别人觉得这是应当应分的。

> 她很难跟别人分享什么东西，她希望一切都按照自己的方式进行……其他孩子来玩之前必须得把"珍贵"的玩具藏起来。她永远都想不到要主动给别人糖果，别人提醒也不给。

> 我有能力分享，也确实做到了，但我就是不太情愿分享，也不明白为什么学校不多准备点东西，搞得我们还得分享，真是挺没道理的。

幻想世界

据说，谈及孤独症男性和女性之间的差异，最常提到的就是与想象类游戏有关的意识，前文曾提到过这一点。一直以来，人们都认为孤独症儿童难以想象虚构的世界和概念，因此不会玩想象类游戏。一般说来，诊断评估中有一部分就是观察孩子在游戏过程中的表现。很多人都认为给玩具汽车排队是孤独症儿童的典型表现，觉得这种行为就是想象力异常或者有限的反映。但是，在女孩身上，有时会看到不一样的表现，而前面曾经提到女孩在游戏中缺乏创造力，两者似乎又有点矛盾。我们知道，孤独症女孩自己一个人的时候想象力很丰富，可以想象朋友、动物和各种有生命的东西（Attwood, 2007; Holliday Willey, 2014）。对孩子来说，不管什么样的孩子，拥有想象中的朋友都不是什么特别的事情，不过托尼·阿特伍德（2007）表示，"有阿斯伯格综合征（原文如此）的孩子可能只有想象中的朋友，这种想象出来的互动无论是热烈程度还是持续时间都呈现出异乎寻常的特质"（p.25）。

> 我更喜欢和想象中的朋友在一起。彭妮和她哥哥约拿是我最好的朋友，尽管除了我没人见过他们。我妈妈说我以前非要在餐桌上给他们留出个位置，还让他们跟我们一起开车旅行，像对待真人一样对待他们。（Holliday willey, 2014, p.19）

> 我有很多想象出来的世界，最大的大约包括 100 个物种，不过已经现在超过了 1000 个，因为这个世界已经伴随了我一生……我小时候经常溜进这个幻想世界，尤其是希望躲开其他人的时候。我有多达 64 个想象出来的朋友，比起和别人互动，我更喜欢和这些人一起玩。

我认为这并不矛盾，只是意味着确实能看出来孤独症女孩在玩耍和游戏方面（通常是有其他人参与的情况下）有些不一样，也让我们了解到在她们的脑海里，在她们自己的小天地里，在那个没有规定、没有限制、没有社会规范的世界里，到底发生着什么。对小说不感兴趣，这是某些孤独症评估工具的指标之一，但这些工具是基于孤独症男性特质调查而设计的（因为有大量男性可供抽样调查，不是故意排除女性）。然而，我们在女孩身上看到的绝大多数都是对虚构人物的认同，这些人物可能是小说、电视节目中的角色，有时是她们认识而且感到亲近的人，这些女孩实际上是"变成"这些人物。她们可能翻来覆去地演绎书、电影或电视剧中的场景，模仿这些角色的行为，迷失在幻想世界中，以致很难分清幻想和现实。正如前面提到的，我们也观察到有些女孩更亲近动物而不是人，她们觉得自己是猫，举止行为也像猫。例如，我带过一位 18 岁的年轻女孩，她说自己不想长大，因为长大太可怕了，而如果她是一只猫，人们就会照顾她。她经常戴着一条假尾巴和两只猫耳朵饰物。

> 她被邮差帕特的猫杰斯迷住了，希望别人像对猫说话一样对她说话，她还用猫叫回应别人。（家长）

从诊断的角度看，这种表现可能会被视为妄想症或精神病，可是对于我访谈过的那些女孩来说，更像是从一个艰难而且不太快乐的现实世界中逃离，去到一个更好的地方。

> 我们当地有些小山，我以前常常躲到山里去，在那里四处游荡，假装自己是《音乐之声》里的玛丽亚，拼命地唱歌。幻想是我逃避现实的手段。在想象出来的世界里，我才华横溢，非常了不起。

比起现实世界，我更喜欢自己的想象世界，（除了阅读的时候）也会尽可能多地待在这个幻想世界里。我常常讨厌起床，因为躺在床上的时候可以心无旁骛地想着那些想象出来的朋友，逼着自己从床上爬起来，回到现实生活中，实在挺可怕也挺难过的。

着装

普遍而言，对于那些参与访谈的人来说，舒适、柔软、宽松、光滑、有弹性的衣服是非常理想的。还有很多人很不喜欢那些在她们眼里"有点女孩子气"（她们的原话）的衣服。因此，不仅是在服装质地、颜色或面料方面，对于那些大家觉得女孩子应该穿的服装类型（裙子、连衣裙），她们也有自己的主意。柯普和吉尔伯格（2011）提到，"对自己的外表很不在意"是孤独症女孩独有的特征。但我对在评估中使用"不在意"这个词持保留态度，因为这是一种来自外界的观察判断。孤独症女性自己可能非常小心地避免某些衣服或质地——在别人看来可能是"不在意"或"不正常"，但实际上可能完全不是。可以这样说，如何挑选服装也可以反映这些女孩在幼年时的性别认同意识和社会融合意愿，这个话题之后会详细讨论。当然了，一般来说，这些女孩和成年女性往往不会因为自己不时髦而感到不自在（这肯定是社会意识的衡量标准）。

如厕和个人卫生

如厕问题在孤独症人士中很常见，所以这里谈到这个话题也没什么好奇怪的：社会规范、感官问题、对未知状况的恐惧等，都与如厕和个人卫生有关。原因可能多种多样，不过孤独症人士中有焦虑症和肠易激综合征的比较多，这可能会让儿童更难保持卫生。显然，重要的是先排除生理原因，之后再判断是否存在心理原因。

我排便以后需要别人帮我擦屁股，所以我直到 11 岁左右才学会自己上卫生间。我最后总算学会了自己擦，但我从童年开始一直到现在都有这方面的困难，现在知道了，是肠易激综合征的问题。

她很晚才开始如厕训练，原因是她极度害怕便便，不是不会用卫生间。她总是担心便便，要很长很长时间才能擦干净，刚开始的时候用婴儿湿巾，后来才开始用卫生纸。（家长）

我两三岁的时候有个特殊的马桶座圈，不用那个座圈，我就不进卫生间。

我都 15 岁了才不尿床的。(Jansen and Rombout, 2014, p.99)

受访者提到，身体发出需要上卫生间的信号时，自己很难意识到，另外，使用自己家以外的卫生间时还会感到焦虑。有些女性还提到，希望有关如厕和个人卫生的行为规范可以简单直观、方便易懂，她们意识到自己"做得不太对劲"，但是没人教过她们，因为大家都默认你应该明白这些事情为什么重要（以及怎么做才是对的）。

我因为没有好好把自己弄干净就受到了严厉的惩罚。要是他们告诉我怎么把自己弄干净就好了。

青春期特征

青少年时期是我一生中最糟糕的时期。我对这个世界一无所知，感觉像一条离开水的鱼。青春期时身体的变化也令人尴尬和"恶心"。

我都不知道从哪儿说起！就想象一下，找个不会社交、安安静静、和同龄女孩子也不太处得到一起的假小子，给她注射超大量的荷尔蒙试试，效果肯定不会好的！

发育期和青春期对于所有年轻女孩来说都是一个困难时期，但是青春期一旦撞上孤独症，带来的挑战就不是一般的了。参与访谈的家庭都提到过，他们每天都有这样的困惑，不知道孩子今天这个表现是因为孤独症还是因为青春期变化（Nichols et al., 2009）。友谊会变，别人对你的要求会变，身体会变，感觉会变（前提是你能搞清楚自己到底有什么感觉）。对于一个需要时间适应变化的人来说，实在是个很大的挑战，尤其是她可能还没有准备好应对这些变化，每天想的只是搭乐高积木、假装小马驹（而这个时候，她的同学已经在为某个流行歌星神魂颠倒、每天都在纠结穿什么好了）。

> 六年级的时候（那时我大约 11 岁），不知道具体从什么时间开始的，班上好多女孩突然就特别喜欢搂搂抱抱的了。见面的时候抱，分别的时候也抱，在走廊上擦肩而过的时候还抱。高兴也抱，难过也抱，一边抱还一边哭一边闹，我就远远地看着，不知所措。这些拥抱都是什么意思？更重要的是，为什么我就没有每隔 30 秒就得抱个人的冲动呢？（Kim in Hurley, 2014, p.24）

总的来说，在我的调查中，过了青春期也没确诊孤独症的女性对自己生命的这段时期一般都是没有什么好话可说。有那么几个表述还挺正面的，往往都是因为碰到了一个志同道合的怪人，或者碰到了一个善良的"正常"孩子，愿意跟她做朋友，给了她渴望得到的接纳；或者，她们本身就是那种即便不被接纳也能过得很快乐的女孩。访谈中要求这些女性描述自己的青少年时期时，她们印象中的感受基本都是这样的：

> 我就像被锁住了、关在笼子里一样，处处都受限制。这是

我生命中比较模糊的一段时期，因为实在乏善可陈，而对于大多数人来说，这段时期本该具有划时代的意义，因为这是人们发现自我、探索世界，形成事业观、人生观的时期。

我为乘坐公共交通的问题头疼不已，我常常宁愿步行3公里去学校，也不愿意坐公交车。我不知道自己为什么觉得坐公交车很难——可能就是因为在车上不得不和司机以及同龄人互动吧。可我就是应付不了这些。我能得到的独处时间实在太少了，以致独自步行40分钟往返学校对我来说都是一种放松和解脱。

随着女孩年龄的增长，有些典型的孤独症诊断特征可能就不那么明显了——对于智商较高、自我意识较强的人来说尤其如此，她们知道什么是普遍要求的，什么是不能接受的。就像我们曾经听到的说法一样，孤独症女孩往往是出色的社会人类学家，她们可以研究他人的行为，以便更准确地预测"正常人"会怎么做，还能模仿这种行为，以便获得社会认可，或者至少在某种程度上不被别人发现自己的特别。尽管她们尽了最大努力，还是常常骗不过自己的同龄人，被人发现自己的某些孤独症特质。

在社交方面，我怀疑自己给人的印象是冷漠疏远，这很遗憾，因为我不是那样的人，但我不像"正常人"那么习惯做表情、打手势，所以大家直接就对我产生了不好的印象，甚至根本没想真正了解我到底是个什么样的人。

我十几岁的时候，总是听到其他女孩对我说"你**瞅啥？"这让我感到极度的困惑和恐惧。显然，我的面部表情有什么地方让她们很恼火，但我真的不知道到底是什么地方。

持有强烈的兴趣在孤独症人士的一生中贯穿始终，不过会随着年龄的增长而变化发展。在我的调查中，阅读对于年轻女性来说依然还是非常重要的兴趣，就像她们小时候一样。画画、写作、缝纫和收集也都有提及——这些"产出性"活动常常伴随她们整个成年时期，使她们成为"手艺人"，甚至可能成为一种职业。她们提及的兴趣基本都是一个人做的事，没有人提到会与同龄人共享这些乐趣（除了视频游戏，那也是远程互动，而不是在同一个房间里）。对人的研究依然是她们兴趣的重要组成部分，无论是虚构的人物还是她们迷上的真人。这些兴趣本质上都是一个人做的事，这就可能让人们以为她们是害羞、孤僻、抑郁或者有社交焦虑——这些判断可能确实是对的，但同样也有可能掩盖了她们有孤独症的可能性。

> 我非常喜欢音乐，不过我更喜欢老辈的音乐，不喜欢同龄人喜欢的东西。我十几岁的时候特别喜欢 50 年代和 60 年代的摇滚乐，翻来覆去地听我喜欢的歌曲，知道所有歌的歌词，那些歌手有什么事我全知道。

> 我十几岁的时候痴迷于皇家海军，现在想来我当时琢磨最多的就是人——小伙伴，还有我希望和小伙伴一起玩什么。还有一个痴迷的东西就是板球，我有好几年的时间一直都沉迷于板球，打板球也看比赛。

> 我青春期和成年后的大部分时间都在看小说、玩电脑游戏、看电视剧。很多时候，我觉得自己更亲近的是虚构的人物，而不是现实生活中的人。

发育期与个人卫生

对于绝大多数年轻人来说，同龄人群体是他们了解发育期身体变化、激素变化相关知识的主要渠道，而孤独症女孩的同龄玩伴可能比较有限，对这方面的了解可能就更有限。为孤独症女孩提供支持，保证她们获得这些信息并有机会提出疑问，这一点至关重要。莎娜·尼古拉斯等人（Shana Nichols, 2009）所著《谱系女孩长大成人》（*Girls Growing Up on the Autism Spectrum*）是一本综合指南，帮助女孩学会应对与发育期和青春期有关的所有问题。目睹自己的身体发生变化但又不知道到底是怎么回事，会产生焦虑和恐惧，这是完全正常的。孤独症女孩可能会觉得无法向任何人袒露自己的担忧，因为她可能害怕自己哪里不对劲。

> 大概 11 岁的时候，我在报摊上看到一本名为《爱之书》（*Mizz Book of Love*）的杂志，简直就像发现了宝藏，里面全是关于身体发育、性、性传播感染（sexually transmitted infection, STI）、怀孕等方面的知识。感谢上帝，让我发现了这本杂志。青春期的我没有张皇失措，因为我知道会发生什么。事实上，我很兴奋也很高兴自己能长大成人。我坚信，对谱系女孩进行详细科普至关重要。我女儿才 6 岁，我都已经和她讨论过现实生活中的真人真事了，甚至连性虐待也讨论过——她有任何疑问都可以问我，我也都会告诉她。她需要知道这些，我对此坚信不疑。

有些年轻女孩不知道什么时候应该开始戴胸罩，也不知道如何与父母或者照顾她们的人讨论这方面的事情。戴胸罩可能需要一段适应期，对于有触觉敏感的人来说尤其如此，她们可能会感觉非常不舒服，甚至难以忍受。尼古拉斯等人（2009）谈过有关胸罩的问题，还谈到如何培养这个意识。有些孤独症女性在成年后选择不戴胸罩，这是个人的权利，不过也要面对可能的后果。我曾经带过一位年轻女孩，她的胸部非常大，但她不明白为什么非要戴胸罩，可是，她也没有意识到（不戴胸罩的话）自己的胸部非常显眼，人们会盯着她看，还会说三道四。不戴胸罩对身体健康可能也有影响，因为乳房和背部都会失去支撑。决定权当然在她自己，但也需要听听别人的建议，考虑其他人的看法和对自身健康的影响，这样才能做出明智的选择。她还是决定不戴胸罩，因为她不在乎别人的想法。有些孤独症女性觉得有些约定俗成的规矩并不适合她们，所以不愿意"随大流"，如果她们了解了"逆大流"的后果之后仍然选择这样做，那就应该支持她们。

进入发育期以后，还有一个方面越来越重要——个人卫生。不保持卫生、身上有味，会对健康和社交产生负面影响，但是有些孤独症女孩对此可能不太理解也不在乎。要细致地教她们如何保持个人卫生以及不卫生的相关后果。不要觉得她们可以无师自通，自然而然就能知道应该使用多少洗发水、怎么冲洗干净、为什么要用止汗香露之类的东西①。孤独症女孩的家长提到过，孩子十几岁了，还是难以自理，也想不到需要做什么，为什么需要做，因此在个人卫生方面还是需要大人"手把手"地教（Cridland et al., 2014）。

> 我得提醒她每天洗澡……如果我不提醒她把洗发水打在头发上、冲洗干净，她就只会站在淋浴下面玩水……特别复杂的东西她都能学会，可是洗了这么多年澡，她都没动一点脑筋想想到底应该怎么洗。（Cridland et al., 2014, p.1268）

> 从小到大，保持个人卫生一直都是我最难习惯的事情。照顾我的人都能回想起来，让我洗澡、刷牙、梳头有多困难。我讨厌身上湿哒哒的，所以洗澡之前得给自己做很多心理建设。我觉得牙刷太硬、牙膏太辣，所以刷个牙也得鼓足勇气。

---

① 译注：原文是除臭剂、体香剂，东方人不像西方人体味那么重，所以不太常用这类日用品，因此此处译为更常见的止汗香露。

我到现在个人卫生还是不太好，不过我也洗脸洗头洗澡什么的，主要是因为不想让别人觉得我有味，但我自己其实并不在乎有没有味。

我小时候并不真正理解为什么要保持个人卫生。我 8 岁的时候开始住校，有些女孩发现我不刷牙，之后我才开始自觉注意类似的事情。我现在也是只有要去见人的时候才刷牙，不然就是三天没刷牙觉得牙很脏的时候才刷。

小结

总的来说，青少年时期是孤独症女孩不断变化、发展和学习的时期。所有年轻人都会觉得这个时期不太容易，但是对于孤独症女孩来说，社交方面遭到孤立排斥，友情也是变幻莫测，再加上家长和老师对她们的期望和要求不断提高，这些都意味着她们面临的挑战格外多些。

第4章

成年期

> 对于孤独症，下面这个看法是我最喜欢的：别人抓住的东西，我错过了，别人错过的东西，我抓住了。（Kotowicz, 2022, p.19）
>
> 随着时间的推移，你越来越擅长伪装，用这些伪装弥补孤独症特有的外在表现。因为孤独症特有的思维方式，你无法凭直觉就能感受到一些东西，也不能凭直觉就搞清楚某些事情，所以你只能通过认知补偿，这样才能给人留下"正常"的印象。（Jansen and Rombout, 2014, p.23）

随着青春期的过去和成年期的到来，大家对我们的期望和要求也会发生变化，但我们的孤独症特质依然还在，而这个世界是属于非孤独症人士的。绝大多数的研究和支持都集中在孤独症儿童身上，成年人还在苦苦挣扎。对于孤独症女性来说，很多人在童年和青少年时期学会了如何掩饰自己的困难，这样就不会被人觉得怪异，成年后，还是得继续维持这种假象，与此同时还要面对更多全新的要求，要自理、要独立、要适应成年人的世界，或许还要自己养活自己。不过，成年也带来了自主，我们可以自己选择在哪里生活、怎么生活、和谁一起生活，而这些事情我们小时候没法自己选择，都是别人代我们做决定。

孤独症女性大多都有一套相当复杂的补偿策略，还有不同的伪装面具，再加上一些小机灵，能让她们在芸芸众生中"潜伏"下来，不会引人侧目，就这样艰难熬过每一天。能做到这一点，证明了她们有非凡的韧性，有时也证明了她们不甘"失败"、不想因为

"怪异"而"显眼"的顽强决心。不幸的是，这些努力都是有代价的：疲惫、崩溃，以及其他心理健康问题是她们常常提到的字眼。这些不良影响都不是应该单独考虑的障碍或者病症，而是孤独症女性这一生经历磕磕绊绊的后果，这是临床医生必须考虑的一个重要问题。在这个不是为孤独症人士打造的世界里，有孤独症会压垮一个人——而且往往不止一次，那些曾经有过"孤独症倦怠"的人可以证明这一点。

其实，需要处理或解决的问题不是崩溃本身，而是作为一名孤独症人士，在一个不是为孤独症人士打造的世界里应该怎样活下去，这才是问题的关键。后续我们会讨论孤独症对健康的影响，本章将集中讨论孤独症的某些核心特征，很多成年孤独症女性都提到这些特征对自己的生活产生了很大影响。我之前还挺好奇孤独症有没有哪些方面是这些女性朋友比较喜欢的，后来了解到她们喜欢的自身特质主要是面对困难、挑战自我的决心和能力。

> 我，独立自主，勇于面对逆境，想要学新东西时一心一意，愿意尝试自己动手之类的事情，所以这些做得相当不错。貌似对艺术很感兴趣，可能跟我有阿斯伯格综合征有点关系。我很诚实，有爱心、爱思考。

> 我喜欢自己有责任感、正义感，还很诚实。我会把多找的零钱退回商店，因为不是我的东西，留着是不对的。我非常喜欢看书，这意味着我在某些非常小众的话题上非常专业，我喜欢这样。

> （我喜欢自己）能沉浸在第二（幻想）世界的本事，还有那不可理喻的幽默感（可能有时在别人眼里是幼稚）。我能理解动物，还能和它们交流。我很喜欢大自然。我的头脑很清

楚，注意力集中且非常关注细节。我与众不同，我独一无二。我的道德感很强，反对不公正。我人很可靠，值得信赖。

成人指征

这些成年女性身上有哪些孤独症特征在大家看来是最为突出的呢？谈到这个问题的时候，一定还是不要忘了结合社会大众对女性的要求和期望一起考虑。例如，你会看到有些女性提到自己讨厌分享，这种表现对于成年女性来说是不可接受的，因为在人们的印象中，女性就应该喜欢分享，还要有爱心。虽然有些特征在其他性别的孤独症人士身上也有表现，但由于人们一直认为女性不应该是这个样子的，所以可能会对女性表现出这种特征尤其不能接受（因此对女性的自信心影响更大，对心理健康的影响也就更大）。

孤独症的所有诊断标准对成年女性也一样适用，但是，这些特征在成年人身上的表现可能会有所不同——大家应该明白，不管有没有孤独症，没有哪个成年人和其小时候一模一样（尽管有些人还是忍不住要说："你不可能有孤独症，我侄子 7 岁，有孤独症，你跟他一点儿都不一样！"）。

非言语沟通

这么多年来，我一直都觉得自己做什么都是"错"的或者"不好"的，可能就是因为这个，我才耗费这么多精力琢磨别人是怎么想的，所以我才对别人的反应极度敏感。即便到现在，我也完全判断不了自己是对还是错，这就是问题所在。有时候我觉得别人生我的气了，可是我提出来的时候，他们却好像觉得我脑子有病或者胡思乱想。我确实很难准确地识别他人的感受，但我并不是没有努力过。

如上所述，成年孤独症女性往往已经明白了，如果想要融入"正常人"的世界，面部表情、肢体语言和眼神接触都是必不可少的。她们已经相当了解在人前如何表现才能不引人侧目。她们往往很清楚应该怎么做才能最大限度地减少自己的不适，同时又能最大限度地实现社会融合、不让人发现自己的特别。这些女性从小就是"小心理学家"，到了成年简直可以成为社交行为的分析专家和模仿大师。需要注意的是，一般来说，这些本事不是本能的直觉，要靠有意识的感觉和努力，在社交场合一分一秒都不能疏忽才有可能做到，这是非常耗费精力的。

总是试图搞清楚所有事情是非常耗心力的，这些东西好像全都写在一本手册上，而你必须找一台合适的计算机，往里面输入所有的指令。（Bargiela et al., 2016, p.3287）

十三四岁之前，对我来说，肢体语言只有四种："讨厌的""不讨厌的""莫名其妙的""离我太近／侵犯我个人空间的"。

我的确会和人进行眼神交流，但我更多的是通过读唇语理解交流内容。对我来说，眼神交流非常分散注意力，不过，我学会了看对方眼睛中间的位置，这样的话，对方就会认为你的眼睛一直也没闲着。

直到大约 50 岁的时候我才意识到，在社交对话中人们会与我进行眼神交流（与我做演讲时不同，那时我知道他们是在看我）。从那时起，我就努力与人进行眼神交流。我完全想不起来以前应该和别人进行眼神交流的时候我在干什么。

我生理上就是做不到直视别人的脸或眼睛，我就是不明白这样做有什么意义，因为我实在是受不了和别人凝神对视。我不知道什么时候可以眨眼，不知道应该看哪只眼睛，对方的虹膜、粉刺，还有我以前没注意过的面部特征等都会让我分心。

有些人觉得掩盖自己的异常并不容易，即便这样，他们还是能神奇地意识到自己"做得不对劲"，也知道应该如何补救，只是没有办法（有些情况下是没有意愿）解决这个事情，或者做出什么改变。

一旦和别人对上眼神（严肃地盯着对方），就只能依靠声音判断对方的意图了，因为只有面部表情非常明显的时候我才能看懂（不过就算这样也很难分辨表情的真假，比如对方的笑到底是发自内心还是勉强挤出来的）。我还是要依靠语调才能分辨对方有什么情绪。

对于孤独症女性来说，不仅是在解读他人的非语言社交手势方面有困难，而且在做表情这方面也有困难，她们的面部表情比较呆板，也就说，很少做出在社交场合常见的那些表情，这就是孤独症的特征。现在甚至有人给这种现象起了个名字："天生臭脸"！孤独症女性的外在表情和内心情绪并不匹配，常常无意中就成了"天生臭脸"的典型。

成年以后，经常有人问我"怎么了？出什么事了吗？"但我真的不知道我当时是什么表情，导致别人以为我"怎么了，出什么事了"。

有一次参加一个公司活动，期间有位画家走来走去地给大家画肖像素描。我很兴奋，但是拿到自己那张时才发现我看起来好像很生气的样子。我还记得收到画的时候，有个人在旁边说："真像啊！"我这才知道原来自己一直都是一副生气的样子，我当时都惊呆了。

上面这些话让我想起了一件事，有一次去拍杂志文章用的照片，我以为自己笑得很灿烂，但摄影师说："你怎么好像要杀人似的。"我活了42年才知道自己想做的表情和实际呈现出来的根本不是一码事。怪不得从小到大总是有人对我说（真奇怪，就连没见过的陌生人也说过）"笑一笑，说不定没啥事呢"。这一重大发现促使我照镜子照了好几个小时，这才发现自己的面部表情远没有想象的那么丰富。很多孤独症女性都提到过，为了克服这一点，开始练习做表情。

> 通过不断地试错，我终于知道了自己脸上哪些肌肉和照片里哪些表情是对应的。现在，我摆拍时的表情和开心时抓拍的表情几乎一样好了。（Kotowicz, 2022, p.46）

沟通风格

> 有人告诉我，我太直截了当了，经常无意之中得罪人。很显然，我给人的印象是挺咄咄逼人的。我喜欢开门见山，绕来绕去地让我很烦。

孤独症女性在沟通方式上往往要么直来直去、直截了当——我们大多数人这辈子都听人说过"别这么说话！"而且不止一次，是很多次——要么非常谨慎、沉默寡言，因为害怕失礼，时时刻刻得注意自己在社交场合的表现。这两种表现虽然看起来截然相反，但其实根本原因都是难以理解非语言线索的微妙之处，然而，在这个不是为孤独症人士打造的世界里，人们普遍认为非语言线索非常必要，而且凭直觉应该就能明白。大家都觉得女性说话做事一般都不会直截了当，如果你这样做了，不仅会给人留下不好的印象，还会让人误认为你是故意的。孤独症女性自己往往也很困惑为什么会引起别人这样的反应，因为从她的角度来看，她只是在陈述事实或者直接要求别人解释自己不明白的地方而已。曾经有人提出，人们在评价某些行为是否粗鲁时，对孤独症女孩比对男孩的标准要严苛，这种区别对待在她们长大以后也没有改善。很多孤独症女性喜欢和男性或其他孤独症人士打交道，因为她们觉得和他们在一起的时候自己直截了当的交流方式不会受到太多的批评，她们觉得自己就是有什么说什么而已。如果对方说话没有弦外之音的话，也更容易理解。孤独症女性经常提到自己对别人提出的问题感到困惑，因为有些人问你问题并不是真的想听你实话实说的。"这件衣服我穿着显胖吗？"要回答这种涉及人情世故的问题，需要很多不同的认知技能，而孤独症女性在回答的瞬间可能都来不及调用这些技能——而如果沉默很久都不回答的话，这个反应本身也会传递出很多信息。幸运的是，经过反复试错，很多孤独症女性已经明白，针对这类问题，不管真相如何，都要给出否定的回答。

至于有一搭没一搭的那种闲聊，成年孤独症女性通常不喜欢，也"不理解"。她们在捕捉和理解非语言线索方面有困难，因此在对话过程中常常错过信息或者打断对方，再加上她们总是愿意说自己的事和自己感兴趣的东西，所有因素加在一起，就会导致别人不喜欢她们的交流方式。对话本来就是瞬时性的，在这期间还要特意想自己该说什么、该做什么，对于她们来说，确实很耗心力。很多孤独症女性都提到过自己在快节奏的人际互动中应对能力有限。

社交场合涉及的流程更为复杂，通常是从打招呼开始，根据对方的回应，视情况再开始一系列程序套路。

有一次，有个同事问了我一个很细节的问题，却没有交代来龙去脉。我真希望自己能这样说："抱歉，我得先了解一下怎么回事，能不能解释一下你想做什么？"可是事与愿违，我当时只简单地说了三句话："等着——需要支持——交代背景。"（Kotowicz, 2022, p.31）

我知道对话中要轮流说，但是直到现在我也做不好。我只要一想到什么就得马上说，否则就想不起来了，而且往往是再也想不起来了，所以我经常插话、抢话。不过，我要说的是，现在比以前好多了，打断别人的时候我会意识到，必要时也能忍住。

我会极度以自我为中心。我现在倒是可以努力强制自己装作对别人的事挺感兴趣的，这样人家才能认为我这个人还挺不错，但实际上我唯一想做的事就是聊我自己的事。

我觉得累的时候，处理语言的能力就会变得非常非常弱。光是听别人说话，就会让我感到心力交瘁。这种时候，我还会失去正常说话的能力，说出来的话可能会含糊不清，或者压根就想不起来怎么说话。

我给别人写小纸条、写信，以此代替口头对话。如果我想让好朋友知道我的感受，我还会让他们看我的日记，然后问他们是否明白，这样再开始对话的时候我就不用费劲交代前因后果，因为我觉得我写的这些已经把自己想让他们知道的东西表达清楚了，这是我能做到的最好的表达方式了……这样我就可以静静地坐着，不需要别人问我什么，也不需要别人肯定或认可我的想法。

这些沟通差异可能就会导致孤独症女性误解了别人的话，也让别人误解了自己。对话中会有玩笑、讽刺，而孤独症女性往往只能理解字面意思，就会困惑、焦虑，还会常常因为没有"明白那个点"而觉得自己笨乎乎的。这并不是说孤独症女性没有幽默感，她们对自己喜欢的笑话反应可能相当迅速，但是对别人讲的笑话却经常听不出来（也有可能是因为别人的笑话确实不好笑）。别人不止一次说过我不可能有孤独症，因为我有幽默感，还知道怎么讲笑话。虽然我自己确实会讲笑话，但我还是无法判断别人是不是在开玩笑，基本上是别人说什么我信什么，别人告诉我这是玩笑的时候，我都不愿意相信。

孤独症女性接受我的访谈时，谈及自己苦恼的根源，提到最多的就是她们不明白为什么人们常常说一套做一套。人们认为她们"太死板"、有问题。可是她们就很困惑，在所谓"正常人"的世界里，大家普遍都不指望事情说什么样就是什么样，这种习惯可真是太奇怪了。别人言行不一，那么结果可能就跟她们的预期不一样，应对这种变化（对她们来说实在很难）不仅会让她们感到紧张，而且还会让她们觉得既不真实也没道理。没有什么比不合道理或没有必要的谎言更让孤独症人士紧张的了——在我们看来实在难以捉摸。对于孤独症人士来说，有个问题永远得不到解答："大家为什么要这么做呢？"问的时候还总是皱着眉头。有一次开会，我（开玩笑地）说，我经常看到孤独症女性皱着眉头，我都想把这些皱纹以我的名字命名，就叫"亨德里克斯综合征"。这个发言被拍了下来，放到了网上，从那以后有很多女性联系我，告诉我说她们也是这样的，以致我都在想是不是应该靠这个流量火一把。我的另一半总是想要抹平我额头上的皱纹，他说我只有两个表情：困惑和惊讶。

孤独症女性不管是说话还是做事都常常遭人误解，导致她们总是检视自己，要求自己不管说什么之前都要"一级警戒"。即便有这个过滤装置，她们在社交场合还是常常不够得体，因为她们就不知道应该用它过滤什么东西。这种恐惧并不是社交焦虑障碍，因为后者不是理性的，其根源在于心理层面。而孤独症女性的恐惧是基于证据和事实的，是完全理性的，她们经常感觉恐惧，是因为大家都觉得她们应该有这方面的认知技能，但其实她们没有。

应变能力

令人惊讶的是，参与本书访谈的孤独症女性往往都能独立生活，而且（作为妈妈、学者和员工）显然过得都还不错，可以想见她们在改变计划和打破规律方面付出了多大努力。别人基本永远不会知道，对于这些女性来说，生活有多艰难。她们告诉别人的往往都是"哦，这个变化很不错啊"，所有的压力自己扛下，所有的事情自己做好，之后回到家里痛哭不止和 / 或做出自伤行为。我讨厌别人改变计划，但是因为大家都认为我应该能随机应变，所以我从来都不表现出来。这就导致人们认为我什么事情都能搞定。我告诉他们"没事"，但其实不是这样的。他们走了以后，我就开始头痛，因为我要努力搞明白为什么他们不能说到做到，还要想清楚这一切对我来说意味着什么，我得把所有事情重新捋一遍，想想这个变化有什么影响，还会琢磨这些人这么不靠谱可能会带来什么后果。

不愿意承认自己能力有限，总想保持能干的形象，就会导致精神和身体健康问题。总是勉强自己，甚至到了生病的地步，对于孤独症女性来说，这就是每天的日常，她们这样做是因为不想承认自己能力有限，因为在她们看来，承认能力有限就等于承认自己失败。尤其是在不知道自己有孤独症之前已经习惯了戴着面具生活，承认自己的脆弱、主动妥协或者请求帮助是很艰难的，因为你不知道自己到底需要什么样的帮助，也不明白为什么"别人都能过上'正常'的生活，我就不能呢？"我访谈过的绝大多数女性普遍都认为问题出在自己身上，就是自己努力得还不够。

为了某种活动／场合／天气，已经计划好了或者大概计划好了选什么样的服装／鞋子／东西，就不想改——非常不喜欢那种穿得不合适或者没拿对东西的感觉。

日常生活规律发生变化，哪怕是极小的改变，都会让我非常不安，导致行为失控……几周前，我就崩溃过一次，因为我妈妈出去遛狗，比平时晚了半个小时回家，而我当时已经打算好要做什么事，少了这半个小时，就打破了我的生活常规，进而毁了我的一整天。她承受了我的怒火，好在她无条件地爱我。

我回到家，发现家里有个新沙发，旧的放在外面院子里了。我就又发疯了，跑出去坐在院子里的旧沙发上，吵着说要睡在外面。其实我也不明白自己为什么会有这样的反应，但是这种反应非常强烈，我对妈妈也非常凶。

我压根就不接受改变！就不。无论如何都不能改，就像 a、b、c、d 一样，天经地义就是不能改。要是你漏掉了 b 和 c，从 a 一下子就到了 d，我的大脑就会"宕机"。（Kock, Strydom, O'Brady and tantum, 2019, p.15）

从一个地方换到另一个地方，我需要时间适应。每次开车去一个需要社交的地方，我停好车以后都会自己在车里待几分钟，然后再出去。我需要这段时间调整自己，独处的时候感觉很安全，去社交就有可能碰到计划外的情况，我需要做好心理准备。（Kotowicz, 2022, p.29）

如果有剩饭，我也想好了明天晚上要吃炒饭，这种情况下，要是有人吃了我准备炒饭用的米饭，我就会炸毛，因为我知道新做的米饭和剩饭是不一样的，而我就是想要用剩饭做炒饭。我之前因为这种事饭都没吃就上床睡觉了。如果我还妄图让自己不那么懊丧，"就做点别的吃吧"，那我就会因为还得做饭或者还得琢磨做什么感到非常恼火，最后导致惊恐发作，结果就算做完也吃不下了。

与孤独症女孩一样，成年孤独症女性也很坚持生活规律和日常安排一成不变，这样才能让她们觉得自己对生活有所把握，知道可能发生什么。少点变化能让她们感觉有章可循，减少压力和焦虑。这种需求不应该被视为问题，除非到了极为刻板的地步，以致对她们的日常生活工作产生了负面影响。很多女性生活中都有一成不变的"小程序"，不过不一定马上就能被人看出来，也有可能被她们刻意隐藏起来。我就是这样的，如果我不知道对方是谁，我就不会开门也不会接电话。别人都觉得我是一个非常能干和独立的人，但其实我只要想到要出家门，哪怕只是去一趟附近的商店，都会感到极度焦虑。为了不让人看出这一点，我已经学会了一些对策。尽量让自己的生活结构化、有规律，还不让人发现我是想了各种办法满足自己对"确定性"的需求，竟然还挺容易。普通女性大多不太会留意同事中有谁一到星期二就穿某一件衣服，有谁只用某个杯子喝茶。可是对于孤独症女性来说，坚持这些小小的规律可能会有大大的不同，这样能让她们有安全感，能应对日常生活中的困难，否则可能会让她们感到失去了"准星"，无法承受、没法做事。有些人会觉得自己连日常生活中的平常要求都很难应付，她们也找到了自己的解决办法，而且很有创意，但基本都是一个人默默地扛下这一切，没有得到任何支持。

我这辈子一直都在跟着各种规律和程序打转……我经常会有一段痴迷期，在这段时期，我可能连续几周都吃同样的东西，等过了劲儿了再换别的东西吃。我会卡在一首歌上，一遍又一遍地反复听。我这辈子一直都是这样过的，我不觉得这有什么问题。

对我来说，穿衣服和洗澡都很难。我会搞错顺序，还有可能会漏掉什么，比如忘了洗胳肢窝之类的。为了解决这个问题，我就给自己制定了非常严格的程序：每次都按照一模一样的步骤洗……如果中间被打断了，那就出岔子了……如果我伸手去拿洗发水，但是发现瓶子不在应该在的地方，我就很难处理这个问题。

我觉得这个世界是一个需要破解的谜团，只有周密计划，我才能正常运行，不过也要承受更大的压力。

我制定了复杂的时间表，还有一系列的清单，都是为了克服困难，因为我的短期记忆非常糟糕，没有时间表，我都没法正常生活工作。

强烈兴趣

我的兴趣与众不同，这些兴趣让我觉得自己还活着，感觉好像与比自己更厉害的东西产生了某种联系。那种感觉就像是全身心地投入其中，没有其他的杂念，整个人都沉浸在自己的兴趣当中，无法抽身。我一直觉得自己这样"疯狂投入/过度迷恋"什么东西有点不好意思，但我还是学着接受这就是我的一部分，而且实际上这种兴趣对我也有很大的帮助（不做一个轻言放弃的人！）。

《孤独症生存治疗指南》作者、治疗师

孤独症人士斯蒂芬·琼斯

　　随着年龄渐长，对爱好和兴趣的全身心投入会慢慢受到生活琐事的干扰，这些兴趣会被各种家务事和工作上的事挤到一边，但不会消失（我访谈过的这些女性提到自己喜欢某些歌手 / 乐队、电视节目、科幻小说和电子游戏，等等）。对于这些女性来说，阅读和获取与特别兴趣（一般都是从童年延续至成年）有关的知识很有吸引力。虽然孤独症女性对兴趣的投入程度和男性一样，但兴趣的表现形式可能有所不同。看电视或者电影的时候，她们关注的不单单是故事本身，其中的人物，包括角色本身和演员本人，也能令她们着迷。不过，这些节目的主题基本都是科幻类的——与普通男性的兴趣比较一致。孤独症女性喜欢的事情大多好像没什么特别的——肥皂剧、烹饪、旅行等——不过，再强调一遍，她们在这些方面了解的深度和用心投入的程度远远超出了"爱好"的范畴。有些爱好，如果能探究得极为深入，还是比较实用的，比如度假旅行之前学习一门外语，研究汽车、耳机、洗衣机等科技设备的规格，或者为了照顾新养的小狗专门研究怎么护理。总的来说，孤独症女性喜欢什么东西不是随随便便浅尝辄止的，她们会一头扎进去，非常深入地研究，对于自己的发现会感到极大的兴奋和欢乐。

　　我以前因为喜欢收藏东西还欠过债。为了控制自己，我现在设定了一个亚马逊每周购书预算（我为了买书宁愿不买衣服 / 洗漱用品）。书一直都是我特别着迷的东西……对我来说，让人着迷的不仅仅是书的内容，我是真的喜欢书这种东西。不过我只喜欢平装书，因为我喜欢摸那种光滑凉爽的压花封面，还喜欢翻书。我喜欢书的味道，喜欢看到书放在书架上的样子。

　　我对第一次世界大战和第二次世界大战着迷，沉溺其中无法自拔。我姥爷在陆军服役，爷爷……是个飞行员和机械师……我去各种军事场所参观，还收集防毒面具、炸弹、弹片等类似的东西。

我对所有与死亡有关的事情有种病态的好奇。我学习与死亡有关的知识、不同文化中对来世的看法、心脏骤停和脑死亡的相关医学解释，还有人死后器官停止工作的顺序、死亡和意识丧失的相关神经学研究，对超越肉体的灵魂、精神、自我的科学解释等，我都想了解。我最近在学校做的大作业是关于死亡和葬礼仪式的节日，了解不同的死法，了解溺水致死、流血致死、火灾致死、窒息而死等这些过程是什么样的……我从小就有自杀倾向，所以我觉得自己之所以对死亡及其含义如此痴迷，是因为我想要结束自己的生命，不过我非常清楚这意味着什么。

我迷恋的对象是男孩！从 5 岁开始，这种痴迷就成了我生活的一部分，我暗恋班上一个男孩整整十四年。这种情况经常发生，但自从确诊以后，我再也没有把自己看成一个奇怪的跟踪狂了，我觉得自己只是一着迷就容易陷进去而已。

很多孤独症女性都说过，一旦对什么东西失去兴趣，她们的热情就会戛然而止，非常突然，而且没有任何原因。不过我对此进行了大范围的调查，访谈了很多女性，了解了她们这种热情的特点，结果发现不是这样的。就我的感觉，对她们来说，每个兴趣都有一个最终目的，这个目的往往是为了实现某种功能或者某个目标。例如，我认识的一个女人突然开始练习跑步，对跑步、装备、计时等都非常着迷，健康状态大大地提高，甚至还去跑了马拉松，但是跑了一次之后就再也没跑过，因为对她来说，已经没有什么可以实现的了。还有的人可能会继续练习，目的是参加铁人三项、超级马拉松或者成为健身教练什么的，这些目标因人而异。对她们来说，兴趣是功能性的。我在网上看视频，自学了一种针法，因为我想织个毯子。之后连续几个月，只要我醒着，就会不停地织，就一门心思地想用我的织针织出一套大条纹的彩色毯子，有一次甚至一连织了八个小时都没停下。我后来不织了，是因为织的毯子太多，没有那么多要送的人，自己也用不了，还卖不出去，再织下去就不合理了。我还认识一些孤独症女性朋友，她们也曾经出于类似的原因不再痴迷于自己的兴趣：或者是该知道的都知道了；或者是没有地方放材料或成品了；或者是已经去过意大利了，就不用再学意大利语了；已经买了炊具了，就不用再了解炊具知识了；已经修补完漏洞了，就不用再了解管道知识了；等等。

孤独症人士的大脑很好奇，总是想学习，了解新知识，并且总想把不同的信息联系起来。一旦有了新的兴趣，她们就可以迅速地积累相关知识，就像攀登陡坡一样令人兴奋，可是当她们获得了能力、完成了任务、达成了目标，或者耗尽了资金和空间被占满的时候，那种兴奋就会归于平淡。为了保持这种兴趣，可以试试"连环套"，对有些人可能有用。例如，有位年轻女孩因为看了本尼迪克特·康伯巴奇主演的电视剧，对夏洛克·福尔摩斯产生了浓厚的兴趣，之后又迷上了小罗伯特·唐尼主演的早期电影系列，然后读起了柯南·道尔的原著，后来又迷上了这些演员，由此又对这些演员参演的其他节目产生了兴趣。[1] 因为本尼迪克特·康伯巴奇还在漫威电影《奇异博士》中饰演了角色，这个女孩就又开始深入研究这个电影系列、漫画以及其他角色。培养兴趣就可以像这样"顺藤种瓜"：开始是喜欢编织，学会了所有针法之后，可以自己设计

---

[1] 译注：本尼迪克特·康伯巴奇（Benedict Cumberbatch）是系列电视剧《神探夏洛克》的主演，小罗伯特·唐尼（Robert Downey Junior）是电影《大侦探福尔摩斯》的主演，柯南·道尔（Conan Doyle）是小说《福尔摩斯探案集》的作者。

图案，给自己织毛衣穿，最终可能成为一名针织图案设计师。如果某个兴趣不再令你感到兴奋或者刺激，那么放弃之前可以尝试考虑一下能否利用现有的技能或材料做点别的事情。当然了，如果你愿意的话，放弃原来的兴趣，再换个新的也没关系，完全不必感到愧疚。

从这些女性的叙述中，我常常能感觉到，随着她们的确诊，她们也接纳了自己的这种"痴迷"。确诊以前，她们往往会因为自己过分迷恋某种东西或者太过善变而感到难堪，确诊之后，她们知道了对于孤独症人士来说，这种表现再典型不过，现在好像可以尽情享受这种兴趣带来的乐趣了，不会再像以前那样让内疚的感觉给自己的快乐蒙上阴影。

我的兴趣往往非常非常短暂。我会研究某个事物好几个小时，然后马上就觉得没意思了，有时候甚至突然间就对什么着迷了，然后一天之内就没兴趣了。有时候脑子里冒出一个想法，就觉得简直再好不过了，之后就没完没了地说，可是过了一个星期就忘到脑后去了！我修了各种学位但从来没念完过，买了超贵的健身服没穿过，做出的东西没用过……我就是感觉，冒出一个念头、再去研究它，比实际去做这项活动更重要、更有趣。我也想把每件事都做到最好，只是一旦意识到这需要时间和努力时，我就偃旗息鼓了。我不知道自己以后会不会改，不过我现在毫无此念。

这真的很难说，因为我以前有过很多很多兴趣，现在也有很多很多兴趣。我也不知道该怎么说好。你问我的兴趣是恐龙吗？是。是人类学吗？是。是唱歌吗？是。是涂色吗？是。我小时候什么蜡笔都有吗？是。我现在也是什么蜡笔都有吗？是，唯一不同的是现在的这些更贵。我是不是一直都是说起话来没完没了啊？对别人来说是不是很烦啊？是。怎么引起话题的啊？不知道。说的时候情绪如何啊？开心、幸福。有负面的吗？也许吧，但是，管他呢……

感官体验

> 我特别喜欢这棵树，我要在树下坐几个小时……我觉得这种体验对我们所有人都有帮助。记住了，什么都能听到，什么都能看到，什么都能闻到，也不一定总是感觉那么难受。（Neville, 2019, p.31）

孤独症人士在感觉耐受性方面存在异常，这一点很多人都提到过，除此之外，他们还会强烈需要寻求或者逃避各种感官刺激。最常提到的困难就是不能忍受拥挤的地方，这种地方给人一种全方位的感官压迫感，不一定是因为某个特定的感官刺激源。

> 我感觉自己的身体很难完全放松。平常总是觉得什么东西不是太冷就是太热，不是太摇晃就是太结实，不是太紧就是太松——所有一切都感觉正好的时候太少了。（Kotowicz, 2022, p.20）。

> 我就是要什么时候都舒舒服服的才行。我受不了穿紧身衣服，受不了房间灯光太亮，床上有个面包屑都能要了我的命。我去不了超市，因为那里实在太挤了。所有东西都必须"正正好"，否则就完全不对劲。

> 无论什么感官刺激，我的大脑都能接收到。所有东西都不分先后一股脑地涌进来，而"正常人"的大脑会根据重要性决定优先处理哪些输入信息。

感官反应强烈并不一定总是不好的——很多孤独症女性提到自

己对刺激的感受力和注意力非常强烈，这些都是没有孤独症的人体会不到的，这也会给她们带来巨大的快乐。她们当中很多人都对视觉美和大自然的感觉尤为强烈。

> 我的主要问题是光线明暗……我不喜欢被意外碰到，别人摸我时，我会躲开、推开或者浑身僵硬……我受不了某些味道，有些白噪声，比如树叶沙沙响或者鸟儿叫那种，会让我感觉脑子都要炸了。但是，我也感觉很庆幸，虽然不好的感觉放大了，但好的感觉也放大了。某些音乐会让我的大脑感觉飘飘欲仙……大自然的美丽也会让我感到非常亲切和感动。

> 我真的不会为了适应这个世界改变自己什么，不过就是不和别人同频共振而已呗。有时候我忍不住会想，说起对这个世界的感受，我和我家猫可能比和普通人更有共同语言。我觉得感官差异给我打开了神奇世界的大门，而这个世界，很多人都无缘得见。

> 我觉得自己（对音乐）的感受比一般人要强烈，戴上耳机的那种体验比很多人都更愉快。（Milner et al., 2019, p.2397）

尽管这些积极的感官体验带来了很多安宁与快乐，但是几乎没有哪位孤独症女性不需要做出任何调整就能适应环境的。这些调整往往很早就已经开始了，但是很多年之后她们才意识到原来孤独症是这一切的根源。她们以为自己是高度敏感，也意识到自己跟别人不一样，却不知道为什么。

噪声／听觉

降噪耳机改变了生活，尤其是外出的时候。戴上降噪耳机的时候，我觉得自己好像被包在一颗茧里头……大家都知道我在电影院得戴降噪耳机以减少噪声影响。

光线／视觉

我以前还以为自己是有什么天赋异禀，能看到别人看不到的东西，现在才意识到自己只是一个普通人，有孤独症的人。我和前男友做过一个实验：看一扇普通的门，然后各自描述看到了什么。我什么细节都能注意到，就像磕了药似的，而他就是看到门而已。

我确诊了米瑞斯·伊尔伦综合征（Meares-Irlen syndrome）①，应该戴蓝色系眼镜。我看屏幕很费劲，眼睛特别疲劳、头还痛。出门时，即便是多云、阴天或下雨，我都得戴太阳镜。我感觉特别疲劳的时候，去商店或者在家里都得戴太阳镜。

触觉

触觉——不同面料、不同的人、各种接触面——引起的反应最多，因为这种感官刺激带来的痛苦是持续的。穿校服、不经意被人抱一下等，身体与周遭世界的接触导致的折磨简直源源不断，也是我们高度敏感的根源。

我穿内衣特别难受，因为标签和接缝一直折磨着我，除非

---

① 译注：米瑞斯·伊尔伦综合征（Meares-Irlen Syndrome）、国内有译为艾兰／娥兰综合征，也叫伊尔伦－米瑞斯综合征（Irlen-Meares syndrome）、暗光敏感综合征（Scotopic Sensitivity Syndrome），是同一种视觉处理障碍的不同叫法，国内目前还没有统一术语。这种障碍与视觉系统对特定刺激的反应有关，表现为对特定波长和频率的光敏感，导致视觉疲劳、头痛、眼睛不适、阅读困难等，据称可以通过佩戴伊尔伦有色眼镜进行治疗。伊尔伦有色眼镜是一种没有度数的有色镜片，以发明者海伦·伊尔伦命名，可以过滤某些过敏光谱，缓解视觉超载现象，但是目前尚没有实证研究证实其疗效。

我把标签撕掉，把内衣反穿，或者干脆哭着脱了不穿。我经常把内衣里外反穿（在家的时候穿外衣也是里外反穿）。

我对绝大多数面料都极为敏感。之前家庭聚会或者和家人一起去教堂时，他们非得让我穿有花边的衣服，我就哭过。我还曾经在公共场所的洗手间里把衣服都脱了，尤其惊恐发作的时候，更是如此。天气炎热潮湿的时候，我还因为得躺在聚酯纤维面料的床单上哭过。如果床垫或者床单的面料质感不均匀、起球或者有点潮湿的感觉，我是绝对不能在上面睡觉的……如果躺的地方不舒服，或者甚至让我难受得睡不着，我会一整晚都想着死了算了。

我坐不了草地，上体育课也坐不了，去野餐也坐不了，去公园、参加聚会、看体育比赛，都坐不了。野草地坐不了，新草坪坐不了，浇过水的草坪坐不了，野餐布／毯子太薄也坐不了。哪怕豁出去站一天、蹲一天，我都不能坐草地。我就是做不到。

哪怕是轻轻地摸我一下，对我来说都是无法忍受的痛苦，有根头发掉在衣服里，也会让我感觉非常难受。哪怕头皮上有一颗极小极小的沙粒，都会让我觉得有一百万只蚂蚁在脑袋顶上爬。每次我找到那些极小极小的烦人东西，给人看这些东西让我有多难受的时候，对方都会觉得困惑不已。

我一直都搞不明白水怎么会让我那么难受，后来才知道原来是因为我接收到的感官信息比大多数人都多。挨雨浇的时候我会觉得疼，但是每次我躲雨时大家都会说"雨浇在身上不疼的"，所以我自己从来都没注意观察过，也没往这方面联系过。（Kotowicz, 2022, p.21）

不了解我就不要碰我，句号①。

买衣服时，我会把面料贴在脸和脖子上蹭蹭，感觉一下扎不扎、痒不痒。

我非常怕痒，如果有人挠我痒，我会慌得哭出来。因此，我更喜欢摸的时候用点劲，另一半使劲抱我的时候我确实觉得非常放松。

我男朋友杰克有一种天赋，每次我担心自己是不是不可理喻的时候，他都能帮我找到这些行为的潜在动机，让它们合理化。举个例子，我觉得自己出去旅行三天却带上一打袜子有点傻，但他就不觉得有什么问题。他说又没有专门检查人家带几双袜子的警察，可我还是得先搞明白动机，然后才能接纳自己这种行为……后来我们才发现我的动机就来自感官需求——我不知道当地的天气如何，这三天里每一天应该穿多长、多厚的袜子才合适，袜子穿得不合适，就会让我不舒服。为了避免这种情况，我每天准备四双袜子才够用。（Kotowicz, 2022, p.25）。

摸天鹅绒那种感觉，光是想想都想吐。

抓挠、揉搓、摇晃、转圈、撕皮、拔毛等都是典型的感官刺激行为。其中很多行为本身并不会让人觉得特别怪异，但是如果太频繁、太强烈的话，那就表明确实存在异常。一般认为这种类型的行为与焦虑障碍有关，但对于孤独症女性来说，可能有关，也可能无关。我们已经知道孤独症人士是通过重复刻板行为寻求安慰和放松的感觉，因此不应该下意识地就认定这种行为是问题行为，或者觉得这种行为只在他们感到焦虑的时候才会出现。我发现撕皮和拔毛

---

① 译注："句号"这里的意思是说完了，到此为止。

能让我进入一种类似催眠、冥想的状态，非常放松、全身心投入。想要建议个体停止这些行为，首先要了解这种行为对于他（她）来说都有哪些功能。如果未能以伤害较小的方式满足其核心需求就强行制止这种行为，可能会引发其他伤害更大的生理反应。

> 我真的真的超喜欢转圈。我有一把特制的转椅，这样在家就可以转圈。

> 用脚点地或者拍打膝盖，使劲用脚踩地，使劲绷着胳膊甚至把皮肤弄淤青了，把脸挤成一团，使劲咬牙，使劲握方向盘。

> 我发现压力大的时候拔腿上的毛就很治愈。我觉得这不是真的自伤，就是稍微有点疼。

> 我全身都有抓痕，尤其是胸部、上腹部、背部下方，因为我每次都会挠。（面料不舒服）我就把衣服脱了，本来就是挠一下，然后就变成使劲搓，最开始是皮肤有点痒，然后是轻轻挠，之后就拼命挠。第二天就会全身都痛，满身都是抓痕和结痂，沾上水就疼。

气味（嗅觉）

孤独症人士对气味的反应和对其他感官刺激一样，有的人需要气味刺激，有的人则是逃避。有些人提到，闻到自己喜欢的气味，不管是花香还是消毒水味，内心都会觉得非常安宁。还有些人觉得日常生活中经常闻到的气味、香水等都让人难以忍受，甚至一闻就没法正常生活工作，需要马上避开。

> 如果家里买了百合花，她就会变聋……好像对气味的感官超负荷会让其他感官也关闭一样。（Milner et al., 2019, p.2397）

我讨厌喷雾型体香剂、爽体香氛、空气清新剂……要是不开窗户的话，我就会非常烦躁。

我不管去哪儿都得带着一瓶薰衣草精油喷雾。周围的气味快要把我熏死的时候——我好像就是能比别人感知到更多东西——我就用喷雾掩盖那些气味，然后我就能熬过去。

温度（冷热感觉）

温度高了，我就会非常生气，甚至变得跟刺猬似的。有一次我从健身房里出来（觉得太热了），就开始踢外面的垃圾桶。

我受不了冷，一冷我就抖得非常厉害。我出门的时候会穿六双袜子、两件 T 恤加上两件套头衫，外面还得再穿一件厚外套。

我意外受伤好多次了，就是因为淋浴的时候不管天气冷热，要么用了 50℃ 以上的热水，要么用了 10℃ 以下的凉水。我住的房子是能显示淋浴水温的，但是有时候我觉得 50℃ 都不够热，有时候又觉得 10℃ 都不够凉。

与他人分享

第 3 章曾经讨论过，孤独症女性在儿童期的时候很难理解分享的概念，对于有些人来说，成年之后依然如此。她们可能已经明白分享是应该的，也会毫无怨言地做出让步，不过这并不意味着这个决定很容易。借出或分享一件东西意味着失去控制，不知道这件东西在哪里（或者知道这件东西不在它应该在的地方），再加上不安的感觉，还有可能需要额外的社交互动，互动过程中还得小心谨慎（太耗心神）："我怎么才能拿回来呢？"这些感觉都与孤独症人士喜欢规律秩序、不喜欢变化有关——确切地说，是不喜欢别人强加给自己的变化。所有这些因素都涉及相同的压力来源："我不知道如何理解这一切，如何保住那种掌控的感觉。"掌控自己的东西、任务、环境可以减轻压力和焦虑。一般来说，孤独症女性都不擅长团队合作，她们做事的时候更喜欢单打独斗，因为合作就需要分享想法，进而需要互相商量、沟通交流以便达成共识，但她们自己一个人本来也可以完成所有的事情。

和别人同住时需要共享空间，这带来了很多问题。对于我来说，自己一个人之所以过得还不错，有个关键因素就是知道自己的每件东西都在哪里——无时无刻不知道。我永远都不用担心拿不到自己需要的东西，也不用想着还得到处找东西。我知道不管什么时候，只要我需要，我就能找到。因此，在这方面就没有任何压力。但是，和别人一起生活就意味着东西会换地方。对于我来说，这种影响是巨大的——不得不到处找东西或者问别人东西在哪儿，这种事是很麻烦，不过影响远不止这么简单。我自己的物理世界必须得"有准儿"，这是我存在的基础。如果有人动了我的胶带，我就会极其痛苦、头痛欲裂，这不是反应过度，也不是精神疾病的表现，别人可能很难理解，但结合孤独症考虑的话，就很容易解释了。

不管借给别人什么东西都非常谨慎，即便借的是铅笔这种不值钱或者不重要的小东西。我会清楚地记得每个人借走东西以后用了多长时间才还回来，如果有人"占有"这件东西的时间明显比别人长，我就想跟他（她）打一架。

我不分享。这些年来，我跟别人分享了没几次，但我发现不管我分享的是什么，总是拿不回来，我的善意也从来都没得到过回报。

我讨厌别人占用我的空间、动用我的东西……当年我搬去和我丈夫一起住的时候，至少有一年的时间都是发蒙的状态。不过现在他挺好的，已经成了家具的一部分了！

我不喜欢跟人分享自己的东西，也不喜欢跟人共享空间。如果对方是我喜欢的人，我倒是愿意这么做，不过还是一样的不舒服。我只是可以接受这些人带来的不便，但是，等到真的跟自己喜欢的人分享东西或者共享空间的时候，我又很明显地表现出受到了干扰，这个时候他们就会觉得不高兴或者觉得受到了伤害，因为他们认为大家又不是陌生人，我怎么会有这样的感觉呢？但我就是有这种感觉。我只是选择谁值得让我忍受这种干扰，同时也希望他们不要超出我认可的限度，超一点都不行，但是这也会带来问题，因为人们在朋友和家人身边感觉太放松了，有时就注意不到这个限度了。

幻想世界

孤独症女性曾经描述过童年时期的幻想世界，对于有些人来说，这个幻想世界在成年之后依然存在。怎么能消失呢？幻想世界曾经让小小的她在那个艰难的世界里得到了片刻庇护，成年之后她也同样需要暂时逃离。在幻想世界里，对各种事情和场景反复回味，可能是个有用的对策，能让人理解发生了什么状况，还能帮人逃离现实生活，获得喘息的机会，现实生活和她们从小就痴迷的文学作品不一样，后者能让人体验情绪起伏，但同时又因为你知道会发生什么，所以不会有不踏实的感觉。相比之下，现实生活既乏味又可怕。我认为这些幻想世界和角色的作用相当重要，可以帮助孤独症女性更好地生活，应该给予认可，除非确实担心她们无法区分幻想和现实，而且确实存在受到伤害的危险。

我目前只有一个想象中的朋友，人设是我已故的好朋友／爱人。当我深陷焦虑时，他常常安慰我，让我放心，说我想象的那些东西只是扭曲的假象。我会经常和他大声说话。

我幻想着另找一个地方生活，一切重新来过，有点像证人保护制度那种，切断现在生活的一切联系……就像重获了一个新的身份。

我觉得不堪重负或者没有安全感的时候，会把自己想象成别的人，各种各样的人。想象中的"另一个我"体会到的那些感受，就会覆盖真我对现实周遭环境的感觉，其实就是一个平行宇宙。这个幻想世界现在依然存在，我在现实世界中幻想的需求也依然存在。

我从来都没有想象中的朋友，不过从十几岁开始，我有了想象中的爱人。我想象出来的世界有很多。我喜欢奇幻文学，这是我幻想世界的源泉。

着装

我注意到孤独症女性在服装的选择上有点特别，她们选择服装是为了功能，而不是时尚。我访谈的大多数女性都是这种情况。我碰到的绝大多数女性也是这样，除非时尚对于她们来说是一种特别的兴趣或热情。有些女性提到自己穿衣打扮都偏中性，还有些人尤其喜欢某些颜色、质地或风格。一般来说，她们喜欢朴素一点的风格，不太喜欢过于华丽或夸张的东西。如果某件衣服又合适又实用的话，一下子买好几件（如果觉得这样做太浪费的话，也可能会买不同的颜色）在她们看来是很合理的。我遇到的大多数孤独症女性，都不是特别关注鞋子、手袋、珠宝，以及其他配饰。

　　我的衣服基本都一样，样式也很简单……我丈夫认为我既滑稽又聪明。我进出商店都像快闪一样。我今年新买的冬衣和去年的其实一模一样，他看到的时候都笑得不行了。

　　我穿的衣服一般都很简单，我的衣服男的穿都没问题（虽然有点小）。当然了，我知道大家都觉得女的应该打扮成什么什么样的，如果场合需要，我也会穿高跟鞋。不过我觉得即便我穿女性化的衣服，我的风格也总是有点爷们儿。

　　如果我发现了自己喜欢的衣服，既合身，穿上又不会让我难受的，就会一下子买好几件。碰到这种情况，我就会觉得松了口气，因为我知道短时间内应该不用再重复一遍挑选衣服这个过程，那就可以再过一段按部就班、井井有条的日子了。

第 5 章

老年期

> 岁数很大了才得以确诊，这给了我很大帮助，让我跟过去和解，调整现在的生活，同时希望给未来的日子提供参考（确诊年龄：68岁）。

20世纪40年代确诊的第一代孤独症儿童现在才接近老年，有鉴于此，英国国家孤独症协会开发了成年孤独症项目，以期解决这些人可能面临的问题。正在老去的这些孤独症人士，并不仅仅是在儿童期确诊的那部分人，55岁以上的孤独症人士中有71%是在过去十年间才被诊断出来的。（National Autistic Society, 2013b）。

总的来说，之前的孤独症研究没有将40岁以上的孤独症人士包括在内，因此，随着年龄的增长，老年孤独症人士会发生什么情况，我们知之甚少，对老年孤独症女性的了解就更少了。迈克尔（Michael, 2015）联系了孤独症研究领域的人，询问有没有或者将来会不会有研究关注老年孤独症女性，答复是没有——过去没有，现在没有，将来也没有打算开展这方面的研究。超过40岁的她们就好像人间蒸发了一样。后来好像有了一些进展，但也不是很多。有关孤独症人士更年期（本书稍后会讨论）的研究正在开展一些有意思的工作——并且已经进行了少量的研究观察孤独症人士（不分男女）的社会认知能力随年龄增长的变化情况，其中有些研究发现，与普通人相比，他们的社会认知能力，比如类别学习能力和数

字规律识别能力[①]的衰退速度较慢（Charlton, 2017）——但目前针对
孤独症人士的认知老化情况还没有长期的纵向研究（Happé and
Charlton, 2012）。有一项研究跟踪记录了同一批人在三年半时间里 15
项认知测量结果的数据，观察对象的年龄从 24 岁到 85 岁不等
（Torenvliet et al., 2023），发现孤独症人士和非孤独症人士的数据变化
趋势没有显著差异，这个发现还挺振奋人心的。不过简而言之，我们
只能说，目前为止还不知道孤独症人士在老去的过程中会发生什么。

> 我看过其他阿斯人士写的书，也去过他们的网上论坛。年
> 轻的孤独症人士获得了很多关注，但我从来都不是年轻的孤独
> 症人士，因为我年轻的时候不知道自己有孤独症。我年轻的时
> 候是"问题少女"，现在是一名中年妇女，平生第一次知道自
> 己问题的根源是阿斯伯格综合征，并且开始寻求干预措施。我
> 知道我有问题，但好像没有什么干预措施可以适用于我这个年
> 龄。（National Autistic Society, 2013a）

鉴于本书访谈的受访者绝大多数都是 40 岁以上——其中大部
分人都是在最近几年才被诊断出来的——可以推断正在步入老年的
孤独症女性有很多，而且其中大多数人刚刚发现自己有孤独症。

> 我活了大半辈子了都不知道自己有孤独症，不管是小时
> 候，还是十几岁的时候，还是成年以后、步入中年以后都不知
> 道。现在回想起来好多事，都有一种"原来是这么回事啊"的
> 感觉。有些事想起来就挺麻木的。如果针对我阿斯的那部分进
> 行某些干预的话，我前半辈子可能过得不会那么艰难吧。

---

① 译注：类别学习，指的是人们在认知过程中学会对物体或概念进行分类和区分；数
字规律识别能力，指的是人们在给定一系列数字之后，能够找到其中的模式或规
律，从而预测接下来的数字，即认识到一串数字中的数学规律或趋势。

我们知道，总的来说，人口老龄化问题越来越突出，老人越来越多，为他们提供支持和服务越来越有必要。我们不知道衰老对于孤独症人士会有什么特别影响。我们知道的是，孤独症人士中只有一小部分人实现了"健康老龄化"。"健康老龄化"的概念是 20 世纪 80 年代开始流行起来的，其标准包括避免疾病和残障、保持较高的生理功能和认知功能、生活态度积极，等等。研究人员用这些标准评估孤独症成年人的生活状态，发现只有 3% 的人符合"健康老龄化"的标准。他们提出，健康老龄化的标准可能并不完全适用于老年孤独症群体，针对这个群体可能需要一个既照顾人类多样性又考虑孤独症特异性的模型，这个模型不应该只关注孤独症人士的缺陷，也不应该以神经发育典型的普通人所定义的理想生活质量为评估标准（Hwang, Foley and Trollor, 2020）。

随着年龄的增长，孤独症人士的生活将变得更加艰难。我知道不管是谁，老年生活都不容易。与其听之任之、适应不了，为什么不努力让这个过渡更平稳一些呢？积极的态度，再加上明智的决定，会让事情有所不同。我们应该为年轻人和孤独症人士做个好榜样，让他们知道老去也可以是件好事。

对于孤独症女性来说，应该重点了解亲人离世之后如何得到支持、如何独立生活、如何应对更年期的影响（Michael, 2015）。这些方面的资讯都很重要，因为显而易见的是，每位孤独症女孩最终都会变老，变成老年孤独症女性，如果我们知道应该注意什么，就可以尽早做好准备，尽量减少负面影响。

老去的好处

我真的感觉年长的孤独症女性其实已经与自己和解了。由于她们确诊的时间通常较晚，因此在年轻的时候往往很难接纳自己。她们谈到自己现在能够坚持做自己想做的事情，保证自己状态良好，并且对此感到满意，即便别人觉得她们格格不入或难以相处，她们也并不觉得难受，但在确诊之前她们就做不到这一点。尽管这辈子都没有人认真听过她们的心声，也没有人把她们的想法当一回事，有些人还是能够得到合适的药物治疗应对自己的焦虑、抑郁和 / 或相关健康问题，这让她们的生活没那么艰难。还有人提到年老以后有时间关照自己的身心健康了，这也是一个积极因素。

很大程度上我依然还是个固守自己习惯的人，喜欢保持生活规律不变。我的应变能力已经提高了很多，因为我越来越能分辨什么是无关紧要的"小事"。

我在公共场合越来越放松，敢于做自己，敢于提要求，满足自己的需求。如果这样行事就意味着我得做个没人理解的"怪老太"，那就随它去呗！

我发现老了以后把家当避风港比以往任何时候都重要。我需要周围有什么东西让自己感到平静和快乐……我觉得随着年龄的增长，这一点尤其重要。门铃响的时候，我想开门就开，不想开就不开。电话也一样，想接就接，不想接就离远点。电子邮件很适合我，因为不会打扰我的平静，想回的时候再回就是了。（National Autistic Society, 2013a）

随着年龄的增长，我的健康状况有所改善，一部分原因是采取了正确的药物治疗，最近是因为去健身房锻炼得很多。我比以往任何时候都更健康，希望再过多少年也依然能保持这种状态。

我发现，在当今社会，变老以后让我不那么显眼了，尤其是我这种不穿有女人味的衣服、不化妆、不符合大众眼中女性典型形象的女人，我发现，不显眼对我来说是一种解脱，也是一大好处，因为我不用再应对那么多让人讨厌的关注了。

对于有些孤独症女性来说，老了以后才生平第一次觉得活得自在（Simone, 2010），更能做"真实"的自己，在这个过程中"孤独症表现得更典型了"。有些女性提到自己有这种感觉，这让她们的家人和周围的专业人士都感到非常惊讶。她们能感觉得到周围人本来是指望她们能变得"正常点"的，但事实上并没有（Simone, 2010）。这种情况再加上前面提到的生理和心理功能的衰退，"再也做不到了；也不想再那么做了"，导致她们的"怪癖"变得更加明显，耐受力也比以前低了。有些人提到感觉自己比实际年龄年轻，可能是因为不用再像以前那么需要遵守社会规范，现在能够做一些以前没做过的事、认识一些以前没什么交集的人，而传统来讲，那些事、那些人都跟老年女性不搭边。孤独症女性往往搞不明白为什么因为年龄、性别或者其他什么原因有些事情就不应该做了，这对她们来说就是大解放，也就是因为这个，你才会看到有些老年孤独症女性会疯狂地放飞自我！

我现在会去旱冰迪斯科舞厅，我发现自己在那里真的很开心，因为那里大多数人都比我年轻一点。不过也有一些年纪较大的人，所以我在那里也不是很扎眼。我还会去参加那些不仅仅是老年人的活动，这样很好。

我还是觉得自己比实际年龄年轻得多，举止行为也是如此。我和 20 多岁的女孩子聊天时也还是能和她们一起傻乎乎地乐，我还没心没肺地和一大群 25 岁的阿斯女孩一起玩保龄球，玩完之后就感觉好得多。（National Autistic Society, 2013a）

哎呀，变老可真是一种解脱！老了我就不那么扎眼了。没人再对我有什么要求和期望了——因为我老了。从某些方面来说，变老虽然挺可悲的，但也是巨大的解放啊：想做什么就做什么，没人管了。

有些问题我还是没能理顺，但我知道应该怎么善待自己了。我每次回家以后就会关灯点蜡。我用香薰，因为香薰能让我平静。我正在学习怎样才能让自己脑子中乱七八糟的念头少一点、怎样才能拥有一夜好眠。和别人在一起我可能永远都不会觉得自在，我自己一个人的时候比较自在。（National Autistic Society, 2013a）

苏珊·莫雷诺（Susan Moreno）在其文章《65 岁以后：孤独症人士如何抓住黄金岁月》（*Autism After 65: Making the Most of the Golden Years*, Moreno, 2018）中提出了一些为孤独症老人提供支持的方法。她主张认可和欣赏他们的聪明才智，还认为充分利用他们的兴趣和知识可以让他们觉得自己更有价值。苏珊还指出，孤独症人士可能很难表达清楚自己具体担心什么或者到底发生了什么变化。例如，他们可能会说"谁把灯调暗了"或者"谁把电视音量调低了"，但实际上这两件事都没有发生，而他们想表达的是自己"不如以前看得清楚了"或者"不如以前听得清楚了"。苏珊还提醒那些为孤独症老人提供支持的人本着"谁的事谁做主"的精神，保证在照顾老人的过程中，充分尊重他们在生活质量、日常规律和感官等方面的需求，尤其是他们的生命已经走到这个阶段，可能要依靠别人替他们争取权益。

老龄化对孤独症人士的身心影响

老年女性提到的共同特征是疲劳和倦怠，虽然一般来说，上了年纪的人都会有这种感觉，但是对于孤独症女性来说，这种情况可能来得稍早一些——不到 40 岁的时候——尽管她们在其他方面还很健康。对于有些人来说，坚持一整天不小睡一觉就太累了。在这一点上，我百分之百同意她们的观点，而且我发现，一上年纪身体马上就不行了，这种变化真是既令人沮丧又让人解脱。

我从 40 岁左右开始就需要睡午觉了。

我的健康状况很好，就我的年龄来说我非常健康，但是我太累了，常常是白天都得睡觉，一睡好几个小时。

我强迫自己定期锻炼，还新学了一门外语，以此锻炼自己的学习力，这样将来就不需要别人照顾我的身心健康。

除了普遍感到身体很累以外，我带过的一些女性同时还表示自己实在厌倦了什么都要照顾周全，伪装自己、掩盖自己的孤独症特质。真的能看出来，她们从小就活得那么艰难，付出了巨大努力，这可能已经对她们产生了长期的不利影响。她们觉得自己已经心力交瘁，实在是无法再继续下去（或者不想再继续下去）。为了在这个陌生且艰难的世界上活下来，她们一直在挣扎、奋斗，她们用"好不容易活了下来"这种说法形容现在的状态。随着年龄的增长，身体越来越衰老，再加上长期的"战斗"，到了 40 岁以后，可能会逐渐感到精力不如从前。

对我来说，随着年龄的增长，事情非但没有变得容易，反而越来越困难，因为我还有其他的健康问题（哮喘、偏头痛、甲状腺功能减退、肠易激综合征、神经病变，等等）。长期的压力还导致了其他健康问题，包括抑郁，整体上就是没有什么生存欲望。我实在是厌倦了这一切，厌倦了为了活下来而去战斗。我的生活就是不停地经历危机。

我厌倦了扮演一个合群的人，一个能担得起工作的人，一个和大家一样喜欢人间烟火的人。其实，这些东西我从来都没想要过，我只是为了不引人侧目、不被人说三道四才勉强自己做这些。这种生活摧毁了我的精神——在某种程度上也摧毁了我的身体。我只想静一静，不起眼地、安安静静地活着。我受够了。

随着年龄的增长，精神头慢慢不够用了，感兴趣的东西也不怎么追得动了。

我还有那么多喜欢做的事，所以变老还真挺扫兴的，当然了，这其中有一部分原因是阿斯伯格综合征带来的抑郁。活动比以前少了，这是意料之中的事。为了找回精力充沛的状态，我都开始每天锻炼了，还制订了专门的饮食计划。

身处人群中让我很有压力，比如在闹市的时候，以前从来没这样过。我不知道是因为人比以前多了，还是随着年龄的增长，我的脑运行速度太慢了，处理不了那么多人的动作信息。我觉得在人群中活动消耗了我太多的能量。

我觉得自己对合群这种事越来越不感兴趣，越来越忍不住要直抒胸臆，越来越意识不到自己举止不合时宜，越来越累，越来越讨厌变化，越来越无法应变。

谈及衰老带来的身体问题，大部分人提到的是记忆力不如从前，脑处理信息的能力和速度也都不如从前。

变老不太有利的一面就是脑处理信息的速度比以前慢了。我觉得自己好像一直有"脑雾"。我睡醒时，脑的信息处理能力好像需要……比较长的时间才能发挥作用。（National Autistic Society, 2013a）

我完全记不住事，也记不住名字、记不住人和地方，记不住电视节目及其里面的角色，什么都记不住，人到中年以后记性就更差了。

我得用（自己的）食指去指东西或者方向，才能让自己的脑知道应该做什么。例如，在便利店的时候，我会用食指指着自己想买的东西，这样就不会漏掉要买的东西。开车时，我会用食指指着要转弯的方向。

我忙着做事的时候，比如照着菜谱准备材料时，就没法回答问题，也没法和别人对话。我必须一心一意地做事，才能做好。给人发邮件的时候也是如此，没法一边发一边回答问题，也没法和别人对话。

有几位女士提到自己说话越来越困难。

我发现自己说话越来越不连贯了，经常说错话，要不就自己瞎造词，有时候还口吃。我以前语言能力一直都很强，所以现在这种情况让我很是不安，也很恐惧，因为我不知道还会怎么样。我才 40 多岁。……有时我只能说半句话，好像怎么也说不完整。我丈夫能听懂，但我不知道别人是不是能听懂。和别人在一起的时候，我一般什么都不说，除非能说完整的句子。

还有人提到其他方面的身体变化，比如视力和听力问题（这可能是衰老的自然结果）。这些问题可能会对孤独症人士产生额外的影响，因为有些孤独症人士本来就很难认出别人的脸，不得不寻找其他视觉线索，还有些人在嘈杂环境里很难滤除背景噪声。丧失这些方面的能力可能会让人更加焦虑，更不愿意离开家，保持积极的生活状态。

> 视力问题给我带来了很大的压力，我有太多不同种类的眼镜，多半时间都想不起来丢哪儿了……我找不到自己的阅读眼镜，就只能手忙脚乱地找个放大镜对付一下，这样才能看清食品上的标签。

> 我在人群中经常听不清声音。所有的声音同一时间涌入我的耳朵，所以我很难专注听某个人在说什么。有时我会把手拢在耳朵后面，这样才能听清楚。

如何获得卫生与社会保障服务

众所周知，孤独症人士对疼痛的感受和表达存在异常（National Autistic Society, 2013b），这可能意味着他们在身体不适时不会主动给专业人员示警。他们的亲人关系和社交网络范围也比较有限，这可能意味着即便他们的健康状况不佳，相当长的一段时间内也不会被发现。对于没有语言的孤独症人士来说，这种困难可能表现为问题行为，而行为背后的健康问题却没有得到解决。必须采取措施确保孤独症老人得到充分的监护，尤其是居家独自生活的老人。

> 我跟别人对疼痛的感受不一样……有一次我打开烤箱，把

铸铁砂锅端出来，直起腰，放桌上，完全没感觉到烫，直到我侄女喊："姑姑，你的手都掉皮了！"我才心说"糟糕了"，但也只是感觉轻微的不适，又过了五分钟，才感觉到疼。还有一次我完全意识不到自己得了阑尾炎，睡一觉起来才发现，到了医院，阑尾炎拖成了腹膜炎。（Nancy; National Autistic Society, 2013a）

如果平时就很焦虑，不适应新环境，再加上日渐衰老导致认知障碍、听力下降、记忆力减退、视力不佳等问题，孤独症老人就更难获得医疗保健服务了。对医护人员进行相关培训至关重要，这样才能保证最大限度地减少给这些老人带来的不便，同时又能让他们获得合适的医疗保健服务。另外，居家护理和养老院的工作人员也需要了解孤独症人士的特点，这样才不会因为不了解他们的需求而给他们造成压力。

我觉得自己在确诊以后明白了集体生活并不适合我。我需要自己的个人空间和休息时间，因此目前的状态对我来说非常适合。如果有朝一日我需要护理，最好的做法也许是让护理人员视情况定期上门查访。

我和我弟弟还有侄子签署了委托书。我告诉了家人我确诊孤独症的情况，因为将来可能得让他们代我处理一些事情，而这些情况可能会影响他们的决定。

无论如何，我都会争取留在自己家里。如果不得不住在护理机构，工作人员走马灯似的换，还要跟大家一起做事、一起吃饭，那我就太痛苦了。

我妈妈住在养老院，那里的工作人员不遵守时间，不打招

呼就进她的房间，也不告诉她工人进来是换地毯还是搬家具，还说话不算话。她讨厌这些。（老年孤独症女性的成年女儿）

　　在社会上，小孩和老人与他人发生身体接触的机会比较多，因为大家总喜欢拍拍他们以示亲切。我见过一些很出色的护理人员……他们和有点糊涂的老人说话时会伸出手说："布朗夫人，今天感觉怎么样？""好嘞，对，就这样。"然后牵住她的手。对于普通人来说，这种举动完全没有问题，但对于孤独症人士来说是完全错误的……未经允许的身体接触太可怕了……你知道那些人这样做是为了表现得很热情，但是对我来说，他们的手就像冰一样冷。实在太可怕了，还让人很紧张。"正常人"所做的事情中，让人压力最大、最痛苦的就是拥抱。（Lillian; National Autistic Society, 2013a）

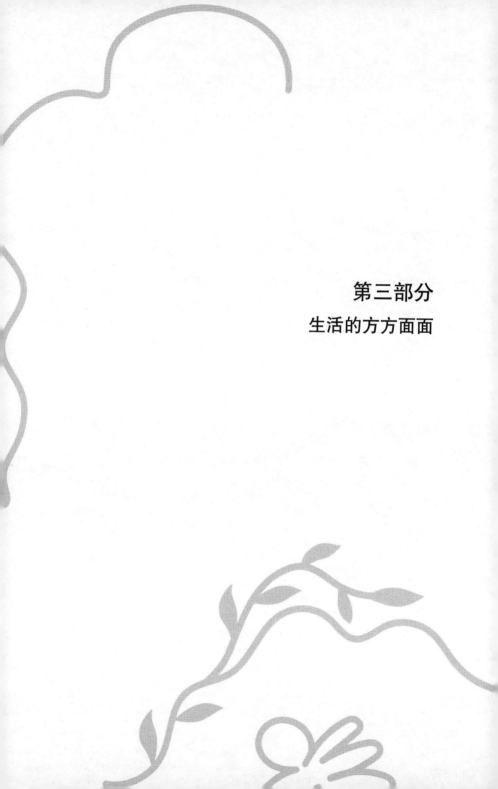

第三部分

生活的方方面面

第6章

社会关系

人们普遍认为，孤独症人士对社交互动的理解和要求与普通人是不一样的，一般来说，孤独症的特征之一就是"孤独"，但是，情况并非总是如此。有些孤独症女性在发展社交关系方面非常主动，但是如果对方不明白或者不认可她们的沟通方式，可能就不会对她们的努力给出积极的回应。

儿童期的社交关系

从受访者的回答来看，50% 的人小时候被人认为"很害羞"，文献中也提到过这一点（Giarelli et al., 2010; Riley-Hall, 2012）。还有一小部分人属于"过于强势型"，以至于考虑不到小伙伴愿意不愿意。但是，总的来说，这些女孩都很安静——安静得不正常。这种安静不会引起专业人士的警惕，因此他们很难察觉这些女孩可能面临困难，大家会觉得安静没什么坏处，不会惹出什么麻烦。

> 独来独往真的没让我觉得有什么烦恼——我很开心自己一个人待着。不过确实有件事让我感到不安，那就是别人好像都很喜欢在一起待着，而且交朋友啊、和人联系啊，都很积极。（Lawson, 1998, p.57）

> 不管是在学校还是在家里，我都尽量多争取点时间自己待着，因为一个人待着……能让我感到内心非常平和，这样的话，等到不得不与人互动的时候，我就比较愿意和人说话、交流，等等。（Milner et al., 2019, p. 2395）

有一项研究（Head et al., 2014）使用巴伦-科恩和惠尔赖特（2003）设计的友谊问卷（Friendship Questionnaire, FQ）对 100 名儿童进行了评估，收集了友谊质量、理解以及同理心方面的数据，发现孤独症女孩与非孤独症男孩的得分相当，比孤独症男孩高。这一发现可能证实了孤独症女性确实存在伪装和掩盖自身特质的情况，因为尽管从表面上看，孤独症女孩在社会性方面的表现可能与非孤独症女性同龄人"水平相当"，但实际上她们对朋友关系的理解可能要肤浅得多。

对于有些孤独症女孩来说，在社交方面过于主动本身可能就是神经发育异常的表现。可能是太过愿意交流（参照大家普遍接受的限度来说），界限感太弱，很难解读别人的感受和意图。孤独症谱系女性在社交方面的表现差异很大，既有根本不想参与互动或者逃避互动的人，又有互动意愿极强但又不知道该说什么不该说什么、什么时候该说什么不该说的人。在典型发育的儿童中，与心智解读和同理心有关的能力要到 4 岁左右才得以发展，因此对于 4 岁以下的儿童来说，不能以这方面的表现作为诊断孤独症的依据。

> 你简直想象不到她有多爱和他人互动，不管碰到谁都要说两句……可如果对方是成年人，这个特点可能会给她招来伤害——她（都六七岁了）连维修电话的和送狗粮的都想抱一下……只要她"喜欢上"某个人了，那就不会动摇的。（家长）

> 我就算与他人互动，方式也不合适。比如我一两岁的时候，有时会寻求身体刺激，或者和有些大人一起玩的时候动作特别粗暴，在他们身上使劲蹭，在他们腿上拼命摇，让他们挠我的后背或者胳膊，使劲地弄他们的头发或手，等等。

想象一下，有台内向型的机器，它通过独处来充电。再想象有台外向型的机器，就是我，靠与人相处获得能量，但操作系统却是内向型的。我不喜欢认识陌生人，可是一旦结识了陌生人，我又会从中获得能量。

孤独症人士的共同特征之一就是难以理解社交场合的规则和要求，要做到这一点，不仅需要理解语言和非语言信息，还需要使用语言和非语言信息表达自己的想法，另外还需要一种文化理解力，即不管在什么样的情境中都明白自己必须怎么做、应该怎么做。要做到这些，需要敏锐的观察力，而这些可能正是孤独症人士所不具备的，他们可能需要比较直接的指导才能知道如何行事。在我看来，普通人（无意识）凭直觉就能明白的东西，孤独症人士必须（有意识）机械地学才行。

我妈妈一直在教我如何解读别人的非语言暗示，还教我如何在合适的时间说合适的话。我们经常通过角色扮演练习在各种情况下应该怎么做、怎么说。我不太擅长把从一种场合学到的东西泛化到另一种场合灵活运用。这就像是我得为所有场合、所有情况都准备好非常具体的台本，这样才能知道一旦碰上了到底应该怎么做，和以前碰上的场合、情况稍微有一点儿不一样都不行。

奶奶去世的时候，大家都在哭，但我就不明白为什么。那时候我才七八岁，并不明白死亡意味着什么，但我知道她"走了"，我就问姐姐为什么大家都在哭她"走了"，她那么刻薄，我们又不喜欢她。姐姐说，她永远走了，再也不会回来了。这个时候（我还是没明白为什么大家都在哭，因为奶奶真的很刻薄，又不喜欢我们）我说我要吃饭，然后大家都骂我。我还是不明白为什么大家表现得那么难过，也不明白为什么大家都哭的时候我要吃饭我就得挨骂（直到长大以后才明白）。

女孩天生就应该擅长这种极其微妙的第六感，还能时刻随机应变地调用这些技能，这个社会对女孩的普遍印象和要求就是这样的。但是，如果你面对的是孤独症女性，那就不能想当然；如果孤独症女孩和孤独症男孩有同样的表现，那就应该注意不要双标。还有一点也很重要，那就是对女孩的这种行为要就事论事、实事求是，而不是将其归结为其他（可能故意的）原因。我访谈的这些女孩大多按照自己的方式理解友谊的概念，即便同龄人都已经有了一定的心智解读能力，她们有时还是无法察觉或者不太考虑他人的感受。在很小的时候，这些女孩就不像典型发育的孩子那样喜欢与同龄人互动，至少不像他们那么"老练"。与典型发育的同龄人相比，孤独症女孩的朋友较少但友谊更牢，她们的交友风格与同龄人的常见风格也比较接近，而与孤独症男孩的交友风格相差较大（Sedgewick, 2018）。

> A 很喜欢和成年人或者大一点的孩子交流，她好像还没搞明白怎么与同龄人相处……她（跟同龄人玩的时候）只会打人家脑袋或者给人家涂一身油彩，人家肯定不喜欢她，家长也不高兴。（家长）

> 我到现在都记得，我当时怀疑正常人之间是不是都有心灵感应，就是那种心灵感应的能力，就好比他们的脑子能发射电波似的，不用说话就能让对方知道去我家玩啊、开个派对啊，什么什么的，然后就成朋友了……但我好像就没有这种心灵感应，我什么信号都接收不到。（Milner et al., 2019, p.2398）

我访谈的大多数女孩和成年女性都不乏与人互动的意愿，但是常常清楚地意识到要做到这一点很难——尽管她们有这样做的意愿——从很小的时候就意识到了。她们碰到事情的时候好像都是靠理性而不是直觉应对，好像得先观察，甚至是躲到很远的地方观察，然后才能推断出来应该怎么反应，但是往往会漏掉一些重要信息，比如怎么交朋友、怎么做朋友。这就意味着这个过程需要大量的早期意识觉醒和认知处理能力。可以想象，对于一个孤独症孩子来说，这会让她多么无助、疲惫和困惑，她可能还有这种感觉：怎么好像大家都"明白"，只有我不明白。

> 游戏时间非常难熬。我不明白别的孩子怎么就知道应该做什么、和谁一起玩的，就我自己只能一个人在操场上四处晃悠，有时站在一群孩子中间，怪怪的，也不说什么。我觉得这就够了，站在人群里面，就好像他们玩的什么也有我一份，这就够了，但其实绝大部分时间里我只是看着人家玩。

> 我记得我好像觉得自己应该找个人一对一玩的，因为别人都不自己一个人玩，但我就是不知道怎么找。

当然，也有些女性不愿意主动找人互动，而且还逃避与人互动。利亚娜·霍利迪·维利（2014）就曾回忆说她小时候特别不愿意跟同龄人在一起，比起她们，她更喜欢和自己想象中的朋友在一起。不管是哪种情况，沉默也好，主动也好，在我的研究中，大多数女孩在成年之前都没有确诊，没有人怀疑她们可能有孤独症，尽管现在回想起来，这些表现都可以明确提示某些异常。细想之下，很容易将这些行为归结为害羞，在某些情况下甚至当成是高智商的表现，但是如果结合整体情况，再加上对孤独症的了解，其实不难看出孤独症的迹象。

那些人只是行走的噪声机器。我不想和他们在一起，大部分时间我都满心盼着一个人待一会儿。

上幼儿园的第一天，我躲在妈妈身后，和她还有其他家长站在一起，盯着那些小孩，我根本就不想和他们一起玩。

玩游戏的时候，A 总是在栅栏边上跑上跑下的，不停地晃手、拍巴掌，不知道自己在那儿琢磨些啥。（家长）

参加访谈的女性小时候就很明显地意识到了其他孩子对自己只是忍让，而不是喜欢，这种意识对自信心和幸福感肯定产生了相当大的影响。

我在班里交了几个朋友，他们都对我指手画脚的，到最后还都不喜欢我了。在班里没朋友的时候，我就和低年级的孩子一起玩，但最后即便是他们也会说我应该和同龄孩子一起玩。

超过 25% 的受访女性在童年时遭遇过霸凌。针对孤独症人士的霸凌屡见不鲜，我在工作中很少遇到没有被欺负过的孤独症孩子，不管是在校园里还是校园外。对于有些孤独症女孩来说，她们的“害羞”、安静、不扎眼在某种程度上可能保护了她们免受欺凌。也许那些遭遇欺凌的女孩在某些方面表现得明显不一样，这才使她们容易成为别人的目标。很多回答给人留下了这样的印象：对于欺凌者（或者不管是谁）来说，这些女孩太乏味无趣了，所以她们大多只是没有玩伴而已，但还不至于被人欺负，然而可悲的是，事实并非总是如此。

我总是挨欺负。很多时候，甚至我自认为是好朋友的那些人也欺负我。集体活动的时候，总是没人选我，也没有人请我参加聚会，经常有人骂我，有一次他们居然在我的椅子上涂胶水。

　　我小学时确实和"地位最高"的一群朋友一起混过，因为他们让我少挨了很多欺负……不过我不会真的称之为"友谊"，倒更像是各取所需。

这并不是说所有孤独症女孩都是被动型的。有些女孩可能会直言不讳、无所顾忌，给人的印象是咄咄逼人或者蛮横霸道，互动中总是要说了算，游戏有变化或者事情不顺心的时候就会闹腾。孩子可能会显得非常较真，完全不能容忍在她们眼里"做错了"的人。

　　我姐姐说，我们小时候，她一直以为我很烦她……我记得自己非常霸道，总想指挥他们（兄弟姐妹）该怎么玩。

对于这些女孩来说，她们的社交困难主要表现在太过积极主动但社交方面又很笨拙，有时还过于强势。艾琳·瑞丽－豪（2012）指出，女孩如果表现得比较强势，老师就不会像对男孩那么宽容，因为大家都觉得女孩从小就应该比男孩有礼貌，更能体谅他人的感受。

　　我有点像"判官"……但只是针对那些我认为犯了错的人。即便是小时候，我也有着强烈的正义感。但是对于那些上了我黑名单的人，可以说，我对他们简直没有人性，还会因为打人家而被逐出集体。

　　我有时候就是个恶霸，尤其是和比我小的孩子在一起的时候。他们让我去打他们不喜欢的孩子，我就去打，因为这样他们就能喜欢我。

我表达不清楚怎么回事的时候，就会变得相当粗暴，就会想还是让拳头说话得了。

孤独症女孩好像也有朋友，或者更确切地说，一般只有一个朋友，所以孩子看起来不是特别孤立，也没有"独来独往"。对于有些女孩来说，这唯一的朋友可以成为她的救星，帮助她进入社交圈子。朋友可以成为她迷恋和关注的对象，如果朋友要和其他孩子一起玩，可能会给孤独症女孩造成极大的痛苦。

从很小的时候起，我就渴望独占"最好的朋友"。

我的烦恼大多都是因为自己的朋友有了别的朋友，而那些人我要么不喜欢，要么处不来……我真的不想跟别人共享好友。（Bargiela et al., 2016, p.3289）

还有些孤独症女性表示，大集体对她们来说是最好的地方，因为她们可以"溜边眯着"，几乎不需要参与进去（Attwood, 2007）。

人一多就意味着我可以微笑也可以大笑，可以"随大流"、不扎眼，还可以假装合群。

孤独症女孩的朋友往往与她们非常相似——普通女孩也会出于各种原因觉得社交很难——或者与她们非常不同，有些非常善于社交的女孩也会愿意迁就跟不上节奏的女孩，还会对她们百般照顾。所有这些都会让没太仔细观察的人得出这样的结论：孤独症女孩的社交一切正常。

他们（孤独症女孩的朋友）都是大家眼里的怪人，原因不一。

我形容她（孤独症女孩的朋友）是"社交拐棍"。（家长）

她的朋友都是外国孩子，都说外语。（家长）

孤独症女孩还有一种朋友也很常见：男孩。我访谈过的绝大多数女孩和孤独症成年女性都认为自己是"假小子"，并且／或者觉得别的女孩在社交技能方面比男孩复杂得多、微妙得多。尤其是在青少年时期，在这个阶段，交朋友不再是看兴趣是不是一样，而是看性格是否合得来，女孩子之间的关系错综复杂、千变万化，孤独症女孩可能很难把握。

我在学校总想和男孩一起玩。我觉得自己搞不明白别的女孩怎么回事，和她们在一起感觉很不舒服，她们总是嘀嘀咕咕、叽叽咯咯的。大多数女孩并不友善，而且很刻薄，还爱搞小团体。

我就是觉得和男的在一起自在得多，因为他们更容易相处。他们不会话里有话，你不用担心他们对你说三道四，也不用担心他们别有用心。他们基本就是有什么说什么。（Bargiela et al., 2016, p.3289）

从小就喜欢和成年人互动，不愿意和同龄人互动，好像是很多孤独症谱系女孩的共同特征，大约 60% 的受访者表示，她们选择玩伴的时候，会首选成年人。母亲和祖父母也是她们比较喜欢的玩伴。有些女孩甚至除了这些人根本不需要别人和她们一起玩。

A 只想和我在一起待着，她一直都是这么跟我说的。（家长）

我很少主动找别人，我找人都是为了完成某个特定的任务，或者玩什么特定的游戏，或者让人帮我完成什么东西。我从来没有为了闲聊啦、跟人一起游戏啦、想跟人抱抱等乱七八糟的事主动找过谁。我更喜欢跟成年人在一起。

成年人没有同龄人那么复杂，相处起来比较简单，跟他们沟通也比较顺畅。我小时候，过生日首选的活动就是打一晚上纸牌，玩伴就是我们一家人，就这么几个人，我妈妈都认识一辈子了：两个老头老太太再加上两个大人，我是唯一的小孩。我从来都没办过生日聚会，除了和另一个小孩喝生日茶——每年的食物都一样，都是我选的（小饺子、土豆泥、豌豆，然后是瑞士卷和淡炼乳）。在一群孩子的社交聚会上成为众人瞩目的焦点，想想我都觉得可怕，大人的生日聚会也是一样。

儿童期的掩饰和伪装

我们注意到，孤独症女孩通过观察和模仿他人的行为学习如何在社交方面表现得跟大家一样，还会通过玩洋娃娃和玩具巩固练习这些行为。如果她们扮演的是个擅长社交的女孩，就会重现自己曾经观察过或者无意中看到的场景和对话。这种角色扮演有助于她们分析和演习各种不同的社交情境（Attwood et al., 2006）。孤独症女孩还有一个共同兴趣：看小说，这也是一个很有用的工具，可以帮助她们了解如何与人沟通交往。等到长大以后，她们可能还会求助于心理学书籍或者某些励志类书籍了解这方面的知识，不过在这个阶段，她们进行社会研究的来源可能还是儿童文学[①]。

> 我小时候有一个"宝库"，里面全是我喜欢或者我觉得有意思的话，都是我从卡通片和电视节目里听到的。跟别人说话的时候我就用这些话作为回应。10岁左右，我开始把歌词、书和诗里的一些金句收录进去。这些金句是我表达情绪的时候用的，因为有时候吧，我感觉自己读到的或者听到的正好就是

---

① 译注：此处原文是 Enid Blyton（伊妮德·布莱顿），英国儿童文学作家。

我想说的，但是我自己就不如人家表达或者解释得那么到位，这种时候就能用上宝库里的这些话了。

她很努力想要通过观察和模仿别人的行为交朋友，但都没怎么成功过。(家长)

虽说我用的是"模仿"这个词，但其实这种"模仿"绝对不是有意识的努力。我甚至都意识不到自己在模仿别人的口音，直到事后回想起来才明白……我现在明白了当时周围人确实把我当成一个怪物了，但我觉得那时候我就是意识不到。我能记得的就是我总是坐在一个小团体旁边，希望他们不会因为我一声不响地戳在那儿而生我的气，我企盼着多待一会儿，熬过社交时间。

青春期的社交关系

我觉得自己小时候意识不到什么是社会规范，所以注意不到自己和别人有多不一样，也察觉不到自己"没有做对"。但是随着年龄的增长，我越来越觉得自己和别人不一样，也越来越渴望有人喜欢我。

我搞不懂女孩抱团都在干吗。我总是很边缘的那个，觉得自己很没本事。

我经常觉得自己好像在窥视别人——看别人怎么做的，不断观察他们的一言一行，所以我学会了"表现得正常点"。我告诉他们我是阿斯，从大家当时的反应来看，我平时应该是个好演员。

> 我理解不了十几岁女孩那些莫名其妙的"潜规则"，这就意味着我总是说错话/做错事。（Baldwin and Costley, 2016, p.490）

人们普遍认为孤独症女孩小时候在社交和沟通方面的行为问题不像孤独症男孩那么严重，不过这可能是因为她们采取了伪装行为，掩盖了这些困难。然而，进入青春期和成年以后，女孩在社交方面的困难更多，尤其是在同伴关系方面（McLennan et al., 1993）。普遍的观点是，女孩们在一起的活动大多建立在社交和沟通的基础上，与之相比，男孩们之间的关系很大程度上还是建立在共同的话题或活动（体育、特殊兴趣）上，因此，对男孩在语言和非语言解读能力方面没有那么高的要求。有些女孩更喜欢和男孩在一起，因为他们之间的共同兴趣更多，还不用进行太多涉及情绪的对话（Tierney et al., 2016）。孤独症作家鲁迪·西蒙尼这样描述自己在青春期前后的社交能力变化：

> 我有很多朋友……不过那是青春期之前的事了。进入青春期之后，突然间，我的个性好像就不酷了，几乎就是一夜之间的事。青春期之前，我的社交缺陷（作者鲁迪自己特意用的斜体）还只是差异而已，而青春期之后就成了我个性中明显的短板。（Simone, 2010, p.28）

> （她）对和别人谈话不感兴趣，除非聊的是她感兴趣的事情。她总是没完没了地说自己喜欢的话题，完全注意不到对方是否感兴趣。（家长）

交友的意愿很多，但经常遭到拒绝，常常让人纠结，实在太难了（Tierney et al., 2016）。努力融入集体——怎么也融不进去——反反复复，这种事在访谈中经常被提及。为了破解社交谜题，融入圈子、得到接纳，就需要学习、模仿和努力。利亚娜·霍利迪·维利描述过自己的"同化行为"，就是现在所说的伪装和掩盖：

> 我能模仿口音、声音变化、面部表情、手部动作、走路步态和微妙手势，我在这方面的能力简直不可思议，就好像变成了正在模仿的那个人。（Holliday willey, 2014, p.29)

> 我有时候会在谈正经事的时候模仿电视剧，比如《吸血鬼日记》中的某个角色，对方看出来以后会觉得很不高兴，觉得我怠慢了他们，或者觉得我挺能装的。和朋友一起重温我最喜欢的电视节目或电影，提到其中有个角色的台词，而我之前曾经引用过那句话，他们就会说："哎，你那句话是从电影里学的吗？原来不是你自己说的呀？"我不懂他们这么说是什么意思，因为没有什么话是"我的话"啊，英语这种语言又不是我创造的，句子怎么组合在一起也不是我规定的。

> 我必须集中精力说话，才能让自己的声音听起来好听点，稍微不注意的话，我的声音就会听起来又刺耳又单调。

孤独症女孩还会有其他方面的困难，主要原因是不仅理解不了青少年群体中的某些信号和处事逻辑，还会把别人变成自己感兴趣的研究对象，变得非常痴迷而且专注。年轻的孤独症女性可能想要"独占"某个朋友，不理解为什么对方有自己做朋友还要和别人在一起。

> 我认为康妮又漂亮又聪明，还会弹钢琴。她走到哪儿我就跟到哪儿，我实在不明白为什么她有时不想让我跟着，为什么她想和别人一起玩，不跟我在一起。（Lawson, 1998, p.58)

随着年龄的增长，大多数孤独症女孩可能都会把自己的社交表现与同性同龄人进行比较，这个时候就会意识到自己确实"跟别人不一样"（Holliday Willey, 2001; Stewart, 2012）。在我的研究中，虽然很多女性多年以后才得以确诊，但她们还是能回想起来自己曾经有过这种意识。

> 我觉得自己的操作系统好像和别人不一样，我的操作系统中装着一个非常好的模拟器。我告诉过几个人我有孤独症，他们当时都很震惊。我挺合群的，从某种程度上说我可以表现得和普通人一样，但那并不是我，也不能让我内心感到满足，那个我是空心的，毫无意义。

> 我非常清楚自己"和别人不一样"，不合群，也不想合群，因为我看不出做个所谓的正常人（典型发育的普通人）有什么好的。我尝试跟同龄人交往，但总是失败，我能感觉出来别人排斥我。我能感觉出来父母以我为耻，因为他们觉得我很奇怪，总是让他们丢脸。

> 我为了表现正常，付出了很多努力，换来的结果就是因为你表现正常，所以没人注意到你付出了多少努力。我在网上看到有些孩子干的事很出格，我就想我当初应该烧几辆车就对了。（Bargiela et al., 2016, p.3286）

有些孤独症女性还碰到一个矛盾的悖论，似乎很多孤独症人士都遭遇过这种困境：一方面看不上同龄人之间的肤浅关系，另一方面又很希望能被同龄人接纳。受访者还提到自己成年以后感到了一种解脱，因为终于不再需要混青少年的世界了，对她们来说，这个世界和自己实在太不合拍了。青春期的时候，她们要面对成年人在社交关系中的压力和困惑，却不像成年人那样有选择退出的权利（因为得在学校待下去）。

温·劳森说，当年她父亲告诉她要带她认识一个女孩（温当时是女性），让她们交朋友，她就采取了这样的对策：

> 那个女孩问了我好多问题，我大多回答"是""对"。这种做法似乎是最安全的。根据我的经验，你给出肯定回答的时候，人们会更开心。（Lawson, 1998, p.17）

> 我付出了很多努力想融入集体，但全都失败了，到十八九岁的时候，我就已经放弃了。从很小的时候起，我就知道自己和别人不一样。老实说，现在的我根本不在乎自己合不合群了。我看透了，所谓正常人的世界和文化也就那么回事，我没兴趣为了成为其中一分子而出卖自己。

> 为了合群，我努力去穿"对"的衣服，努力去喜欢别人喜欢的东西，但从来没成功过，这种情况就有点像你拼命去说一门外语，但其实又说不利索——你可以对付一阵子，但最终还是会被发现，暴露自己的无知。

对于社交关系，尤其是与其他女孩的社交关系，这些年轻女性的看法清楚地表明她们与同龄人的想法和感受都有很大不同。

她们对于友谊有自己独特的想法、兴趣以及要求。有些人会被欺负，有些人会被排斥，有些人可以在边缘游走。她们的同龄人也意识到了她们是不一样的，但她们周围的成年人却没有意识到（Bargiela et al., 2016）。

> 现实生活中的女孩都不是我喜欢接近的类型，尤其是叽叽喳喳、吵吵闹闹、整天描眉画眼的高中生。

> 这些女孩欺负我，可别人却告诉我不要跟她们对着干，但我其实并没有跟她们对着干，我只是做我自己罢了。（Bargiela et al., 2016, p.3286）

13 岁的时候，有个女孩拿我做了个实验——她叫我"贱货"。我当时很蒙，因为她是少数几个对我还不错的人之一，或者至少不可怕。骂完之后，她说："你不知道如何反应，是吧？"她看得很清楚，对这种事该怎么反应，这个知识点不在我的"存储卡"里。

也有些人好像没有惹烦过同龄女孩，要么是因为她们很不显眼，并且／或者人家对她们不感兴趣，要么是因为她们还挺招人喜欢的，人家一定程度上还能容忍她们。

十几岁的时候，我运气相当好——我有两个好朋友，从小一起长大，我一直跟在她俩屁股后头混来着。

进入青春期以后，孤独症女孩在社交、自理、教育和独立性等方面背负了更多的期待和要求，因此也导致了这个时期的心理健康问题更为明显。同伴的排斥和孤立导致需要专业支持的孤独症女性人数比孤独症男性要多（Tierney et al., 2016）。她们可能会出现明显的焦虑、自伤或进食障碍等迹象，但专业人士可能不会将这些表现与孤独症联系起来，因为她们可能还没确诊。其中有些表现可能会被误以为是青春期问题，采取的应对方式对她们缓解压力没有任何帮助，因为她们的压力根源是一个孤独症女孩如何在这个不是为她们打造的社交世界中活下去。

十几、二十来岁的时候，为了合群，我总是照着大家的期望和要求行事。我去过夜店，那是我最讨厌的地方；还去过童子军夏令营，让我很痛苦，还因此病了一场。即便是这样，我后来还和一个校友去了西班牙度假，就因为他们认为这是我应该做的事情。但我中途还是回了家，花了大约一年的时间才恢复过来，因为我的精神健康受到了严重影响。

成年以后的社交关系

最近有人问我，有没有什么办法能让我可以享受社交的乐趣。他说，如果我们不抱什么期待（比如希望你回应、说话），不让你因为这个背负什么压力，再把人数保持在两三个人左右，这样也不会太吵，各方面都调整一下，你觉得怎么样？嗯，我回答，如果你把社交活动中所有我不喜欢的部分都去掉，我想答案应该是，可以，我可能会喜欢那种社交活动。（Kearns miller, 2003, p.239）

我有时觉得自己好像很难在友谊／关系中把握好平衡或互惠的度。我经常觉得自己在友谊中得到的比付出的多，而在爱情中付出的比得到的多。我常常是要么一头扎进去，要么浅尝辄止，因为我会在人际关系中陷得很深很深。我是速热型的，动不动就想象着怎么和对方深入彼此的生活。

对于孤独症成年女性来说，友谊和人际交往依然是她们耗费心力、头痛焦虑的主要原因。对于有些人来说，成年以后，她们对自己更接纳，也更清楚什么样的人和关系对自己最合适。艰难困苦的青少年时期已经过去，现在要面对的是选择与哪些人"为伍"的问题。关于友谊，有三个方面的问题需要考虑：第一是要知道谁有可能成为自己的朋友，对方一旦成为自己的朋友，自己要意识得到；第二是要在社交方面实实在在地付出努力，还要明白朋友就是要花时间在一起；第三是理解想要维系友谊就得时不时地见面（接触）。所有这些因素都会影响孤独症女性结交朋友和维系友谊的能力，除此之外，她们还得能够接受与他人共处，这样才能保证一定时长的社交接触。上述几个方面的困难与孤独症的核心诊断标准也都直接相关。

确诊之前，我以为自己是因为不讨人喜欢才交不到朋友，后来我明白了，是因为我很难用一种让人们感到舒服的方式交流，形成友谊的纽带。还没确诊的时候，每次我"缩回壳里"，别人就会说我"喜怒无常"或"爱生闷气"，但实际上，我内心深处常常感到的是平静和快乐，别人生气的时候，我还会觉得奇怪。这也解释了为什么我很难表现得跟大部分人一样"正常"，为什么我觉得天天过得这么累。

我观察过有些认识的人对待朋友的方式，他们好像就是有那种……你来我往 / 来来回回的互动，而且看起来毫不费力。

对于孤独症女性来说，交友这个问题非常复杂，她们需要很多年才能搞明白成为朋友意味着什么，或者怎么才能在没有焦虑、不怕拒绝、不怕失败的情况下与人相处。从小到大这么多年，一直觉得自己和别人不一样，这种感觉对她们是有伤害的，而且伤痕颇深。

我到现在也不确定成为朋友到底意味着什么、需要什么。

我到现在都记得，大学里有个男生对我说："丽贝卡，你知道吗，你得先像个朋友的样，然后才能交到朋友。"他这么说的时候，我都惊呆了，我到现在依然记得非常清楚——也依然在纳闷：我哪里做得不到位，哪里不像个朋友的样了。

就我个人的情况，除了自己家人（伴侣和孩子），我保持联系的也就五个人左右。他们都确诊了孤独症，特征表现很多，还有男同性恋。我没有普通（NT）女性朋友，也没有直男朋友，对我来说，这两个群体在社交方面实在太复杂也太可怕了，我招架不了（男同性恋比较安全，因为不用担心彼此误会 / 忽略对方的魅力）。

除非是安排了会面或者为了讨论某个具体问题，否则我几乎不会与这些人联系。我不怀念和他们在一起的时光，即便我确实挺喜欢他们的，也关心他们是不是快乐幸福，但是就算再也不见到他们，我可能也没有什么感觉。在我的一生中，让我真正感觉到"默契"的人两只手就能数过来。

孤独症女性在生活中一般很少与人互动，互动时的人数往往也很少。她们通常喜欢一对一地见面，见面次数也不用太多。对于大多数人来说，这已经足以满足她们的社交需求了。对于一位孤独症女性来说，伴侣是她生活中唯一需要的人。与伴侣关系良好，就可以让她拥有大多数孤独症女性所渴求的东西：无条件地接纳。

> 我从不和朋友见面，也没有什么想见的意愿。我最好的朋友就是我的丈夫，他真的很接纳我。在过去的十年里，他一直陪伴着我，从不对我说这说那的，我非常爱他。

孤独症女性曾经提到互动会让她们心力交瘁，因此互动之前她们需要做好准备，互动之后还需要缓一缓。她们还提到自己意识到利用各种面具和社交脚本有助于她们顺利与外部世界进行必要的互动。

> 这就有点像你站在局外往里看，那只是从外面观察这个世界而已，等到你不得不直接参与其中时，就会发现有时是有点困难的。（Milner et al., 2019, p.2398）

> 每次社交接触我都需要不断地解码，然后选择合适的回应。去教堂、下饭店、吃饭时都应该怎么做，在非正式、半正式、正式场合都应该注意什么，所有这些我都事先编好了合适的程序／练习了得体的举止。（Kearnsmiller, 2003, p.255）

有位女士制作了一份在乘坐公共交通工具时与人互动的指南手册。她还列出了应该对司机微笑几次才不会让自己看起来"傻乎乎"的。她解释说，她经常需要复盘和分析社交互动过程，以便发现自己哪里做得不对劲，这种做法占用了大量的时间，当然也耗费了大量精力。（孤独症专业支持人员）

从这些女性身上，我们可以体会到的是，庞大的社交网络并不是必需的，打造一个适合孤独症人士的社交世界才是她们获得幸福感的最佳途径。希望孤独症女性能够明白，如果说交一大堆朋友就是成功，那么她们确实是"不成功"，但这种"不成功"其实非常正常，明白这些能让她们认可自己的价值，更加接纳自己。

就我自己来说，即便是我认识多年的朋友，一起交流也很困难。和他们在一起时，我必须有意识地努力"一直保持工作状态"，所以，每次到最后我都心力交瘁，要是过不了多久就又要见面，我可实在受不了。

每次轮到我回请别人吃饭的时候，我都是一下子请上八到十个人，尽量把该还的人情一次性都还了。

我当朋友的人只有三个，我每隔几个月才见他们一次。不过，我觉得就算和他们在一起也没什么可聊的。

我最好的朋友住在纽约，我一般一年见她几次，平时大约每周通一次电话，或者通过网络／短信和她聊聊天。最近，她来看我的次数比以前多了，这就有点麻烦了。我觉得她总来看我让我很疲惫，我想告诉她我其实不太想见她，但又怕她伤心，我不知道怎么说才好。

有些人会感觉自己正在做喜欢的事，却被别人"打乱了节奏"。

我觉得这与大多数普通女性形成了鲜明的对比，后者往往喜欢社交，喜欢扎堆多过喜欢独处。

> 我还有一些朋友，偶尔会见面的那种，也许两个月见一次。这就很适合我了，因为我发现大家工作都很辛苦，而我正好也没有时间和精力社交，我有别的事要做。

对有些孤独症女性来说，她们的社交互动必须有某种目的或功能，单纯见面聊天对她们来说没有任何吸引力。人们普遍认为，分享彼此感兴趣的东西是孤独症人士发展社交关系的一个核心方面，女性在这方面也没有什么两样。大多数情况下，她们觉得这种关系是按照自己的方式发展的，需要满足她们自己的要求，而不是为了建立一种双向的情感联结。

> 我真的不想要更多的朋友，实在应付不来……我觉得理想情况是有一个对信息技术比较了解的朋友，能在这方面无偿帮我，但只能再多这一个朋友，不能再多了。

> 我是"利用"友谊的人，我喜欢比我懂得多的人，所以我总是努力和聪明博学的人交朋友。我非常不能容忍我眼中的蠢人。

> 我和朋友的友谊更多的是建立在相互交流知识和 / 或提供实际帮助或建议的基础上。我和朋友不会无缘无故地"闲聊"或者见面喝咖啡。所有的互动都要有一个目的才行。我猜有些人可能会说我们只是彼此利用，但我觉得，即便是"正常人"之间互相交朋友，在某种程度上也是有目的的啊，只不过他们交朋友的目的就是交朋友罢了。

有些女性发现，总有一些特定类型的人，要么是对她们有吸引力，要么是被她们所吸引。

我觉得，有些人有一种母性，很愿意把我置于她的羽翼之下——喜欢"修理"男人的女人是不是也是这种类型的？但是，这种女人的问题就是总免不了对我颐指气使或者利用我达到自己的目的。可惜我察觉得总是太晚。一般来说，我能做的就是什么也不说就走开了，这辈子有过几次吧。

我成年以后只有一位女性朋友，我们已经是 20 多年的朋友了。她也很可能是谱系……回想起来，我感觉我有很多男性朋友可能也是阿斯……他们都很特别，也很出色，和他们在一起真的很有趣。

孤独症女性在成年之后会发现自己和其他女性依然不是同道中人，和 10 岁时没有什么两样。一项来自临床医生的研究指出，在求医的孤独症女性中，和普通同龄人有朋友关系的人很少（Cumin et al., 2022）。普通女性可能更擅长社交，情感上更希望彼此心有灵犀，或者更希望对方能够共情自己的感受。而孤独症女性通常是务实型的，她们可以迅速提供可行建议和解决方案，但不太习惯拥抱啊、安慰啊那些老套的东西。她们在处理情绪的时候反应是滞后的、脱节的，或者她们在意和不在意的东西和普通人也不太一样，因此可能很难对他人的感受产生情感上的共鸣。例如，孤独症女性可能会因为某些不公正的事而感到极度痛苦，而普通女性对此根本就不在意；普通女性可能比较在意关系远近、谁先谁后这些小心机，而孤独症女性甚至根本注意不到。共情的概念是双向的，如果双方的世界观不一样，可以说共情是很难实现的。

我不喜欢别的女的，太有心机了，而且往往都很无聊。她们很少有相同的兴趣，更别说感兴趣的程度了。她们总是对别人说三道四的，特别八卦，废话还特别多。她们在意的全是些鸡零狗碎的事，谁谁谁穿的什么啦，长得怎么样啦，人缘好不好啦，等等。她们一个个争强好胜，嫉妒心强，还特别刻薄。

结交网友

对于现在的孤独症女性来说，互联网似乎提供了一个有利空间，方便她们找到志同道合的朋友，还不需要应付面对面互动的复杂情况——在网上，没人在乎你穿的衣服得不得体、表情合不合适。有些年轻一点的女性表示，她们与他人所有的互动都在网上，根本没有面对面的接触。对于有些受访者来说，电子游戏很重要，加入游戏社群让她们交到了朋友。这种形式对于很多孤独症人士都很适合，因为这意味着他们可以待在自己家里，在没有压力的环境中以自己的方式与外界接触——毕竟，比起从聚会上尴尬离场，下线还是容易多了。

> 我在网上有朋友，有男的，有女的，也有非二元性别的。我跟他们聊的东西都不一样，不过聊的时候总是一对一。我确实想交更多的朋友，但我不想给他们增加负担。

> 我在社交媒体上有很多朋友，对我来说，这是一个理想的平台，因为可以省去那些让我尴尬的人际互动。

> 不过，我也会有感到非常孤独、情绪低落的时候，除了咨询师、倡导者还有几个非常远的——我的意思就是真的距离远——兄弟姐妹，连个说话的人都没有。

对于社交媒体，罗宾·斯图尔特曾经谈到，孤独症人士对脸书上的"好友"这个概念可能会有困惑：

在脸书上，你可以解除和一个人的好友关系。很多孤独症谱系人士会对此感到不安。他们可能会问自己：这个人不再是我的朋友了吗？但其实脸书上的朋友和真正的朋友是不一样的。真正的朋友是关心你的人，他们不会解除和你的好友关系。（Jansen and Rombout, 2014, p.66）

喜欢动物

不是只有人才有可能成为孤独症女性的朋友，动物在有些女性的生活中举足轻重，而且人们普遍认为动物在很多孤独症人士的生活中有着重要意义。动物（因为没有多少面部表情）很容易懂，没有成见偏见，不挑剔、很忠诚，（除了食物、抚摸、玩耍、睡眠之外）需求不多，也很容易满足。也难怪孤独症人士往往喜欢动物多过喜欢人类，而且觉得自己和动物才有真正的共鸣——也许是因为他们的认知方式更加直接、更像动物，没有阴谋诡计，也不会自欺欺人。

比起人，我更喜欢动物。我经常说，如果是狗，十只里有九只都能跟我处得来，而人的情况正好相反……我一直觉得动物比人更理解我，它们对我的要求也没那么多。比起我最好的朋友，我更喜欢我的狗。

动物吧，动物才是我真正的朋友，我真的觉得我对动物有一种天然的亲切感，从很小的时候就开始了。

我觉得比起人我更容易看懂动物……有时我真希望自己是一只动物，或者至少是一个"可以与野生动物打成一片"的人，比如在某些原始部落，过着比较简单的生活，当然了，这种生活肯定比较耗体力就是了。

宁愿独处

不是所有孤独症女性都觉得自己需要社会关系的，有些人很喜欢独处，可以自由地按自己的节奏做自己感兴趣的事。对很多女性来说，家绝对是一个避风港——在家里，她们可以卸下伪装的面具，放松对自己的社交监督。27% 的孤独症女性更喜欢自己一个人待着，相比之下，喜欢一个人独处的孤独症男性只有 10%。仅有 19% 的孤独症女性说爱情和婚姻是她们未来优先考虑的事情，而持同样想法的男性达到 40%（Baldwin and Costley, 2016）。

走出家门就好像是要鼓足好大勇气才能做到的一件事，好像是去突袭敌占区一样，因此有些女性可能会出现"窝"在安全舒适区的问题，很少愿意冒险出门。如果这是发自内心的选择，那也没什么，但是专业人士需要意识到，她们可能需要一些鼓励才能尝试走出心墙，走进外面的世界。

> 现如今，一个人坐在咖啡店里也没什么，这一点我很喜欢。感觉自己属于这个世界，但又没有交流的压力，这种感觉真的不错。（National Autistic Society, 2013a）

> 没有"朋友"并没有让我感到特别失落，我不觉得朋友是必需品。怎么就非得有朋友不可呢？没有就好像生活"不正常"了似的，几乎都成了一个逃不掉的要求了。

> 我有时会为打电话订餐之类的事情纠结，非常感激现代科技，让我可以不用和人类打交道就能点餐。

> 不用走出家门见人的时候，我最开心。

与世隔绝

……超级超级喜欢一个人独处，喜欢得不可思议，几乎到了上瘾的地步，但同时又感到极度的孤独。(Kock et al., 2019, p.15)

随着年龄的增长，有些女性往往发现要找到志同道合的人实在是很难，因此会觉得自己形单影只、与世隔绝，尤其是如果没有长期的伴侣也没有孩子的话，这种感觉就更加明显。这与主动选择一个人独处——不管选择独处的原因是出于个人偏好还是为了应对过度疲劳或者孤独症倦怠——是不一样的，这一点将在第13章进一步讨论。

对于有些女性来说，加入某些团体和主动与邻居或同事联系是完全不可能的——她们对这种事情感到极度焦虑，甚至可能都不知道怎么迈出第一步。我太了解自己了，我放弃了很多夜校和活动（法语、跆拳道），因为这些课程的社交要求对我来说压力太大，太痛苦了，我实在招架不了，尽管这些课程教授的实际技能我都掌握得相当不错。拼命维系某些关系却总是做不到，可能比根本没试过更让人觉得挫败。

觉得自己与世隔绝，其实不在于有没有可以交往的人。的确，自己一个人去看电影，一个人吃饭，一个人度假，回到家的时候发现一切都和走出家门的时候一模一样，这种情况确实是因为没有可以交往的人。但与世隔绝的感觉比这些更严重。我生病了，没有人给我送汤，也没有人送我去医院。上了一天班，没有人可以一起聊聊有什么压力、有什么高兴事。焦虑的时候，也只能一直焦虑下去，没有朋友打电话让我开心起来。（National Autistic Society, 2013a）

在人生的这个阶段，我觉得自己根本没有可以分享兴趣的朋友，不过想想我的兴趣，这也没什么奇怪的。对于一个 43 岁的女人来说，我的品位实在太小众了（我喜欢金属乐，这种音乐有几十个分支，不过我只对其中两三种感兴趣）。

老龄化的社会影响

55 岁以上的孤独症成年人中，73% 的人最多有 3 个朋友，65% 的人说自己的朋友主要就是家人或者照顾他们的人（National Autistic Society, 2013b）。有人认为，孤独症女性可能对婚姻和孩子都不太感兴趣（Ingudomnukul et al., 2007），因此我们可以得出结论，没有家庭的孤独症女性将越来越多。我们还了解到孤独症女性的社交网络有限，在社交场合会感到焦虑。这些因素都有可能会让她们的孤独感比普通老年人更强。我们要明白，变老并不能消除孤独症的特征。虽然有人出于善意邀请她们去日间中心和午餐俱乐部，但是，对于这些女性来说，不管年龄多大，社交都很困难。

如果任由自己的性子来，我会很少与人互动，也不会发展关系，但我意识到，如果这种情况继续下去，我的晚年将非常孤独。随着年龄的增长，我会固化自己的生活方式，不再寻求他人的陪伴，但我确实想在余生中尝试拥有一些值得我珍惜的关系。

随着年龄的增长，我越来越感到孤独，因为真正关心我的人都走了……待在家里比出门更容易，尤其是出门还要涉及和其他人打交道的时候。我有自己固定的活动，待在自己家里很舒服。

我觉得我应该是害怕与世隔绝的，这种感觉一点儿都不愉快，我结婚前，年轻的时候也很讨厌这种感觉。不过，如果你把这个词从"与世隔绝"改成"自己独处"，听起来就还不错。

尽管我一直都活得挺艰难的，还有社交焦虑，但是我看了很多书，也有了一定的阅历，总体的感觉是：我相信随着年龄的增长，孤独症成年女性最终往往会接纳自己，不过孤独感也常常无处不在。随着年龄的增长，她们会更清楚自己想和谁在一起，多久见一次面、一次待多长时间。她们好像更能接受自己本来的样子，更加清楚自己的局限，在社交关系中也更有能力坚持表达自己的需求。对有些人来说，为了某些友谊付出了很大的代价，却没有实现想要的社会融合，这是不值得的，能认识到这些，就代表她们变得强大了，也认识到了自我的价值。这些女性在青少年时期为了社会融合花费了大量的时间和精力，考虑到这个因素，如果有一天她们能放慢节奏、认真思考，并且意识到走自己的路才是正确的选择，那也是令人鼓舞的。

第 7 章

性别意识

> 我既不认为自己是男孩，也不认为自己是女孩（尽管理智
> 上，我知道自己是女性）。我更倾向于认为自己是机器人或外星
> 人，因为我不大相信自己是人类，我和同龄人太不一样了，我能
> 看见的很多东西、能看懂的生命本质，他们都看不见、看不懂。
>
> 孤独症女性

性别认同

研究越来越认识到所谓的性别焦虑[①]与孤独症之间有相关性。与典型发育的普通儿童相比，在孤独症儿童中，出现性别认同障碍的可能性是普通儿童的四倍以上（Hisle-Gorman et al., 2019），有性别焦虑的人中 20% 有孤独症，而且这种焦虑将一直持续到青春期和成年期（van der Miesen et al., 2018）。在青春期，天生女性的女孩比男孩更容易出现性别焦虑，不过成年期的情况并非如此。研究发现有性别焦虑的人常常表现出极为明显的孤独症特征（Glidden et al., 2015; Heylens et al., 2018），不过目前还没有推测出其原因，原因可能不止一个（van der Miesen et al., 2016）。

为了清晰起见，本书使用"指派性别"一词指代出生时既定的生物属性，使用"社会性别"指代社会建构属性。[②]

[①] 译注：性别焦虑（gender dysphoria, GD），旧称社会性别焦虑、性别认同障碍、性别认同困惑、性倒错及易性癖。

[②] 译注：原文是"sex"（出生性别）和"gender"（社会性别）。

我有孤独症，年龄已经不小了，在成长过程中，从没听说过二元性别以外的词，也没有这方面的意识，我的很多同龄人也是如此，所以我们在这方面是晚熟的。就我自己来说，要是早知道不止我一个人在青少年时期不觉得自己是女性，那将对我非常有帮助，尤其是我打扮得很像男孩，还模仿身边的男孩，不像是我父母的女儿，倒像儿子。大多数人都以为我是个男孩，直到现在，尽管我留着长发，胸部很大，但还是经常被误认为是个男人。我一直觉得自己身上有点说不出来的"男子气"，别人下意识就能察觉到。我做过战斗机模型[①]，想当个战斗机飞行员，有自己的木工工具，收集汽车模型。在 20 世纪 70 年代，这些爱好对于一个女孩来说是不太寻常的。在学校里，大家当我是"名誉男孩"，同意我参加男孩们玩的"叠罗汉"游戏（70 年代我上小学时流行的一种操场游戏，孩子们一个压一个叠在一起，然后再使劲从下面钻出来）。公平地说，没有女孩真的想参加这种游戏，所以这并不是什么光彩的事。如果我当时知道"非二元"这个词的话，肯定会认定自己是"非二元"的，那么对我来说就很可能是一种极大的解脱。现如今，年龄较小的孤独症女性和非二元 / 跨性别女性都有机会接触到和自己一样的人，因此不会感觉那么孤单，也不会觉得自己特别奇怪，还能减轻这些感受可能带来的心理困扰。

有些研究表明，由于产前雄激素水平可能出现异常（Auyeung et al., 2009），孤独症女孩和孤独症成年女性可能具有男性化或中性化的神经特质（Baron-Cohen, 2002; Bejerot et al., 2012）。有一点需要注意，选择某种服装或者某种玩具这种外在表现不一定代表内在认知特征。有些孤独症女孩穿粉衣服、玩洋娃娃，但她们的大脑和

---

① 译注：原文是 Airfix，世界飞机、军事车辆模型生产商。

思维过程往往比神经发育典型的普通女孩更加务实、更有逻辑，但在社会性方面的直觉较少。

> 我非常讨厌粉红色。我长大以后想当个水暖工，可惜的是他们不让。我觉得自己当水暖工的话应该能干得挺好的，能挣很多钱。

> 我觉得自己没个女孩样，但我可以装相。其实我这辈子都不想当什么公主，我宁愿当个超级英雄，动作片男主角也行！

接受本书访谈的人中，超过 75% 的人认为自己并不特别认同女孩常有的典型表现，甚至从小就是这样。孤独症女孩的父母以及孤独症成年女性都提到了这一点。不过正如之前讨论的那样，人们的看法往往是二元的，不是男孩就是女孩，而事实上她们可能就是比较中性。大多数受访者使用了"假小子"这个词（我们提问的时候刻意没有使用这个词，是受访者自己说的）。对于那些不喜欢男孩典型表现的人来说，她们认同的其实是中性化的东西：

> 我是个假小子，不喜欢化妆，但我还是希望自己能跟别的女孩差不多。我喜欢摩托车，买了一辆，还学会了如何拆装和修理摩托车。

> 在成长的过程中，我基本就是个假小子，喜欢和男孩一起玩，不喜欢和女孩一起玩。小时候，我家人给我起的外号叫"泥腿子"和"小猴子"，因为我不是在地上打滚儿就是爬树。我玩的是乐高和麦卡诺[①]，不是洋娃娃，20 世纪 80 年代，我上中学的时候，选的劳动课是木工和金属加工，不是烹饪和缝纫。

---

① 译注：麦卡诺的主要产品是机械组件方面的模型玩具。

我和男孩更处得来，和他们在一起也更开心。有时我真希望自己是个男孩子。对男孩来说，好像什么事都容易得多。我从来都搞不懂女孩子。

我不是假小子。我很有女孩样，不过确实比较讲逻辑，也很务实。我情绪比较稳定，不太情绪化。我不喜欢游戏和戏剧。讨厌粉色，比较喜欢蓝色和红色，或者藏青色和白色。

我不擅长做女孩子。(Milner et al., 2019, p.2395)

我是顺性别、异性恋。可是，我是20世纪80年代长大的，我觉得在那个年代要做个大家眼里的标准女孩真的很难。我有时会剪男式的发型，而且曾经很长一段时间我都觉得只有穿毫无特色的宽松男装才舒服。我也想"假装"成"正常女孩"，但是每次都很失败，所以我经常像男孩一样说话行事，甚至像男孩一样穿着打扮，尽管我并不想成为男孩……我觉得，就我个人而言，不管是想要表现得有女人样还是男人样，都是在掩饰我的孤独症特质，而且我两样都没表现好！

之前讨论过孤独症女性中常见的"假小子"现象，也听到了女孩和成年女性讲述自己在童年期和成年期与女性同龄人相处的困难。我们提到很多人无法认同"女孩子气"的东西，交流方式也是典型的男性风格，直截了当。因此，如果孤独症女性想要定义自己的性别身份的时候，会因为太讲逻辑而搞不清楚自己到底属于哪个性别，也想不明白自己到底是什么样的人，有可能想和什么人睡觉（如果能找到那么一个人的话），出现这种情况应该并不奇怪。这种性别认同感可能不是靠本能自然而然就能感觉得到的，可能需要"后天培养"。

从 15 岁到 24 岁左右，我都没觉得自己有变成男人的想法，但我确实很难搞明白，在大家眼里到底应该怎么样才算有个女人样。有时候我怀疑自己是不是生错了性别。我在我所认识的女人身上看不到自己的影子，也看不到自己的未来。我不知道自己的成人身份能是什么。我对自己的性别认同也没什么特别的倾向，在女权主义和性别/性政治领域都活跃过几年。

作为一个成年人，我不觉得我有女性的自我认同。尽管我知道自己是个中年女人，也不是女同性恋，但在内心深处，我常常觉得自己是一个年轻男人。

必须强调的是，并不是所有孤独症女性都有这方面的困惑，有些人对自己的社会性别和性取向有着清晰而强烈的感觉，与她们和同龄人的相处经历无关。不过，好像确实有很多人会感觉困惑和孤单，觉得自己和什么人都不一样——跟男性不一样，跟女性也不一样，有这种感觉的人比我们想象的要多。区分性别认同和性取向也很重要，因为两者并不一定相关。例如，感觉自己像男性多过像女性的女人不一定就是同性恋，也不一定就是跨性别者，也有可能是个快乐的异性恋女人。

思维更像男的，有理智、讲逻辑、性情平和、不说废话，情绪感知和表达方面也像男的，不过，所有女性化、女人味的东西我也都喜欢（做头发、买衣服、做美甲、化妆、美容、装饰、烹饪）。

我不太能理解"性别认同"这个概念，我一直觉得自己是女性，并且为此感到自豪。我认为，性别只在生理/生物学方面有意义，除此之外，不会对我的生活产生什么影响，我和我哥哥只是在染色体、生殖器官、天生的力量 / 身高以及生育能力上不同罢了。

我从来都不是一个"有女人味的人"。我说话总是挺冲的。我受不了化妆，几乎不梳头。有段时间我觉得自己应该表现得更有"女人味"一点，因为和很有"女人味"的人在一起，我觉得挺难为情的。"女人味"对我来说一直都是缺失的部分，所以我通过模仿周围的女性来融入她们。（Schembari, 2023）

我访谈过的女性并不总是用是不是神经发育典型（简称 NT）、属不属于二元性别定义自己，她们有时比较喜欢宽泛一点的性别标签，比如"流性人"①或"第三性"。这表明她们既不觉得自己是男性，也不觉得自己是女性，而是其他的什么。该领域的专门研究也发现了类似的结果（Kallitsounaki et al., 2021; Miesen et al., 2016）。

虽然在普通人中也有这样定义自己的人，但是我在孤独症女性群体中碰到的这种人最多。还有一些研究者（Holliday Willey, 2014; Lawson, 1998; Simone, 2010）也讨论过孤独症女性的性别认同问题，发现她们的身份归属感流动性比较强。

我把自己定义为女人，但我是同性恋。我一直是同性恋，但是我年轻的时候还没有描述这个的术语。对我来说，别人的性别从来都不是问题。我觉得人有没有吸引力取决于他们是什么样的人，而不是他们属于什么性别。

我很少觉得自己是个女人。我大部分时间都觉得自己是个男人，但有时也觉得是介于两者之间，或者都不是，或者都是。

---

① 译注：流性人，指的是认为自己的性别不定、会随时间发生变化的人。流性人内心对自我性别的认知，即性别认同，并不始终限定于某个性别，可随着时间变化而变化。

（身为一个女人）很不幸，这是我遭到的诅咒。我一点儿也不认同我的皮囊。我看自己的身体，只有一个角度，就是如何用它取悦男人。我觉得我喜欢残忍地撩拨男人是为了戏弄他们、轻视他们。我的皮囊就像一个工具，我觉得这是最简单的说法了。我通过这个皮囊与周遭世界交流，反正我是尽力了。

我 18 岁就公开自己是双性恋/同性恋了。48 岁时，我认为自己是二元性别/同性恋。我马上就要服用微量睾酮（testosterone）了……我觉得自己一直都不明白性别是怎么回事，也不明白为什么要有性别。我是泛性恋①，不过这些建构出来的概念毫无意义，就像很多概念一样，全都毫无意义。也许孤独症人士对所有概念普遍都有质疑……我的性别并不重要。我觉得就这么简单。可是，从另一个层面来说，如果性别不重要，我为什么还要服用微量睾酮呢？我无法给出一个圆满的答案，只能说我觉得自己的声音应该更低沉一些，这样让我觉得更舒服。

我经常纠结自己到底算不算是典型的女性到男性的跨性别者，我觉得"流性人"这个词更合适。

在第 1 章中，我们讨论过巴伦-科恩、因古多木那卡尔、贝杰罗、欧阳及其同事所做的研究，他们都认为孤独症及其特征表现与睾酮有关。这些研究导致（有些人）得出了这样一个结论：孤独症谱系女性表现出的女性特征较少。这个结论往往被解读成了孤独症女孩更男性化。但是，前面曾经讨论过，贝杰罗等人（2012）认为，她们的特征可能只是更中性（即非明确性别），不一定就特别男性化。

---

① 译注：泛性恋，指的是一个人能够对多种性别的人有浪漫情感或性吸引。

　　每次我说我不觉得自己像个女人时，大家都会觉得我的意思是我觉得自己像个男人，但我并没这么觉得。我从来都没有过这种感觉。我也没觉得自己的身体、女性的样子还有女性的生理周期有什么陌生的。(Kearns Miller, 2003, p.157)

　　我现在还是觉得自己比较没有性别，跟我小时候的感觉一样。两种性别的特征我都有，但我并不完全认同其中任何一种。可以肯定地说，我更倾向于男性气质，而不是女性气质。现在不是有人提出"第三性"的概念嘛，我觉得自己应该就是第三性，类似印度的海吉拉①吧。通俗点说的话，我觉得自己像个奇美拉②。

　　我觉得自己既不是女的，也不是男的。我很高兴成为一个女人，只是因为这个性别给了我生孩子的能力，这是我喜欢的。我不觉得自己特别有"女人味"，不管"女人味"是什么。事实上，我一直都喜欢跟男的在一起。在社交场合，我感觉和男人在一起比较自在，可能就是因为这个，我在监狱里工作，整天和将近两千号男的在一起待着，我感觉还挺不错的。

　　我不觉得自己是个"女人"。我只是觉得自己是个"东西"，是异类、外星人。

女性自己把这种中性化的形象说成是更男性化——也许本来打

---

① 译注：海吉拉，指的是南亚地区，尤其是印度、孟加拉国和巴基斯坦的跨性别者或第三性别群体。
② 译注：奇美拉，指的是希腊神话中狮头、羊身、蛇尾的吐火怪物，意指各种生物的嵌合体。原文意思是既不是男性也不是女性，可意译为"我觉得自己是个四不像"，其实是说话人在自嘲。

算能想出一个跟性别差不多的词，因为"性别"这个词一般都是二元的说法，但最后没想出来更好的。

我记得我十几岁的时候说过很多次下辈子想做个男的，这是因为男人的生活好像更有趣，而且他们平时的待遇也更好。我的意思并不是说我真的想变成一个男的，而是说我和男的相处得更好，和女的在一起就感觉格格不入。另外，身为女性也意味着还有胸，还有生理期，还得对付各种气味和情绪！

她选择穿得男性化一点，因为这样简单多了，不用担心化妆之类那么复杂的东西。（Milner et al., 2019, p.2395）

从记事起，我就一直觉得自己是男的。我无法确切地解释我到底为什么觉得自己是个男的而不是女的。我就是觉得好像自己心里有个声音，是个年轻男人的声音。我最平静和享受的时刻（比如一个人戴着耳机一边听音乐一边散步）就是我觉得自己是个年轻男人的时刻。我觉得我的手势和语调都不太有"女人样"。我知道自己走路也像个男的。

我想到性行为的时候，常常觉得从男性的角度看更有意思。做女的似乎很无聊，就像一件苦差事，就暂且把自己当成个物件。高潮？一想到高潮，我就嗤之以鼻，我觉得高潮只是神话里才有的东西。我现在也是这么觉得的，因为我自己从来都没有过什么高潮。我这么说好像太实诚了，有点残忍，但我还挺喜欢想象男男的画面的，比一男一女更让我兴奋。在梦里，说到梦的话，我在梦里几乎一直都是男性身体。也许我真的很想变成个男的吧。

跨性别与孤独症

能让大家看到真实的我，我感到欣喜若狂。

很多人看到变性女性，或者甚至一想到这个世界上有变性女性，就变得特别刻薄。再加上孤独症的话，那就恨不得咬牙切齿地骂。要骂就骂你们自己吧，我们活得非常努力，我们只是想和大家一样——正常生活。

跨性别和性别多样化群体中，孤独症人士的人数可能是顺性别群体中的三到六倍（Warrier et al., 2020）。前述研究审核了五个大规模数据集，包括 640 000 多人。跨性别者在系统性思维、感官敏感度方面得分较高，通过研究他们的自我陈述对其进行评估，发现在同理心一项中得分较低。这表明，跨性别者不仅更有可能有孤独症，而且在跨性别和性别多样性群体中可能还有很多尚未确诊的孤独症人士。成年人中，曾经有过性别认同差异的人中有 11.4% 有孤独症，相比之下，普通人群中这一比例为 3% 至 5%（Van der Miesen et al., 2018）。

尽管很多女性提到自己更认同男性的性别身份，但是参与本书访谈的跨性别者只有跨性别女性，即男性转变为女性的跨性别者。指派性别为女性但是目前作为男性生活的群体没有对我的访谈做出回应，尽管有一名指派性别为女性的人确实打算开始服用睾酮补充剂了，但是并没有完全变性的打算。不过，我有幸与孤独症心理学家、作家、研究员、诗人和学者温迪·劳森交流过，他已经决定从女性转变为男性。他告诉我，他曾经与一位精神医学专家交流过，对方说他认识一些孤独症人士，他们已经换了性别，并且已经没有孤独症的表现了。他们在自己的"新"性别身份（以及与该性别相关的社会要求）之下能够正常生活，并且适应得如此之好，以至于不再符合孤独症的诊断标准（Lawson, 2014）。对于温迪来说，感觉自己不是女性和感觉自己实际上是男性，两者之间有明显的区别。我们必须记住，孤独症群体与所有群体一样都有多样性，并不是所有未曾有过典型女性感受的孤独症女性都一定想要改变自己的生理性别。

> 有些人虽然不觉得自己是女的，但也从未觉得自己其实是男的，我就是这种人。

德弗里斯等人（De Vries, 2010）研究了一组转介到性别认同障碍治疗机构的年轻人，发现这些人中有 7.8% 符合孤独症谱系障碍的标准。波尔等人（Pohl, 2014）发现，与普通女性对照组相比，孤独症女性表现出更多的"性别焦虑"和"变性"倾向。当被问及为什么她们认为孤独症群体中有更多的变性人时，两位受访者的回复如下：

> 也许是因为孤独症人士不受他人影响，更有可能做自己吧，我能想到的就是这个原因了。

> 作为孤独症人士，我已经感觉自己格格不入了。我跟别人很难有共鸣，这给了我退后一步的机会，仔细思考自己到底是谁的问题。反正有孤独症已经让我退后一步了，认同自己是跨性别者只是再多退一步而已。

有意思的是，人们普遍认为孤独症群体中的跨性别者比其他群体中的多，不管是跨性别男性（女性变男性）还是跨性别女性（男性变女性）。位于布赖顿（Brighton）的一个成人阿斯伯格综合征服务机构报告说，他们的 170 名服务对象中有 9% 认为自己是跨性别者，其中大多数是跨性别女性。他们还报告，几乎所有向他们寻求支持的跨性别者第一次接触该机构时都尚未确诊孤独症。很多人表示，他们在性别认同方面的问题掩盖了孤独症问题。访谈跨性别群体的时候，有人告诉我，孤独症在他们当中非常普遍，尽管一般都没有确诊。就我自己与孤独症人士，以及有性别认同困难的人一起工作的经历，我相信这两者之间有相关性。

> 我的孤独症和我的跨性别 / 同性恋倾向之间肯定是有联系的，这些特质都是我神经类型的一部分。我之所以是我，独一无二的我，就是因为这些特质。我觉得这些特质都是分不开的……至于说我要是只有孤独症或者只有跨性别 / 同性恋身份的话，生活会有什么不同，这么说吧，我要是没有孤独症的话，我觉得我可能在十八九岁的时候就变性了，就不会因为听到什么不好的话就不敢变了。我还会比现在更自立（确诊孤独症之前，我从来没有一份工作能干超过三个月的）。如果我只有孤独症的话，我还真挺担心自己以后没准就成了大家所说的"死宅男"或者"直男癌"了。我本来应该是女性，但却不得不以男性身份生活，这段经历让我学会了理解两种性别及其（典型的）思维方式。我真的很珍惜自己现在这种双重视角。

在孤独症人士群体当中，强烈感觉自己不属于同性别的群体，而且与自己的指派性别感觉格格不入，这是很常见的现象。因此，很多人觉得自己的大脑和身体非常不和谐，以至于无法继续生活在"错误"的身体里，这种感觉在我看来并不奇怪。我认为重要的是要帮助他们了解这两个方面的"真自我"，这样才能正视自己的愿望、做出正确的选择。改变社会性别也好，改变指派性别也好，都不会改变孤独症人士可能面临的很多挑战，对于有些人来说，也不是最终的目标。不过，对于有些人来说，可能恰恰就是正确的选择。

　　与其说这是听从内心的召唤主动去作为女性生活，不如说是被迫离开原来的生活（男性身份），好像是正确的方向吧……反正我是什么都没改变，我一直都是这样。

　　有个和我一起工作的男性一直都有性别认同问题，这导致了他极度抑郁、焦虑，还有自杀倾向。他对是否变性感到矛盾，因为不确定会发生什么，因此感到非常困扰。后来，他确诊了孤独症。在此之前，他觉得性别认同问题就是他生活中最大的挑战，生活中的一切问题（工作、人际关系、心理健康、亲密关系）都是因此而起，但后来他发现孤独症其实才是主要因素，就他的情况而言，性别认同的困惑其实就是因为孤独症在其认知和心理方面产生了影响。他以前一直试图在男性或女性的二元性别／性别光谱中找到适合自己的位置。我跟他提过，也许孤独症人士的性别／性别光谱是不一样的——更中性、不那么二元对立，而且流动性更强——我还指出他其实错在试图用一个不适用于自己的体系给自己归类。他发现我建议的这种重构很有帮助，并且最终决定以男性的身份继续生活，同时接受自己更为中性／女性化的形象并在私底下以自己的方式表现出来。每个人都有适合自己的路，但是他们需要得到支持才能找到这条路。

　　所有这一切，最大的原因就是为了让自己的皮肤感到舒适。我最近才开始意识到原来我是可以过比现在正常得多的生活的，原来我是可以有这种感觉的。我曾经以为我所有的焦虑和尴尬都是由于我有孤独症，现在才发现原来性别也是这些问题的重要原因之一。

　　我平时都用调门很高的女声，还带点儿气声，要是我觉得舒服，声调还能再高点儿，我不自觉地就能进入这种状态。不过，一旦我意识到对方和我一样都属于怪人那伙的，我的声调就会变低，露出真实的自己……我算看出来了，所有跨性别者都有冒充者综合征①：要是问题出在我身上怎么办？我是不是在假装？但我为什么要假装呢？

跨性别女性都是什么时候第一次意识到自己的性别认同不太一样的呢？从她们的回答可以看出，这种意识在小时候就出现过，甚至比她们意识到自己有孤独症还早。

我是 8 岁的时候有所察觉的，不过直到高中才明白是怎么回事。我只是觉得自己不像个男孩，还觉得自己身心是脱节的，身体的某些部分不对劲。我的性格也一直很像女孩。

我 11 岁的时候和妈妈一起参加了一个音乐节，无意中看到一群男孩在踢足球还是什么的。我转回头对妈妈说："我觉得我跟他们不是一类人。"

青春期的时候？13 岁左右？看到别的女孩都在发育，只有我没有，我觉得很不对劲。我之前有一些想法，但不确定是为什么。我在课间休息的时候总是想方设法和女孩一起玩，但她们总是不带我，我一直不明白为什么。

对于很多跨性别者来说，出柜和变性这种决定是很艰难的，再加上孤独症的话，也许就是难上加难。不过，很大程度上，他们的恐惧往往是没有根据的，其实他们还是会得到支持的。

最大的影响主要是我总愿意相信表面的东西。我只看过几

---

① 译注：冒充者综合征，又译冒名顶替综合征、骗子综合征，指的是一个人觉得自己不配拥有当下的身份与成就，非常担心自己实则是个"骗子"或"冒充者"，随时都可能被他人曝光。

部关于变性女性的纪录片，片中展示的基本都是她们的生活如何支离破碎，面对多少多少歧视。就是因为这个，我才把自己的感受藏得如此之深，谁都不知道。直到 30 岁出头的时候，我才终于了解到这么多跨性别方面的正面信息，这让我对出柜和变性都感觉很坦然。当然了，家人和朋友也都接受了我，我妻子甚至帮助我学习所有我需要学习的东西。我的天！她甚至在我完全以女性身份出现的时候嫁给了我，我们当时都穿着礼服裙。我真的希望自己当初就能了解到这么多，可惜那个时候我看了那么一点东西，就信以为真了。

与孤独症人士打交道时，不管对方多大年龄，谈及孤独症的影响时都有必要将性别认同纳入讨论范围。很多女性在得知自己在性别方面没有归属感也是因为孤独症的时候，往往倍感解脱，因为这意味着她们并不孤单，也没有错，这只是孤独症的一部分。

支持孤独症女性接纳自己，而不是一直拿自己的短处与神经发育典型的普通女性或男性的长处比，也不必不喜欢自己不太像标准女性或者男性的那些地方，这样做可以提升自信和自尊。从其他孤独症女性那里寻找资源和支持，培养归属感和社群意识，这样做的好处难以估量。对于这些人来说，需要的是有机会公开表达自己在性别方面的困惑，不必担心被人说三道四。不管为他们提供什么支持，都应从孤独症的角度出发，而不是从所谓"正常人"的角度出发，两种做法可能差别很大。如果一个人强烈地认为自己是跨性别者的话，为他们提供支持的时候应该同时考虑孤独症和跨性别的问题以及需求。

以前身为男性的时候，我没有什么风格，现在我对时尚感兴趣。我一路艰辛走到现在，就是为了让别人看到我的变化。我一直都只有女性朋友。我现在交朋友比以前容易，这段经历也让我变得更加开明。

性取向

曾有研究指出，与神经发育典型的普通女性相比，孤独症女性往往更有可能成为无性恋、同性恋或双性恋（Ingudomnukul et al., 2007）。还有研究发现，孤独症女性群体中的异性恋比例明显低于孤独症男性群体中的（Gilmour, Melike Schalomon and Smith, 2012, p 313）。有学者（Dewinter, De Graaf and Begeer, 2017）发现，与神经发育典型的普通女性相比，孤独症女性中有同性关系的人更多。其他研究（如波尔等人 2014 年完成的研究）也发现了类似的结果。在本书的受访者中，只有大约 50% 的人认为自己是异性恋。以我的经验来看，有些孤独症人士在性取向方面的态度更像是一张空白的画布，有些人的性偏好其实只是出于实用性的选择，而不是自己内心真正的感受。我从来都没感觉有必要搞清楚自己的性取向，不过有些迹象能表明我应该是异性恋，但是如果有人问我，我可能会想以孤独症人士特有的方式回答：这个世界上的人我还没见完呢，怎么可能知道自己是哪种恋呢？可能会有一个女人／跨性别者／其他什么人让我神魂颠倒，但我还没见过啊。大多数所谓"正常人"好像对自己的性取向很笃定，我一直都很疑惑，他们怎么就能如此肯定呢？

简单一句答复：我是一个女同性恋。但是既然我最喜欢、最擅长的事就是思考男女之间的界限到底是什么，那我就想问问："喜欢女的"到底是个什么概念呢？这还真不容易搞清楚。不管我的性伴侣是中性还是什么性，性别认同和普通人是否一样，有没有阴茎，我的态度都很开明，所以基本上，只要是有胸没胡子的人都有可能让我喜欢。

　　我一直都知道自己对女人有感觉，但是以前这对我来说好像永远都不可能实现，因为我从来没见过女同性恋。我第一次和女人在一起是 26 岁，从那以后就再也没有回头。我其实从来没有因为自己的性取向困扰过，"出柜"也没怎么惊天动地，也许是因为我出得太晚了，现在大多数人对这方面都没有那么不开化。我有几个朋友早在我之前就已经出柜了。但我很希望自己成为一个传统的女人，所以总是拼命地随大流，想按照社会大众的普遍标准去行事，我和好几个男人谈过，但是都失败了，我觉得我就是找错了对象，浪费了很多时间。

　　非异性恋应该是最准确的说法，性取向就像一个光谱，在我一生中不断变化。多年来，我一直认为自己是双性恋，但是如果用新的术语来说，我目前应该是半性恋①，或者可能是无浪漫倾向的无性恋②。

　　我主要还是异性恋，不过也并不总是，我想发生亲密关系的人，仅限于那些让我在情感上感到自在的人。我猜可能比较接近智性恋吧，或者可能是半性恋，或者两者兼而有之！

　　从性的角度来说，我不觉得自己是个女人。我不是女同性恋，我甚至还尝试过，想看看自己是不是。有一天晚上，我借着酒劲吻了两个女孩，感觉跟吻男人差不多，都很享受，甚至感觉更好——因为女孩没有胡子让我发痒。我还和一个女同性恋约会过，甚至共进晚餐、开车旅行，但是我很不喜欢她摸我

---

① 译注：半性恋，指的是与人建立了很深的情感联系后才感受到性吸引。

② 译注：无浪漫倾向，也称无爱者，指的是一个人对任何生理性别或社会性别的其他个人均不或不易产生爱情，以及建立浪漫关系。无浪漫倾向和是否能感受到性吸引并没有联系，各类性取向的个体均可以是无浪漫倾向者，因此与"无性恋"的概念有区别。

的腿。于是，我就知道了自己不是同性恋。而且，我认为正常的家庭就是需要一男一女，这样孩子们才能跟两性都有合适的接触，找到自己的模仿对象。

我不知道自己的性取向是不是跟孤独症有关，我十几岁的时候很容易受骗，被男的占便宜。如果我能把性关系处理得更好，我还会不会是同性恋呢，我也不知道。

无性恋

一项研究发现，与神经发育典型的普通人对照组相比，孤独症群体中的无性恋率更高（Gilmour et al., 2012）。再强调一遍，考虑到孤独症人士在社交互动方面有困难、喜欢独来独往、因为感官问题难以与人亲密接触、对性别认同的看法比较特别，出现上面的研究结论并不奇怪。在我访谈的女性中，只有大约 20% 的人将自己定义为无性恋者。大多数人认为异性恋关系才是自己应该拥有和享受的东西，因此，绝大部分人都曾为此努力过，直到最后才发现不想要或者不喜欢这种类型的亲密关系也没什么。

我在性方面天生就没什么感觉。极少有人会认可没有性的关系——所有人都有性欲，而我就是极少数。（Kock et al., 2019, p.12）

我本来是无性恋，不过我觉得这些年来自己越来越多变了。当然了，20 多岁的时候，我拼命想融入同龄人的圈子，所以当时觉得谈个恋爱也许能让自己得到需要的接纳和认可。

我觉得自己就是一个对恋爱不感兴趣的女人。我从来不觉得自己是同性恋什么的。我只是对自己的爱好更感兴趣，觉得生活的乐趣比浪漫关系有意思多了。但是，我总觉得有压力，好像自己必须得像别的女人那样，还必须得找个男朋友。可惜我好像有点失败，因为我不想那样。我觉得自己没有性欲。

我不喜欢做爱……我从来也没有想过要做爱，从来没有。我做爱是因为我觉得自己必须得做。

对于有些人来说，终于意识到无性恋也是可接受的，这是一种极大的解脱，因为他们以前一直觉得不想跟别人发展亲密关系是因为心理或者生理有问题。

51 岁时，我开始意识到"无性"这个词不仅仅可以形容变形虫（生物课里就是那么教的），还可以表示一种正当的性取向。我浏览过很多论坛、博客，还对自己的恋爱失败经历做了很多真诚的反思，最终意识到，无性恋就是感觉不到性吸引力这个解释非常符合我的情况。最终明白自己对其他人没有性吸引力是有原因的，这是一种巨大的解脱，在网上发现有一整个社群的人都有同样的感觉，也是一种巨大的解脱。

我显然不正常，我觉得很可耻，不好意思告诉别人，我害怕他们觉得我是个怪胎，害怕他们排斥我。我一直看各种杂志和励志书籍，想要以此修正自己，还尝试过和别人发生性关系，喝醉时有过，清醒时也有过，但好像都没什么用。我的结论是，我肯定是他妈该死的性冷淡，很多年了，一直觉得特别崩溃，觉得自己毫无价值，陷入自我厌弃的情绪里无法自拔。

我觉得幸福生活的关键就是明白人和人是不一样的，而且还要接纳（个人层面和社会层面都要接纳）这种差异，除此之外，还要了解这些方面的知识，同时了解自己。如果主流社会可以开诚布公地讨论孤独症和性别光谱，那么人们对这些差异也许会更宽容，年轻人也会有勇气做自己并且因此而自豪，不会感到那么大的压力。

第 8 章

亲密关系

……一开始，对我们关系影响最大的一点是：如果我在他和我说话的时候看到了一只狗，那我就会完全无视他，全身心地看狗……他以前真的非常不喜欢这一点。（Kock et al., 2019, p.14）

亲密关系还是让我非常头疼，非常困惑。我想和对方好好相处，但我不知道自己能不能熬过这种痛苦。有些时候，我拼命地想要弄清楚自己到底应该做什么或者说什么，搞得脑袋都疼了，所以我真的不能总想这些。（Lawson, 1998, p.97）

对于孤独症女性来说，亲密关系和其他所有社交互动一样危机四伏，让人困惑，不知道会发生什么。除此之外，建立亲密关系往往需要情感的投入、近距离的身体接触，还要长期与人分享自己的时间、空间和财物。社会大众对女性有刻板印象，觉得女性本来就应该擅长这些事情，应该天生就会关心、体恤别人，如果哪个女人做不到这些，那一定是因为她多少有点冷漠、有点毛病或者就是有点"怪异"。由于孤独症的原因，她们很难碰到合适的人，也很难建立和维系重要的关系。成年以后，她们已经从心里接受了这个设定：自己不是理想的伴侣。我们之前已经了解了这些女性如何掩饰和隐藏自己的孤独症特质，只是为了让出现在别人面前的那个自己能被大家接纳。

如果你和某个人每周只见一次面，每次要 65 公里远，那么只表现出好的那一面还是可以做到的，装也能装一下。（Kock et al., 2019, p.16）

在亲密关系里，人应该可以做真实的自己：最好的自己和最坏的自己，都可以得到无条件的接纳。但是，在伴侣面前把真实的自己暴露无遗也是很可怕的，容易使女性遭到排斥和拒绝。她也许不太能够准确判断对方是什么样的人，因此选错了对象，也许还会觉得和这么糟糕的自己相处是给对方添了麻烦，还会对人心存感激。大多数孤独症女性好像都想找个伴侣，不管有没有性的因素在里面，只有少数人能做到一个人开开心心地生活。

解读暗示

孤独症特质让人很难解读语言和非语言的社交信号，这一点在亲密关系领域表现得最为明显，这个领域非常微妙，有挑逗，有暗示，还有心照不宣。对于孤独症女性来说，这就是一个雷区，很容易出现误解，而且很多东西都是不确定的，这就有可能导致与对方纠缠不清，或者容易遭到对方的虐待。孤独症女性无法判断谁对自己感兴趣，谁对自己不感兴趣。如果无法看懂别人的意图，事情就有点麻烦了，有时甚至非常危险。

因为孤独症，我错过了很多社交暗示，我不知道是不是有人喜欢我，什么时候喜欢上了我。我理解不了约会的规则，尽管我现在已经长大成人，开始看《时尚》杂志，还把它们作为我的社交指导手册，但是，说实在的，我真的看不明白为什么要搞那些小心机。

有人告诉我，我年轻的时候总是看不懂别人的暗示，这让相当一部分男人觉得我拒人于千里之外，但又让人有点迷惑。我知道以后还挺飘飘然的，但又有点晕乎。但愿那些男人还挺帅的。几年前，我谈了一段恋爱。对方几乎是怼着我脑门表白了，我才意识到人家对我有兴趣。(National Autistic Society, 2013a)

孤独症女性的交流方式可能是直截了当、开门见山。有的人可能还不知道对方的名字就直接开口问人家是否想和她发生性关系。或者，也有可能还没告诉对方自己的名字就说自己不想和对方发生性关系。还有的人初次约会时会盘问对方，事无巨细地打听人家的恋爱史。不管对方如何回答，她们都不会妄加评判，但她们会觉得如果自己了解了这些情况，就能更好地规划自己应该如何表现，同时还能更好地预测对方的反应。但是，恋爱中的互相吸引不应该是这样的。对于神经发育典型的普通人来说，用点小心思、有点小期待但又有点小担心，这些都是一种乐趣，但是对于孤独症女性来说却不是这样，她们就是想要知道得详细一点儿。

我好几任男朋友都不止一次说过我"让人太有负担"，因为我总是问他们对我们之间的关系发展是怎么想的——确实是，有时候第二次约会我就这么问了——男人觉得这是情感依恋的表示，但是太快了，让他们感到害怕。事实上，我这么问只是需要知道这种关系到底算什么。我不介意用什么方式知道，我就是想知道。"顺其自然""处着看看"，这种想法，很多人都喜欢，但对我来说太悬心、太没底了。

选择伴侣

孤独症女性是务实的，对伴侣的要求可能比较实际，同时也不得不满足伴侣的需求、忍受他们的存在。对于我所访谈的女性来说，着重考虑的是有没有共同的兴趣和生活方式。当然了，"化学反应"和"心有灵犀"这些东西在孤独症女性选择伴侣的时候应该也同样适用，不过没有人提到过这一点。

我选择我丈夫是因为他有些健身器材特别棒，我很想用。（Hendrickx, 2008, p.24）

我喜欢的活动，他几乎全都感兴趣，甚至有些东西，从来没人感兴趣过，他也喜欢。（Hendrickx, 2008, p.24）

有些女性说自己的伴侣算是半个监护人的角色，需要照顾她们，因为她们觉得自己一个人应对不来。

我以前压根就没觉得一个人生活会有什么问题，如果非要说有什么感觉的话，那就是能让我觉得自己更有力量，好像我不需要任何人，我就是一个自由的灵魂，但是后来，很奇怪的，突然间就想找一个伴侣了。找了以后，就是现在，我的想法完全变了。我开始怀疑如果没有另一半自己能不能活下去，不是因为对感情的渴望，不是的，而是我越来越意识到自己是多么无能，没法照顾自己，也没法处理生活中的各种问题。

我喜欢有个伴，只要他们能帮我做事就行。实质上，他们也确实不得不扮演一个看护者的角色，不过同时也是我的伴侣。我是喜欢有个伴，但我永远都没法和别人朝夕相处。我需要自己的空间，不喜欢感觉有压力，不喜欢跟人打交道，也不喜欢总是要迁就别人。

我一个人生活从来没超过几个月，因为这对我来说真的很难，但我和同居伴侣相处得还不错，他帮我做家务，不过我都付费的。

选择伴侣，感官偏好可能也是一部分原因，不过这与典型意义上的生理吸引是不一样的。

> 有时候，我想要保持情绪稳定，只要看一眼汤姆的脸就行了。他的脸让我着迷，这倒不是说他多有吸引力，而是他的脸上有太多吸引人（我）的视觉元素——线条分明、笔直对称，堪称完美……对我来说，就是一种视觉上的放松。看着他的脸，我会感觉出奇的平静，平静到我觉得只要看着他就能让我放松。（Holliday Willey, 2014, p.95）

有些女性一生中都没有得到过积极的回应，因此会觉得自己不配有什么选择伴侣的标准，只要有人约，她们就会出去，这种表现也在意料之中。有些人形容自己是"随机"选择伴侣，这也并不奇怪——如果很难或者根本不能解读别人的想法、理解自己的情绪和他人的情绪，同时产生共鸣，那么选择伴侣基本就是碰运气了。但是，就像横穿马路或者评估危险一样，不了解任何背景信息就做出决策是有问题的。

> 很长一段时间，我都觉得自己是个无可救药的人。"怎么可能有人爱我呢？"我只是希望有个人陪在我身边、接纳我本来的样子。（Hendrickx, 2008, p.88）

> 一般都是男方选中了我，而不是我选中的他们。居然能有人觉得我是个做女朋友的料，我还挺感激的。

> 十几岁的时候，我对那些乱七八糟（交男朋友）什么的一点兴趣都没有。我看到那种公开示爱的就会觉得很生气，觉得这是浪费时间，是一种干扰，完全没必要。大约 22 岁的时候，我才突然开始感到绝望……我突然想到，如果没有一个重要的

人在身边给我支持，我的生活将永远都不会有什么收获，这种感觉让我非常困扰。现在回想起来，真希望自己从来都没被那种感觉打败过……那样就不会空余一个破碎而撕裂的我。

"超级恋爱脑"

在生命的不同阶段，我都做过类似跟踪骚扰的行为，对象就是我迷恋的人——我总是想着他们，他们做了什么、人在哪里，他们什么事我都想知道，我还谋划着怎么意外地"撞上"他们，希望他们见到我会像我见到他们一样高兴。十几岁时，我常常割伤自己的手臂，有时还用别针把某个男孩的名字刺在身上。有一次，我还向其中一个男孩展示了我的杰作，以为人家会喜欢这些，还会明白我对他的爱。但是他吓坏了，认为我很可怕，精神不正常。他当时只是我最新的痴迷对象，连男朋友都算不上。三十年过去了，我的胳膊上还留着伤疤。我还记得自己曾经偷偷捡起别人扔掉的一个烟头，因为我爱那个人爱到发狂，我还把他给我的一枚硬币珍藏在自己房间的抽屉里。我真庆幸那个年代没有社交媒体——要不然我可能表现得更疯狂。

痴缠了对方几个月后，他终于忍不住痛斥了我，声音里满是愤怒、恐惧："你不是女生，我不知道你算什么。"那是我第一次意识到自己会吓到别人，但我还是不明白自己做错了什么。（Simone, 2010, p.80）

如果我喜欢某个人，就会完完全全被他们迷住，以至于无心享受自己的生活。我会守着电话等上几个小时，等着他们来电话。我会整天在房子里走来走去，脑子里（除了那个人）什么都没有，这远远超出了普通单相思的程度。

之前我们就注意到了孤独症女性对人的强烈兴趣——不像孤独症男性那样主要是对物感兴趣——再加上对归属感的渴望，她们对另一个人深深着迷也就不足为奇了。孤独症女性无法看懂别人对自己感兴趣的暗示，所以可能很难搞清楚对方对自己是什么感觉，而这可能跟她们期待的不一样。

> 当然，为他人考虑很重要，但我能感觉到的只有自己的需要。我现在依然觉得自己很难设身处地为他人着想。我只能感受到自己的需求和自己本身——外面的一切对我来说都是陌生而疏远的。（Lawson, 1998, p.113）

孤独症女性可能需要帮助才能理解对另一个人的强烈感情，并且学会如何正确看待这些感觉，同时还要明白对方不一定会有同样的感觉。作为朋友或者导师，可能需要给她们解释清楚什么行为是社会可接受的，什么行为可能会被人认为是可怕而奇怪的。

保持单身

我访谈过的孤独症女性中，有些人从未有过亲密关系，也没有过性关系，还有些人曾经尝试过（往往是因为她们认为自己应该尝试一下），但最终发现不适合她们。对于有些人来说，选择单身与无性恋有关，而对于有些人来说，就是顺其自然而已。

> ……各方面都平等的关系，互相照顾的关系——恐怕我不太会照顾别人，所以，不行，行不通。（Kock et al., 2019, p.16）

> 我从来没请朋友来过我的公寓，也没参加过小圈子聚会。我很害怕有人来看我。我也从未有过男朋友，不过我现在已经接受了单身状态，而且自己一个人过得也很开心。（National Autistic Society, 2013a）

对于有些人来说，没有亲密关系更令人不安，她们希望找到一个伴侣，但由于种种原因，没能找到。科克等人（Kock et al., 2019）发现，大多数孤独症女性都希望有个爱人。可能是因为她们没注意到别人喜欢自己的暗示，或者她们自己本身就没感觉特别喜欢哪个人。我们知道的是，孤独症人士对性别、性向，以及性欲的感受可能不同，大众在这些方面的观点对他们来说可能并不适用。对于那些没有建立亲密关系的女性来说，最大的问题往往是她们在所谓"正常人"眼里是失败的：没有像别人那样成功地找到一个愿意选择她们作为唯一伴侣的人。这一点在成年人生活中是很容易看出来的，周围的人都知道你是不是单身。在我们的社会里，单身经常会被说三道四，"没有人爱你，肯定是你不可爱"。我们知道孤独症女性想要合群，想要被接纳、被看见。对于有些人来说，没有伴侣就好像是在向全世界宣告你什么都不是。

> 话少的男人往往会比较喜欢我，因为他们会觉得我很体贴。可我从来都没觉得有阿斯伯格综合征的人对我有吸引力，真是挺可悲的，但是，我又觉得好像我跟谁在一起的时候比较能说，谁就会指望我替他们把话都说了似的。我不知道自己为什么会有这种感觉，但我其实应该能有很多机会交男朋友的，可惜他们都不怎么吸引我，我总觉得如果我不喜欢他们，就不应该假装喜欢，这样做是不对的。

> 我从未有过（男朋友），还曾经因为这个觉得自己是个怪胎。我以前觉得男人让我紧张，他们应该也能看出来，现在可能也是这样。说实在的，我到现在也还是觉得自己是个怪胎。

对于跨性别孤独症人士来说，活在无法反映内在自我的皮囊里，再加上孤独症的常见特质，可能会导致他（她）们不愿意与人发展亲密关系。

我从来没有谈过恋爱——部分原因是我在学校时缺乏社交技巧，从那以后就很少接触女性（因为在孤独症社群混得太久了），还有一部分原因是我不想和人发生性关系，直到我变了性，才有了可以引以为傲的身体。

初次性接触

我所访谈的女性中，最早的性经历发生在 14 岁，其中很多人是因为喝了酒，有些人很后悔。年轻的孤独症女性会因为居然有人能选择自己而感到庆幸，希望自己能有"做个正常人"的感觉，真是很可悲，再加上本身就有些单纯，碰上哄骗、胁迫的话，很容易导致她们经历一些不太好的性体验。她们非常需要支持，才能了解普通人的人情世故，才能在这个视她们为异端的世界里建立自尊自信。

十几岁的时候，我以为要是有人想和我发生性关系，那就代表人家喜欢我。我感到非常自豪，因为有人会选中我、和我做爱。我不知道对于很多年轻人来说，其实选谁不选谁并没有考虑太多，对方要的只是我愿意就行。我也确实没有说"不"，因为我不知道我还可以说"不"。我以为要是我说了，人家就不会喜欢我了，我可不想冒这个险。

第一次我还挺兴奋的，我记得自己让他勃起之后还说了句"我做到了！"

我第一次做爱是 16 岁的时候，这么做一部分是出于好奇，一部分是被对方胁迫的。当时我特别后悔这个第一次，现在也后悔。他就是个混蛋，我当时就是感觉很脏、很尴尬，除了这些没觉得有什么特别的。

易遭性侵

……在弱肉强食的世界里，我就是个猎物。（Milner et al., 2019, p.2397）

有些人就像是到处寻找猎物的饿狼一样，孤独症女孩和孤独症成年女性尤其容易成为他们的侵害对象，很多文献都提出了这种观点（Attwood, 2007; Holliday Willey, 2012, 2014）。误解别人的暗示，容易被表象迷惑，单纯、轻信，这些都会引发问题，尤其是对于弱势女性而言。在一项研究中，有超过 50% 的参与者提到自己曾经遭遇过性虐待（Bargiela et al., 2016）。孤独症女性遭遇性侵害和家庭暴力的可能性比神经发育典型的普通同龄人高好几倍，很多人还遭遇过不止一次（Sedgewick, 2018）。她们提到自己很难弄懂他人的意图，也没有同伴群体能为她们出谋划策或者帮她们评估某个人的行为是不是可以接受的，是不是在正常范围内。

在一项研究中（Cazalis et al, 2022），90% 的孤独症女性提到自己遭遇过性侵害，其中超过 75% 的人经历过不止一次。三分之二的孤独症女性第一次遭遇侵害的时候年龄在 15 岁以下。孤独症女性总是别人说什么就是什么，还会相信别人是好意，因为她们自己就是如此。在我的调查样本中，这些女性形容自己"容易受骗""容易受到伤害"。我带过的很多女性都提到自己曾经被人利用、剥削和侵犯。

我们已经了解了孤独症的很多特征，一旦涉及与性有关的场合，这些特征就有可能引发极大的危险。我访谈过的很多女性都提到自己曾经多次遭受虐待、侵害和 / 或强奸。如果无法结合每个人的具体情况判断谁是安全的、谁可能是危险的，又没有接收领悟暗示、解读情境信息的直觉，那就只剩下两个选择了：要么相信所有人，要么不相信任何人。

> 我年轻的时候，由于无法解读社交情境信息，曾经好几次遭遇了真正的危险，其中有一次可能真的会让我下场很惨。我完完全全地信任他，把他的话当成真理。他能把我骗去任何地方，而我完全意识不到这里有什么恶意。我被他的外表迷住了，把表面上的一切都当真了，但这可能完全就是错误的印象。

> 我曾经有好几段亲密关系，都给我造成了伤害。要我说，我的大部分前任都不是什么好人，不过我觉得这就是为什么他们都成了前任。我不确定我是不是能准确判断别人的品行如何，反正我觉得自己就是个恋爱脑，一上头就完全看不到对方有什么缺点。

孤独症女性可能更容易遭到强奸和严重的性侵害，这种情况并不让人意外，却很令人难过。她们无法解读他人的想法，也无法评估所处的情境，可能会导致危险和痛苦的后果，这是很明显的。我经常说，我能一路走到现在还没有掉进什么陷阱，真是挺让人意外的，因为我总是搞不清楚状况，还识破不了别人的阴谋，因此做过很多糟糕的决定，而这些决定很可能会让我陷入悲惨的境地。我怀疑有很多女性遭遇过这种情况，却羞于告诉别人发生了什么，因为在别人看来，这种事应该是很容易被识破的。你很难解释为什么当初觉得那是非常美好的事，可事后才意识到自己的错误——意识到你当初的选择可能会给人留下不好的印象。

　　　　我的第一次不是自己情愿的。14 岁时，我遭到了表哥的……强暴，失去了童贞。我还会误解约会对象的意图，结果就是常常发生这样的情况：对方想和我发生性关系，而我完全呆住，无法反抗。其中一次是在我 16 岁的时候，结果我就怀孕了。（Hendrickx, 2008, p.82）

有些孤独症女性能够克服性侵这类伤害事件带给自己的个人创伤，我对这个心路历程很感兴趣。强暴对精神和身体无疑都是有害的，这一点没什么可说的，不过确实有些孤独症女性好像可以相当客观地看待这种事，并且从中走出来、继续前行。每个人的经历和感受都是不一样的，应该根据她们的个人经历和需求为其提供支持，这一点毋庸多言。有位孤独症女性讲述了自己被强暴的经历，还将这段经历与生活中其他方面的压力做了个比较：

　　　　我被强暴过。不过，我生活中面对的压力实在太多了，这件事其实都排不上号（以至于我不管去做什么咨询都没想到要提这件事）……因为我在社交方面太幼稚了，所以就出事了……我当时意识到肯定是逃不掉了，就想着退而求其次吧，只要活下来就行。因此，活下来以后，我心里的感觉是松了一口气，倒没觉得有什么创伤……另一方面，在我的压力列表中，排在首位的其实是与同事的沟通困难，我在处理这类事情时一直都觉得非常无助。（Kearnsmiller, 2003, p.243）

利亚娜·霍利迪·维利（2012）回忆了自己因为单纯幼稚而遭遇的几次性侵经历。她谈到需要进行"认知重构"，这样才能以比较积极的方式理解和看待这些事情。我用的是类似认知行为疗法（Cognitive Behavioural Therapy, CBT）的方法，这些方法在网上以及有关认知行为疗法的书里都能找到。我不太愿意具体推荐什么东西，因为不同的人喜欢不同的方法，尽管作为一名从业者，就我个人理解来说，我觉得在这方面写得最好的就是《阿斯伯格综合征成人认知行为疗法》（*Cognitive Behavioural Therapy for Adult Asperger Syndrome*, Gaus, 2007），还有配套的练习册《快乐谱系生活》（*Living Well on the Spectrum*, Gaus, 2011）。

有些女性还谈到自己经历过亲密关系的困扰之后学会了如何保护自己。

> 我列出了我找男人的 10 条标准，听起来很苛刻，但我不得不为自己设定一些限制，免得动摇了以后又受伤害。

> 我没法根据自己的生活经历判断自己的感觉和情绪是不是合理，是不是有意义，所以我只能以别人为参考标准衡量什么是可以接受的。

性与亲密接触

我的上一本书写的是孤独症谱系障碍人士的性与亲密关系（Hendrickx, 2008），书中提到孤独症女性在两性互动中倾向于把情感和身体分开，而普通女性一般不会这样。她们的视角常常更接近于大众眼中男性对性的态度——实用主义，并不总是需要亲密的情感联结，本书访谈的很多女性都表达了类似的想法。对于有些人来说，要是只为满足性需求的话，根本就不需要找一个伴侣。

> 性欲就好像是觉得痒了就得挠，最有效的方法是通过自慰满足需求。如果说我的孤独症特质与这种事有什么联系，我觉得应该是与别人互动更费劲（压力和焦虑也更多），成果也不像"单干"那么有把握。还有一点也很明显，我需要空间、需

要独处。如果当时需要的只是性满足，那么为什么要让别人掺和进来，把事情复杂化呢？

就比如感官敏感之类的麻烦吧……跟别人肌肤相亲可能会很不舒服……有时还想在我和对方中间垫个床单或者放个枕头……对方可能会把这种举动当作拒绝……或者，自己心里想着他们可能会觉得我是个怪人，这才是让我觉得更困扰的事。（Kock et al., 2019, p.13）

她们对于亲密关系和情感联结这些概念感到困惑，有些人说自己根本没有感觉到，有些人说自己感觉很强烈，但是这不一定与性行为有关。

对我来说，性爱就好像是与我的伴侣产生联系的一种有形而具体的方式。

我不知道自己是否理解情感亲密的概念——太模糊、太抽象了——但是，在你最脆弱、最"赤裸"地面对自己的时候，肌肤相亲能让你感到和别人在一起很安全，我认为，这种方式对我来说是最好的了。

亲密接触和爱情之间到底有什么联系，这个问题依然让我非常困惑。我倾向于将性视为一项基本的动物本能，一种必须满足的需求，就像食欲或睡眠一样。当我和丈夫发生性关系时，我不喜欢把他当成我的丈夫，那个和我共同生活、生过孩子的人。身体的需要和精神的需要在不同的时期是不一样的。（Hendrickx, 2008, p.90）

我没法判断对方对我有没有情感上的依恋，但只要我对他（她）有，那就可以发生性关系。（Hendrickx, 2008, p.91）

对于有些女性来说，"联结感"并非来自性方面的互动，而是来自陪伴和精神上的共鸣——这种共鸣更能滋养精神，而不是身体。

我和喜欢的人做爱，但不会因此就想在做爱的时候与他进行情感交流。我好像觉得性太功利了，太肮脏了，而且实在是有点滑稽和夸张，我可不想用这种事把我在乎的人给玷污了。我更喜欢前戏、亲吻、拥抱和爱抚。至于"联结感"，我更喜欢精神上的联结，更愿意通过分享想法和活动，以及令人舒服的身体接触，与我爱的人产生联结。

我必须和对方建立某种形式的联结，才会有那种接受对方进入我的身体的念头。问题是，性在我这里不是最重要的。和自己真正喜欢的人共度一生，不用做爱，我也能活得挺开心的。我最渴望的是精神上的共鸣。一旦有了这些，其他的一切就都水到渠成了。

和谐关系

与孤独症女性发展亲密关系的人往往是其他孤独症人士（Hendrickx, 2008; Simone, 2010）或者极为擅长社交、关爱他人的人（教师、护士、咨询师、护理人员）。在她们与异性的亲密关系中，最常见的模式是两个人都是谱系。在同性亲密关系中，两个都是谱系，或者一个是谱系、另一个非常擅长社交，都是可能的。不管是哪一种组合，有一点很明显，孤独症女性可以建立令人满意的亲密关系，但是如果按照普遍标准衡量的话，这些关系有时可能不是那么传统。

我和另一半在一起两年了。我们是在网上认识的，线下还没见过。见没见过对我来说并不重要。要我说啊，恋爱就是头晕目眩的感觉。我真纳闷自己以前是怎么过来的。

（确诊之后）我终于有了自己的卧室！结婚二十二年了，第一次自己住一个屋。"分居"不是婚姻的丧钟——我们恰恰需要"分居"。我们的生物钟不一样——我是夜猫子，我丈夫是早起鸟。我现在睡眠比以前好多了，还有了自己的减压空间——独处对我来说非常重要，就像充电一样。

我的婚姻不像一般意义上的那种，我和另一半彼此相当独立，没有同床共枕，也没有亲密关系，但我们对彼此都很忠诚。曾经有段时间我很难认同这就是适合我们的模式，一方面是因为这不符合社会大众对婚姻关系的定义，另一方面是因为我自己也在疑惑这种做法到底对不对，觉得"可是我们不应该这样这样啊，应该那样那样啊"。我还不得不小心谨慎，不能跟谁都说，因为最近有位咨询师武断地说我的婚姻因分居而"破裂"，这种说法真是"有毒"。

我一度以为自己没有能力爱上别人，也没有能力像别人那样与人建立亲密关系。我的伴侣都是随机挑的。就在过去的两年里，我认识到我有能力建立亲密关系。神奇的是，我的另一半有阿斯伯格综合征。我不知道是不是因为这个我们才能成为伴侣。（Hendrickx, 2008, p.47）

对于孤独症女性来说，伴侣往往是最好的朋友，也是她们生活中唯一需要的人，她们与伴侣的关系通常都很亲密（Sedge-wick, 2018）。（与神经发育典型的普通女性相比）孤独症女性在社交和情感方面的需求可能相当小，与她们有类似需求的人最容易满足她们的需求。她们会吸引同属谱系的人，对方也会吸引她们，原因都是一样的：兴趣相同、知性且理性，喜欢直截了当（不玩心机，不用揣测）。对于孤独症女性来说，如果伴侣是神经发育典型的普通人，在社交方面可能过于复杂，在情感方面要求也太高，还会希望她们凭直觉就能解读自己的情绪和需求并且能够与自己共情，而这些对她们来说太过困难。

> 你们可以分享（活动），这意味着你们的世界放大了两倍，双倍的多彩、双倍的精彩……（Kock et al., 2019, p.17）

> 一切正常的时候，那种感觉真是太棒了，我觉得自己特别好，就感觉"哈，我也和别人有点关系了"。别人能做的，我也做到了。别人有的，我也有了。我没有不正常到连简单的关系都发展不了。我能做到！我想中彩票应该就是这种感觉吧。（Kock et al., 2019, p.17）

> 亲密关系对我来说至关重要，我的伴侣也是我最好的朋友、永远的伙伴。我忠诚可靠。处于一段关系当中的时候，我会觉得别的男人全都没有吸引力，也不会对其他任何男人有性趣。我的伴侣就像是我的一部分。他不在我身边的时候，我不会想念他——我忙于工作时，经常可以完全忘记他。我们都不知道对方什么时候想要做爱，也不知道如何开始做爱，于是我们算是自己摸索出了一套程序，听起来很无聊，但其实并不无聊，对我们来说好用极了。

我相信有一种直觉，我称之为"孤独症雷达"（和著名的同性恋雷达类似，同性恋雷达指的是同性恋者可以发现另一个同性恋者），凭着这种直觉，孤独症人士会彼此吸引，自己可能都意识不到。我和另一半基思是在网上认识的。我们刚开始交流的时候，都不知道对方有孤独症，后来几年也不知道。我们就像是一根藤上的两个瓜，经历过多少次失败之后，终于开心地找到了彼此。我们究竟是如何找到对方的，我不知道。我觉得就是因为"孤独症雷达"吧。我们可以一天 24 小时都待在一起，很开心，一点儿都不烦，也不会觉得受不了（和其他任何人这样在一起都会烦，会受不了）。对于身为孤独症女性的我来说，这种感受这辈子只有一次，我在全世界其他地方都不得不戴着面具，但是和他在一起就可以得到片刻喘息，那是一个可以真正称之为"家"的地方。这段关系给我的生活带来了这么大的变化，我怎么强调都不为过。

我觉得自己和老公相处得很好。我觉得自己跟别人的关系从来不像和他那么坦诚。和其他人在一起的时候，我总觉得自己好像在演戏；和他在一起的时候，就特别轻松自在。我妈妈第一次来看我们时，很惊讶我们这一对竟然可以相处得如此融洽，毕竟我们好像很少互动。

我的丈夫就是我的定海神针。我真的觉得我没法回到过去自己一个人过日子了。我已经太依赖他给我的支持和帮助了。我都不敢想自己遇到他之前是怎么熬过来的。我真的相信，要不是他出现在我的生活中，我肯定早就自杀了。我当时觉得心力交瘁，那种感觉实在糟透了。有时候我也会希望自己从来都没遇到过他，因为我不仅绑定了他，还绑定了自己，我们有了孩子，他们真的需要我。

好伴侣可以为孤独症女性提供接纳和支持，帮助她们在其他生活领域充分地发挥自己的潜能。孤独症女性需要支持，才能发现什么样的关系可以滋养自己，并且明白这种关系对她们来说应该是什么样子的。重要的是不要对她们的生活方式指手画脚，要支持她们搞清楚自己需要什么才能经营好亲密关系。对于有些人来说，不太传统的方式也许可以解决问题：同居可能行不通，性也可能不是必需品，分房住可能是必要的。不太传统的人需要不太传统的方案解决传统的问题。很多孤独症女性与自己的伴侣和家人生活得很幸福，这是大家都看得到的。

第9章

生育问题

> 据说，养育孩子对任何人来说都是一段丰富人生的经历。对我来说，这种丰富来自两个方面：身为女性的丰富，身为孤独症女性的丰富。
>
> 有孤独症的妈妈

一直以来，孤独症女性做妈妈这个课题都没有得到人们的关注。尽管人们已经了解了孤独症与遗传有关，但一般都是默认孩子有孤独症只是由于父亲的遗传，和默认"只有男性会有孤独症"如出一辙，但我们现在知道事实并非如此。对于大多数妈妈来说，照顾另一个小人都是很难的，再想想孤独症女性，就算没有孩子，跟人打交道都困难重重，而且很难承受周围变化和环境刺激，一旦有了孩子，就更不堪重负了，因为孩子毕竟也是人。有孤独症，往往意味着她们有时候会觉得自己与他人的关系很令人困惑而且耗费心力。因此，如果你发现有些孤独症女性不想每天 24 小时与另一个人待在一起，也没什么好奇怪的，不过情况也并不总是如此。不管当初决定生个孩子时是什么样的感受，孤独症女性在整个育儿过程中都需要得到支持。如果你没有社交方面的直觉，也没有应变能力，那么生儿育女就不容易。尽管面临这些困难，85% 的孤独症妈妈都认为这个过程很值得（Pohl et al., 2020），大部分时间都很快乐，而且能感觉到自己与孩子之间有很亲密的联结（Dugdale et al., 2021）。

成为一个母亲，给身为孤独症女性的我上了人生一课，课程内容极为丰富：关于共情、宽容、关怀，关于爱。我明白了，这个世界上有一个人百分之百地依赖着我，而我也有能力让他（她）活着，还能让他（她）幸福。现在我知道爱一个人是什么感觉了，我可以把这种感觉推及其他人身上，我还可以评估，可以分类，可以理解爱的过程，理解爱一个人应该怎么做。做妈妈让我的情感生活丰富得多、清晰得多。我现在知道自己是个有阿斯伯格综合征的妈妈，我比任何一位妈妈都能共情自己有孤独症的孩子，这让我感到自己有了无穷的力量。我相信自己能养出一个快乐的孩子，那将是一个不小的成就。

这是一个伟大的在研项目，让我可以研究东西，痴迷其中，还能上网买好多好多东西。我觉得养育孩子就是我新发现的特殊兴趣。

我对孩子们的需求更加敏感——但有时敏感过头了，甚至到了让自己身体不舒服的地步——我一想到孩子们会不舒服我就受不了，所以我总是想要"拯救"他们——这种做法有时反倒会限制孩子们的情感成长。我给自己量身定制了一套疗法，现在已经能把自己的思想和感情与他们的分开来了。

生育意愿

我遇到过很多孤独症女性根本不想生孩子，也遇到过从小就开始为此烦恼的人。还有些人生孩子完全是个意外，不是计划好的。很大程度上，研究、支持也好，社会大众也好，普遍都没有关注到孤独症女性做妈妈（孩子往往也有孤独症）这个课题。我认为，最开始是因为"只有男性才会有孤独症"这一误解，之后加上另外一个误解：孤独症人士不会谈恋爱，不会有孩子，也不会照顾人，这些误解大多时候可能是心照不宣的，也许还是无意识的。本书访谈的女性中，大约一半的人有孩子，大多数至少有一个有孤独症的孩子和 / 或其他发育障碍的孩子。研究表明，孤独症女性对婚姻和孩子的兴趣不如神经发育典型的普通女性（Ingudomnukul et al., 2007），当然了，在我的研究样本中也有女性提到了这一点。

> 我从不渴望婚姻，也没想要生孩子，我认为很多女性的行为挺愚蠢的，只能削弱自己的能量。

> 反正（不感兴趣），我这辈子都不会要孩子的——即便我们已经结婚了。

> 我从小就没想过要孩子。即便现在成年了，也有孩子了，我也搞不明白别人是怎么知道自己什么时候准备好要孩子的。

> 我快 30 岁的时候，还是百分之百地确定自己是不想要孩子的，后来，我遇到了（现在的）丈夫，从那以后我就坚信我们会成为一个很好的育儿团队。

> 我最开始并不觉得自己想要孩子，后来却想要了。然后我真的要了，那么其他的都不重要了。

也有些人出于这样或那样的原因非常渴望要个孩子。

> 我一直都想要孩子。我想结婚，生五个孩子。不过现在年龄大了，还没结婚，就没打算生那么多了……一个男孩、一个女孩就行。

> 生了孩子以后就有了要关注的人了，希望能让我不那么沉迷于自己的世界吧。

我一直想有个孩子，但我一直都非常恐惧生孩子。确诊以后，我担心自己受不了和另外一个人一天到晚待在一起，因为我觉得跟人相处很耗心力。

妊娠过程

（怀孕）计划非常周密，像军事行动一样精确细致。我买了很多东西，比如体温计和排卵试纸，还写日记，查了迅速受孕的方法，三个月就怀上了。

怀孕，对于任何女性来说都是令人兴奋的经历，会给人带来很大冲击，对于孤独症女性来说，这种感受可能会更强烈，她要面对那种身体完全失控的感觉，几乎每天都要应对新变化。她几乎控制不了这个过程，但又必须跟上身体的节奏。要去产检，与不认识的人打交道，还要和陌生人有很多身体接触：这些人中既有那些确实需要为她进行检查的人，还有觉得摸摸孕妇肚子也没什么的各种路人。她可能没有跟自己同期怀孕的朋友，也没有当过妈妈的朋友。所有这些都有可能让她觉得既孤单又恐惧，没有人可以诉说自己的忧虑。与非孤独症女性相比，孤独症女性更有可能患上产前和产后抑郁。

感官敏感实在让我受不了，我连自己的气味都觉得极度恶心。

第一次怀孕很可怕。突然间就觉得特别折磨，觉得不再是自己身体的主人，没有什么是自己能控制的，也不知道结果会怎样，这太可怕了，实在太可怕了。

我曾经说过——吓到了听见这些话的人——怀孕是我一生中最糟糕的时期。看到自己的身体这么快地变了形，真的很难接受。我本来就不容易把握平衡，没有空间意识，动不动就打翻东西，要不就是摔倒，撞到胳膊腿什么的。最糟糕的是，也许是因为缺乏想象力吧，我不知道在这场磨难结束的时候，我能否真的像别人想象的那样爱这个孩子——但我只能自己一个人默默承受这些恐惧，因为我实在害怕说出来以后会给别人留下不好的印象。

如果我怀孕当时就确诊了——而不仅仅是疑似——阿斯伯格综合征，也许这十个月的体会就会有所不同，这十个月，我每天都不知道接下来会发生什么，都抑郁了。

孤独症女性常常会把怀孕作为一种特殊的兴趣，还会如饥似渴地搜索关于这个主题的所有信息。

发现怀孕的时候，我非常兴奋。我期盼着这一切，同时也很害怕。我想知道应该怎么做，事无巨细，都想知道。我搜罗了很多怀孕期间应该做什么、如何照顾小宝宝的出版物，每一本（真的是每一本）都看过了。我总是想把所有事情做到尽善尽美，这让我很焦虑，看这些东西有助于消除我的焦虑。我觉得，绝大部分情况下，我确实知道自己在做什么，这就是看书带来的自信。

就我个人而言，我喜欢怀孕，因为我喜欢和大家不一样，而且怀孕以后跟别人聊天也很容易，因为对方想聊的话题只有一个——我，以及我那越来越鼓的肚子。两次怀孕期间，我都经历过可怕的晨吐，不过除此之外，状态都很不错，没有因为怀孕改变自己的行为方式，还坚持拒绝降低自己的工作强度。怀儿子的时候，我参加了一个婚礼，跳了一整晚的舞，跳得太嗨了，结果羊水破裂，导致儿子不得不引产。怀女儿的时候，

36 周了我还参加驾照考试，还和我爸一起开大卡车。我从来没有什么母性的感觉，也没有什么女人味。

我怀孕的时候会看书，我需要知道怀孕的每个阶段都是怎么回事——孩子长到多大，长没长指甲，体重应该是多少。孩子出生以后，我还持续关注他们的体重和身高，我喜欢对照育儿书上的成长表，看看他们处在什么位置，如果高于平均水平，我就会非常开心，有一种满足感——感觉自己做对了。

如果要为孤独症女性提供孕期支持，一定要注意提供明确信息，让她们知道自己在这个过程中应该做些什么，同时也让她们有机会提出自己的疑问。她们可能找不到和自己经历一样的人交流。为她们制订生育计划的时候，应该考虑感官问题，比如身体接触、疼痛阈值和沟通方法。

阿斯伯格综合征女性提到过自己在分娩当天需要鼓励和支持，让自己觉得有力量。她们的体验如何，取决于三个方面的因素：沟通是否清楚，感官是否适应，能否应对变化。（Autism Women Matter, 2013）

分娩过程

怀孕期间所做的事情，包括收集信息、做好精神和身体方面的准备，都是分娩的前奏。对于喜欢按日程做事的女性来说，意识到分娩常常不会按照计划进行（尽管百般谨慎地付出了各种努力），而且这个过程很可能不受她的控制——无论是自然生产还是医学干预——将是彻头彻尾的恐怖经历，而且不知道什么时候结束。孤独症女性更有可能觉得没有人能给她们充分解释清楚整个分娩过程到底是怎样的（Pohl et al., 2020）。

> 弄个预产期有什么意义？我觉得应该是预产月，更没准儿！我到预产期的时候，就坐在家里等着。什么动静都没有，我就越来越烦躁，越来越焦虑。我在房子里走来走去，不明白为什么什么动静都没有……很显然，该发生的事情没有发生，我无法接受这个事实。（Grant, in Hurley 2014, p.66）

> 生完孩子以后，我就缩回到"自己的壳"里。我蜷成一团，不停地舔着上牙膛，想通过这种方法找点安慰。护理人员让我一个人待着，我一直睡到第二天凌晨才醒，醒来以后才想起自己有个孩子，我知道自己需要表现得像个妈妈，否则我可能会失去这个孩子。（Lawson, 1998, p.80）

名为"孤独症女性也是人"的组织（Autism Women Matter, AWM, 2013）曾对有孩子的孤独症谱系障碍女性进行过一项调查，发现她们在其孤独症特质的需求方面在分娩过程中没有得到充分的支持，因此受到了影响。对于孤独症女性来说，分娩的整个经历是很难承受的，她们可能要面对大量的感官刺激——包括内部和外部刺激——会感到极度恐惧，但又不得不忍受。还有一种可能，就是她们的行为表现跟普通女性即将分娩时的典型表现不太一样。她们可能特别地安静，因为不知道自己应该做什么或者要什么，还有可能因为被碰到身体而感到非常痛苦。

孤独症妈妈提到感觉自己遭到了专业人士的误解。与非孤独症妈妈相比，她们更有可能与专业人士发生矛盾。80% 的孤独症妈妈担心坦陈自己有孤独症可能会影响专业人士对待她们的方式、态度（Pohl et al., 2020）。

有人告诉我还得发力再生一次，我问为什么，他们说"再来个宝宝"，然后就哈哈大笑——他们指的是胎盘，却把我吓得半死，我还以为他们说的是双胞胎呢。(Autism Women Matter, 2013)

最主要的是，我说我要生了，他们却不相信我。我什么动静都没有，宫缩的时候也非常安静，所以他们说我根本不可能快生了。等到他们检查的时候，发现我宫口已经全开了，不得不把我直接送到了分娩室。(Autism Women Matter, 2013)

房间里总有人进进出出的，实在太乱糟糟了。最后我把自己锁在了浴室里，在一片黑暗中生了八个小时。几乎整个分娩过程中，我都一直在循环播放舒缓的音乐。(Autism Women Matter, 2013)

产房简直就是人间地狱。我没法和陌生人在同一间屋子里睡觉，所以一整晚都没睡着，我的宝宝也哭闹了一夜，没有助产士来帮我。我讨厌噪声，讨厌到处乱糟糟的，再加上我的呕吐恐惧症，搞得我的焦虑水平都爆表了。(Autism Women Matter, 2013)

他们为我调暗了灯光，让我播放自己想要的音乐，尽管我放的不是平静的音乐，而是 80 年代的流行音乐。(Autism Women Matter, 2013)

我是在两个私人助产士的帮助下在家分娩的，我得到了很好的支持。我觉得在家里更安全、更舒服，比去医院和陌生人一起在明亮的灯光下感觉好多了。我提前做了很多研究……我点了香薰，让丈夫陪着我，在游泳池里生下了我儿子。从感官方面来说，我不希望有人摸我，除非是我主动要求别人这样做。我也不想说话，我有安静的音乐听就行。（Autism Women Matter, 2013）

母乳喂养

孤独症妈妈更有可能奶水不够，还有人提到母乳喂养会面临其他困难（Pohl et al., 2020）。孤独症妈妈很难得到婴儿喂养方面的指导咨询服务。她们的日常生活规律在生产后发生了变化，又没有社交方面的支持，做妈妈对她们来说尤为困难，再加上感官方面的挑战，就更是雪上加霜（Grant et al., 2022）。我访谈过的女性对母乳喂养的体验和感受各不相同。

我喜欢和宝宝在一起，只是坐在宝宝身边就好，这样我就有了一个借口，可以远离所有人和事，只和我的孩子在一起，就那么静静地坐着就行。（Autism Women Matter, 2013）

我妈妈没有母乳喂养，因为她觉得太痛苦了。我自己是用吸奶器把奶吸出来，然后再喂给宝宝，因为宝宝不会吸奶，所以没法直接喂，但是我得让孩子吃母乳，这对我来说很重要。

我的两个孩子都是母乳喂养。我认为母乳喂养是我的责任。两个孩子差八岁，大的吃奶吃了三年半，小的吃了四年半。

如果做妈妈的希望母乳喂养，那就应该给予支持，但有孤独症的妈妈可能需要额外的帮助才能知道如何应对感官问题，并且学会了解婴儿的需求，因为有些需求可能很难看出来。她可能有很多疑问，还需要别人示范很多次才知道应该怎么做。我们不能想当然地认为这些都是不言自明的或者凭本能就能明白的，因为事实可能并非如此。因此，不要让她觉得别人会因为她难以学会这些就对她说三道四或者认为她是个失败的妈妈，这一点是很重要的。如何为孤独症谱系女性提供母乳喂养支持，建议如下：

- 使用视觉指示和图表
- 使用口头沟通
- 避免使用暗讽和比喻等修辞
- 提供个人支持可能比母乳喂养小组更受欢迎
- 如果需要身体接触，先用语言提醒
- 如果她们不愿意尝试新方法，可能只是暂时的，她们可能需要更多时间，还需要了解得更加详细才能接受变化（Pelz-Sherman, 2014）

同样，那些不打算母乳喂养的妈妈也不必觉得自己"没有为孩子尽最大努力"就应该受到批评，也不用觉得内疚。如果母乳喂养就是让人觉得太不舒服或者压力太大，那么勉强去做可能弊大于利。妈妈幸福了，才是孩子幸福的最大保障。

孤独症妈妈

"你为什么就不能像别的妈妈那样呢？"这种话很伤人。
我会在车里大声唱歌，很显然，别的妈妈没这么干过。
（Simone, 2010, p.140）

对任何一位女性来说，为人母的经历都意味着全方位的人生巨变。对于孤独症女性来说，更是额外的挑战。作为家长，需要帮着孩子社交、参加生日聚会，还要开家长会，参加各种游戏活动，所有这些都意味着没有太多属于自己的时间，而独处时间对孤独症妈妈保持健康状态可能至关重要。

能说大实话吗？烦得要命，而且没什么成就感。我的两个孩子也有孤独症，情况很糟糕——天天鸡飞狗跳的，为诊断闹得鸡飞狗跳，为教育闹得鸡飞狗跳，为服务和本地政府机构闹得鸡飞狗跳，等等。这是一场旷日持久的战争，永远都不会结束，也永远无法退出——总是得去开会，不是年度评估会①，就是个别化教育计划（IEP）会，要不就是学年学段转介会。

小宝宝的需求是全天候的。你不知道他们下一秒会出什么状况，所以会感到非常紧张、手忙脚乱，既耗体力又耗心力。有孤独症的人根本就应对不了小宝宝的需求，不管从哪个方面而言都是不堪重负。宝贵的独处时间一去不复返了，坚持的生活规律也一去不复返了，甚至连身体都不再是自己的了，变化从怀孕就开始了，产后还要应对激素水平紊乱和母乳喂养问题。（Kim, in Hurley 2014, p.26）

我女儿的哭声特别磨人。我一听到她哭就会变成一个疯子，会把盘子、碟子都扔出去，一边扔一边喊"你他妈给我闭嘴！"那种暴怒和暴力，我从来没在别的妈妈身上看到过，我觉得一定是因为我和别人不一样。我试图通过瑜伽和冥想平息自己的怒气，但是不好用，没有什么办法能让我平静下来，后来我才知道其实当时就是完全崩溃了。自从确诊孤独症以后，我就不再大喊大叫了。我知道戴上降噪耳机听白噪声就能把自己和孩子的哭声隔离开来，免得自己炸毛。我曾经想方设法修正我的育儿方式，还试了很多神经发育典型的人使用的方法，

---

① 译注：年度评估，通常指的是每年对学生的个别化教育计划进行评估和更新，需要家长、老师、学校管理员和专业人士共同参与，根据学生的成长和需求情况进行相应的调整。

但都不好用，我每次都会自责，觉得问题出在自己身上。（Schembari, 2023）。

太难了！我另一半一直说他都跟我说过了养孩子会很难的，但是确实也没有办法帮我做什么准备，也没有办法解释养孩子是什么感觉。孩子出生之后的头几周我特别后悔，因为我觉得我做不来，不过后来越来越轻松了。我现在跟很多支持服务机构都保持联系，因为我可以很坦白地向他们诉说我觉得养孩子很难。

很多孤独症女性都写过做妈妈的感觉，她们说的是"觉得自己很无能"，觉得只要是个人就比自己做得好。她们说做妈妈感觉孤立无援，感觉自己被人说三道四，还没有办法寻求支持（Pohl et al., 2020）。

我还是觉得自己很无能，极度痛苦。我因为自己跟别人不一样屡受打击，我会想"我养个孩子到底是为什么啊？我压根就不是个当妈的料啊！"（Kearns Miller, 2003, p.195）

人家别的妈妈都比我有钱，比我有耐心，比我情绪稳定，而且好像从来都不像我那么紧张。她们会在操场上聊天，约着一起喝咖啡，可是从来没有人约过我。（Simone, 2010, p.140）

我常常觉得我认识的那些女人很神奇，她们会在晚上出去购物、社交，或者带着孩子参加活动，但我怎么到了晚上就累成一摊泥了。（Kearns Miller, 2003, p.215）

我有感官问题，所以很难带孩子，尤其是断奶的时候宝宝不好好地吃东西，我实在难以招架——这让我觉得非常不舒服。

哭！哭！就知道哭！孩子小的时候实在太可怕了，哭得我脑袋都要炸了。如果哭是因为什么缘由，我倒是可以应付，但是如果是无缘无故地哭，我就受不了。

我完全不会玩假扮游戏，觉得很无聊。如果让我参加一个活动，比如烘焙、手工艺、拼乐高、踢足球，或者去散步、探险什么的，那还挺对我的脾气的，我特别喜欢这些活动，去了这些活动那就是我们的天下了。好在孩子们对主题聚会什么的也不怎么感兴趣。我是绝对没有那个想象力，想不出什么主题故事。

在学校操场等着接孩子放学对我来说就是一种折磨。我和那些，要我说就是神经发育不太典型（神经多样）的孩子妈妈们还挺有共鸣的，但是整体来说还是挺糟心的，所以我经常拖到晚点才去接孩子放学，免得碰上别的家长。

我以前经常觉得我察觉不到自己马上就要感觉超负荷了，然后一到招架不了的时候就会特别烦躁，这种表现常常会把孩子们搞蒙。后来我确诊了孤独症，这种情况才有所改观，了解自己的情况确实至关重要。

虽然我不会像其他父母那样以比较传统的方式表达自己对孩子的爱（例如有人指出我好像很少拥抱孩子，也很少与他们互动），但我希望他们依然能感觉到我是爱他们的，我的爱表现在不管什么事我都坚定地支持他们，就像勇猛的母兽保护自己的幼崽。（Kearns Miller, 2003, p.199）

有些妈妈提到孩子朋友来访的时候，自己不得不忍受他们对个人空间的侵扰，因为很多孤独症人士都会觉得家里来人是个挑战，更不用说搞得乱七八糟、吵吵闹闹的了。在我的调查中，孤独症妈妈提到她们往往发现自家孩子比同龄人承受了更多东西，同时也意识到自己与其他家长确实相当不一样。在《外星女人？》（*Women from Another Planet?*）中，作者列出了一份清单，以下是其中部分内容：

- 妈妈的有些习惯让人特别难堪，比如不化妆、"飞毛腿"，经常在公共场合穿家居拖鞋，嘴里还叼着笔。
- 妈妈不会示范社交技能（妈妈的水平达不到这个程度，而孩子已经超过了妈妈的水平）。
- 妈妈不知道什么时候就会突然反应迟钝或者提出一些非常出人意料的要求，让人很是恼火……
- 因为妈妈的情况，整个家庭也基本很少社交，很少跟人来往，因为只有这样我们才能妥善应对妈妈的各种状况……
- 因为妈妈的情况孩子不得不像个小大人一样……（Kearns Miller 2003, p 203）

还有些孤独症作家也谈到了这种"无能感"：

　　我认识的妈妈们好像也有同样的感受和问题。我的担忧也好，错误也好，他们好像根本就不知道到底是出于什么原因……这种情况曾经让我极度困扰，让我觉得自己很无能，不是一个合格的妈妈。（Holliday Willey, 2014, p.99）

　　随着孩子们慢慢长大，我越来越难掩饰自己的无能感。（Lawson, 1998, p.87）

孤独症妈妈们普遍都害怕被人"识破"自己不太有能力照顾好孩子，具体表现是很多伪装和掩饰，还不主动求助。

　　让我担心的是，如果我正式确诊阿斯伯格综合征，可能就会莫名其妙地被人当作一个不称职的妈妈，我知道确诊孤独症并不代表我就肯定做得更差劲，但我担心这会成为别人针对我的借口，我不相信社会服务机构会理解阿斯伯格综合征。

我觉得孩子还是小宝宝的那些年非常痛苦。回想起来，我当时肯定是产后抑郁。我记得我还不得不填了一张表格做检查，我当时百分之百地相信如果我如实回答，孩子就会被带走。因此，我撒了谎，假装一切都很好，正因为如此，我没有得到自己需要的支持。

有些女性表达了自己竭尽全力想要做个"好妈妈"的想法，并且真的在想尽办法以不切实际的高标准、难以达到的严要求在做这件事，确实是典型的孤独症行事风格。这种风格，再加上照顾孩子这无休无止的折磨，越发让她们觉得自己很失败，没能成为自己希望成为的那种妈妈，在一次次的努力中耗尽了所有力气。

一切顺利的日子里，我觉得我的女儿很幸运，因为我可以"看到"她，"听到"她。我不会强迫她一定要符合社会大众的标准。我自己的孤独症经历告诉我，她的需求是合理的、正当的。我相信她知道自己需要什么。但是，心情不顺的日子里，我感到非常难过，觉得女儿怎么摊上我这样的妈妈。有一次，幼儿园要求孩子填一份母亲节调查问卷，有个问题是这样的："你妈妈最喜欢做什么？"她答的是："在床上躺着。"她没答出什么有意思的东西，这让我感到非常惭愧。我担心自己这个当妈的没什么活力，不像别的家长常常跟孩子一起玩。这种时候，我就会觉得对不起她。（Schembari, 2023）。

我深爱着孩子们，每次我觉得自己坚持不下去的时候，都是他们给了我力量，但是，要成为大家眼中的"好妈妈"，这种想法却让我备受折磨，而这种痛苦他们永远都不会知道。

我需要很多独处的时间进行自我调节——但是有了小孩，独处的时间就特别少，简直让我崩溃。我非常爱我的女儿，但我没有足够的能量，成不了自己想成为的那种有活力、有意思的妈妈。

为人父母给了我一个目标，因此我竭尽全力为孩子们付出一切。尽我所能成为最好的妈妈，这是我应该做的。但我不是总能做到，每次觉得自己做得不好的时候，我的反应都很激烈，连续好几个星期都在反复纠结。

也有些女性认为孤独症特质让自己拥有了育儿正能量。有孤独症的妈妈很可能会进行大量的阅读（Simone, 2010）——这并不令人意外——还会开展很多涂色、学习和"动手"的活动。还有些女性认为孤独症特质让她们感觉自己应该拥有很强的育儿能力，因此常常表现得颇为自豪、很有信心。

孤独症特质让我可以专注于真正重要的事情。生活中，我总是把孩子放在首位。我想让他们得到需要的东西，无论是物质方面还是环境方面，因为我就是这样长大的。

我本身很在意保持生活规律，这一点对小孩非常有益，他们很快就能入睡，从来都不会感到累或者饿，这就意味着我们的家庭生活还挺放松的。

我是按自己认为对的方式做妈妈的，坚定不移。

从来不把自己的需求和想法强加给孩子，接受孩子本来的

样子，如果有这样一个妈妈，对孩子是有好处的。(Kearns miller, 2003, p.212)

我花很多时间陪孩子。和他们在一起时我很有安全感，不管是在地板上玩游戏、画手指画、玩自制的橡皮泥，还是捉迷藏，他们都不会说我笨。(Lawson, 1998, p.85)

我很有条理，因为我必须这样。我做了很多备忘清单。我还非常遵守日程安排。我们家总是备着食物和尿布。

孤独症孩子的孤独症妈妈

鉴于孤独症的遗传性，有孤独症的父母很有可能会生出有孤独症的孩子。那些有孤独症孩子的孤独症女性提到自己与孩子之间好像有种特别的纽带，凭直觉就能知道孩子需要什么，即便书上说的和她们感觉到的完全不一样。她们觉得同患孤独症这种情况能让孩子和自己之间的关系更加亲密，还能让自己本能地就知道孩子需要什么，这样就能为孩子与其他人之间搭建一座沟通的桥梁（Dugdale et al., 2021）。

我从来都没觉得自己和孩子之间有什么隔阂。很多孤独症孩子的父母都说自己和孩子之间好像隔着一道鸿沟，我从来没有过这种感觉。(Kearns Miller, 2003, p.212)

我能真正理解自己的孩子，我喜欢这种感觉。

就艾利安的情况来说，书里讲的都不对。讲婴儿护理的书，如果没有感官敏感这方面的内容，那就不可信。(Kearns Miller, 2003, p.195)

我个人一直都在努力推动一件事：让那些在社交方面有一定问题的孩子接受评估，如果评估结果符合诊断孤独症标准，那就确诊。我不太理解为什么有些家长要拒绝评估、拒绝诊断，这让我非常生气。也许这也能算是我社交想象力有缺陷的表现之一吧。我当初发现儿子的有些表现像是孤独症特征的时候，马上就带他去做了诊断评估。之后就面对了事实，接受了事实，我不理解为什么会有人不接受这些。

孤独症姥姥（奶奶）

孤独症女性做了姥姥（奶奶）会有什么感觉，这个课题还没有人研究过。按一般人的想法，孤独症女性既然能照顾自己的孩子几十年，那么自然而然就能照顾好孙辈，而事实上她们可能早已心力交瘁，现在只想做自己。说到做姥姥（奶奶），大家可能还是会先入为主地认为并且希望女性愿意承担养育者的角色，还会自然而然地就能做好这一切，这就导致大家对这些女性再次感到失望，还会让她们在"放飞自我"①（我自己比较喜欢的"放飞活动"是骑车旅行、自由搏击和真人CS）的时候心生内疚。

家里最小的孩子也过了18岁以后，我明显有种如释重负的感觉。我知道他们还是需要我，但不再是每时每刻都需要我了。我开始期待属于自己的、没有孩子的生活。有了孩子我的确很高兴，但做妈妈是一段极为艰难的旅程，没有人知道有多难。

比起当初做妈妈的表现，我做姥姥（奶奶）做得好多了。

① 译注：原文是风筝冲浪，一种运动，在海上或湖泊上使用风筝牵引自己滑行。

我可以享受好的部分，但又不必费心做到十全十美——那是别人需要费心的事情。比起当初带自己孩子的时候，现在和孙辈在一起时就放松了许多。

小结

总的来说，可以得出这样的结论：孤独症女性可以成为非常好的妈妈（姥姥或奶奶），不过她们的育儿风格往往比较独特。她们养大的孩子极有可能会感觉自己得到了家长无条件的接纳和珍爱，自己的心声有人倾听、有人重视；家长让孩子独立自主，走自己的路；这样长大的孩子也能接纳各种不同。针对孤独症女性养大的孩子进行研究，看看他们是否有些共同的特点，这种研究应该很有意思——因为或许这种育儿风格有其优点。对于大多数孤独症女性来说，育儿似乎并不是一件天生就会的事，不过她们的逻辑思维、反复尝试和执着负责的精神很好地弥补了这一点。

我的育儿方式跟大多数女性肯定是不一样的。很多时候我的情感表现可能都是非常平淡的（尽管我已经努力学着要笑得多一点儿，多抱抱或者多摸摸孩子），但我现在悟了一些了，我自我感觉是悟了一些了，嗯，也许是悟了一些了。我好像还算是个好妈妈，爱孩子的好妈妈。真是太神奇了！（Kearns Miller, 2003, p.195）

第 10 章

教育问题

> 我们学校辅导员会把我叫到办公室，关切地问我为什么总
> 是和同学们反着来。大家都在吃午饭，我肯定就在教室；大家
> 都在图书馆上课，我肯定就在幼儿阅读区。
>
> 孤独症女性

不用说大家也知道，孩子醒着的绝大部分时间都是在学校中度过的。学校不是家，学校里没有妈妈/爸爸/看护人/家人，没有一套又一套色彩协调的小马宝莉或者 X 战警玩具，也没有那种不玩就只是用来收藏的东西①。学校里有的是人，而且是很多人。正如鲁迪·西蒙尼所说："大多数阿斯伯格女孩都说过一样的话……学校很没意思，她们总挨欺负。"（2010, p 27）

对于那些确诊孤独症谱系障碍的孩子来说，在校期间，他们的世界是全方位的失控，所以，在他们眼里，学校就是一个让他们遍体鳞伤、充满焦虑的地方。学校的社交环境是不断变化的，几乎没有可以藏身或者独处的地方（不管你信不信，孤独症女孩肯定找过所有可能藏身的地方）。学校也可以是对他们有用的地方，是可以学习知识、学会规矩的地方。学校带给这些孩子的感受是正面还是负面的，取决于学校里的"当权者"是否了解他们的孤独症特质、是否愿意为他们提供帮助。前面曾经提到，对于孤独症女孩来说，很晚才得以确诊，或者根本没有确诊，周围人对女性特有的孤独症表现了解不够（"她很安静啊，也没什么问题啊"），这些都有可能

---

① 译注：前文提到孤独症孩子喜欢收藏东西。

意味着她们的校园生活感受一点儿都不正面。艾琳·瑞丽－豪在《养育孤独症谱系女孩》(*Parenting Girls on the Autism Spectrum*, 2012) 中就提到了这一点，这本书专门有一章介绍了美国和英国的教育形式，以及如何选择合适的教育形式，谈到了很多实际问题，考虑得非常全面，她的建议比我谈的更有策略。

本书进行到这里，我们已经看到孤独症女性成年之后的生活，会发现智力并不一定就能帮助她们实现传统意义上的成功。很多孤独症女性不得不经历各种坎坷，才能走出一条属于自己的路，属于她们的成功可能不会来得那么容易，其形式和大家想象的可能也不一样，众人眼中那个聪明安静、乐于助人、喜欢看书的小女孩将来会长成什么样子，可能谁都意想不到。

总体来说，参与本书访谈的孤独症女孩和成年女性——尤其是那些成年以后才得以确诊的女性——由于没有早期诊断、缺乏适当支持，也没有人能够设身处地地理解她们在学校的感受，导致她们度过了一段糟糕的校园时光。了解这些，有助于我们理解她们的感受，发现她们的困难，并且采取措施避免其他孤独症女孩再经历这样的折磨。一位有孤独症的妈妈谈到自己对女儿的希望时是这样说的：

> C 最终得以确诊，这个过程很不容易。确诊之后，马上就得到了支持资源，她的变化也很明显。我都有点嫉妒她了，我多希望自己当初也能得到这些理解啊。现在我的使命就是让她不会走我的老路。我要让家成为她的避风港，让她从父母这里找到关爱、理解和支持，我还会坚持要求学校也做到这些。我要为她争取支持资源，满足她的需求，发展她的兴趣。我不能让她像我当初那样饱受打击，光是想想我都受不了。要是当初我的兴趣都能得到满足，现在的我会是什么样子呢，我真的很想知道。

开始上学

有时候，孩子的孤独症特质是在开始接受某种形式的正规教育之后才慢慢显现出来的。每个孩子都有自己的一些怪癖和偏好，这些怪癖和偏好在家里都能得到满足，也比较容易搞定——尤其是考虑到遗传性，这些孩子的家长和其他家庭成员也可能有孤独症——直到孩子每天都有几个小时不得不和一大群孩子外加几个陌生大人待在一起的时候，问题才会浮出水面。在家里，她可能会主动帮着家长做事，有客人来访的时候礼貌健谈，和家人在一起的时候开朗放松，很喜欢整理自己的玩具和各种收藏——就是一个看不出有什么压力的孩子，因为可能确实就是没有压力。但是，谈及孩子上学以后的感觉，孤独症女孩的家长是这样说的：

> 很糟糕。没上学的时候，她还是一个快乐可爱的小女孩，可是现在她的那种焦虑让人特别心疼。说实话，我觉得她现在去上学的时候就好像有点听天由命的意思。等她再大一点儿吧，要是那个时候她还是觉得上学太难，那我就考虑让她在家自学，上学可能对她造成的伤害我实在是再清楚不过了。

> 太可怕了。也就是在那个时候，我们才意识到她和别人是不太一样的。

有些孩子不明白为什么自己要去那个陌生的地方。对我们来说，这个道理好像显而易见，就是长到一定年龄"就应该这样"，但是我们不能想当然地觉得孤独症儿童就能明白这些。我们可能认为，有个游戏的环境，游戏又涉及社交，这对儿童是有益的。这种想法非常普遍，尤其是针对女孩。但是，孤独症儿童可能并不这么觉得。就有些孤独症儿童的感受而言，身处集体游戏环境可能真的没什么意思，也没有什么实际的好处，不管从中得到什么收获，都比不过这些活动给他们带来的痛苦。对于很多家长来说，要意识到这一点很难，因为他们认为一个人待着对孩子没有好处，但是，对于很多孤独症儿童和成年人来说，独处其实是最好的事情。

> 我心烦意乱、泪流满面，不想去上学。我不明白为什么要去上学。我在去幼儿园的路上，经常在车里呕吐。(孤独症女性)

> 每次接她放学的时候，我都会透过窗户望着她。她总是一个人安安静静地坐着，全神贯注地做着自己的事情，而其他孩子则在她周围跑着、叫着。(家长)

> 我回去接她的时候，发现工作人员都戴着护耳器①。我以为这是因为他们在和孩子们玩什么建筑工地的游戏，后来才知道是因为她一直尖叫，叫了两个小时，他们实在没别的办法了。他们疯狂地给我打电话，联系我来接她，但我手机一直没信号，没接到。(家长)

孩子平生第一次碰到了力所不能及的事情，可能也是第一次表现出不一样的特质。站在孩子的角度来说，世界突然发生了巨大的变化，变得面目全非，而且可能非常恐怖。她不得不离开自己的家（避风港），来到这个乱七八糟的迷宫，周围全是陌生人。我的访谈对象中，既有成年之后才得以确诊的人，也有在儿童期就确诊的人，前者因为一直没有诊断、得不到支持资源，在学校不得不靠自己打拼，后者得到了支持资源（尽管家长争取这些资源的时候可能

---

① 译注：护耳器，指的是保护人的听觉、免受强烈噪声损伤的个人防护用品。

非常艰难，而孩子在最开始也遭受了很大的创伤），因此，面对同样的问题，两个群体给出的回答迥乎不同。

> 刚上幼儿园的那段时期特别艰难。她变得郁郁寡欢，还不想去……园长让我陪着她去，陪三个星期，然后再慢慢退出。（园长）说她从来没见过哪个孩子需要这么长时间适应的。到了上小学的时候情况就好了很多。那个时候我们已经知道了她很可能有孤独症，所以制订了一个全面的转衔过渡计划。她很快就适应了小学生活，还喜欢上了学校。

艾琳·瑞丽-豪（2012）建议家长不管开什么会，只要是讨论女儿教育问题的，都带一张照片过去，以便提醒在场的每一个人，孩子"是一个有生命的个体，不是一个项目，一个需要考虑投入产出比的项目"（p 49）。

成年之后才得以确诊的女性中，绝大部分人的回忆都是负面的，很痛苦，"可怕""糟糕""不知所措""心力交瘁"是她们常用的字眼。而有些家长想方设法为孩子争取到了支持，这些孩子的经历就截然不同，但可惜的是，这种情况很少。两种情况的对比给我们带来了非常大的希望，也证实了这样的观点：了解她们，转变态度，是可以为孤独症孩子的日常生活带来真正改变的。听那些较晚确诊的女性讲述自己的故事，可以让我们深入了解那个世界，时至今日，我们不能再把孤独症孩子一个人丢进那个世界，让她们独自面对了。

> 我记得小时候……从一间教室换到另一间新教室的时候，我总是哭着躲在门后，因为我不知道进去以后会发生什么。

> 我妈妈说我讨厌托儿所。她从来没成功地把我放在那里一整天过，因为我哭得实在太厉害了，老师们经常打电话给她。

上学给我留下了可怕的创伤，可悲的是这种情况一直都没得到改善。

学校环境紧张而忙碌，到处都有人好像无缘无故就讨厌我。

这里的很多说法和感受对所有性别的群体来说都能适用，但是其中有些是比较明显指向女性群体的，这反映了人们对于女孩的行为表现和社交能力有不一样的要求和期望，而这些女孩可能无法（也不愿意）达到这些要求和期望。我们很难让人明白，这些针对女性的要求和期望是多么根深蒂固，甚至成了整个社会的核心理念。想要主动地"看见"这些不一样的女孩，愿意认同她们的不一样，接纳她们的不一样，该有多么艰难。

现在有很多关于孤独症儿童教育的书籍，提供了很多建议、工具和技巧，都非常详细，本书将会提及其中的一些，不过我的主要目的还是要让读者看到孤独症女孩在学校的经历，不是为了吓唬专业人士或者孤独症女孩的父母，让他们觉得未来非常恐怖，而是为了避免将来再有女孩重蹈覆辙。我会在下面列出各个教育阶段的讨论主题，不同的阶段有不同的主题，因为不同的特质在不同的阶段导致的困难也有所不同。我建议您先通读所有教育阶段的主题内容，以便从整体上了解在教育过程中可能出现的问题，而不是按不同的年龄段分开了解。您负责接触的孤独症人士，不管是孩子也好，还是成人也好，要么是经历过这些章节所讨论的大部分情况，要么就是将要面对这些情况。不管是哪种情形，全面了解这些经历对他们产生的影响和未来可能出现的问题，都能帮助专业人员考虑应该采取哪些适当的教育对策。

学前教育——托儿所、早教班和学前班 ①

结构化程度 ②

　　学前教育的日程安排可能比较随意，经常变化，这可能会给孤独症儿童带来额外的困难，因为如果没人明确地告诉他们，他们就不知道接下来将会发生什么。有些孩子在家长离开的时候会感到非常痛苦，因为没人告诉他们家长什么时候回来。孩子没有想象的能力，所以可能会觉得自己再也见不到父母了，在这种情况下，孩子的那种痛苦是可以被理解的。

　　让孩子了解将要发生什么，给他们准备日程表，可能会帮助孤独症儿童了解每天会发生什么，怎么算开始、怎么算结束，何时开始、何时结束。明确的解释，加上视觉辅助，可以让孩子安心，帮助他们应对自己的焦虑情绪。

　　　　在早教班，那种没有明确规则的游戏活动好像总是让她紧张不安。她经常挑大人的错，比如拼写错了或者有些事说错了（她往往是对的！）。大家都觉得她有点高冷！

　　把每天的日程安排做成图片，钉在墙上，能让孩子安心，也可以鼓励孩子学着自己去找需要的信息，还可以让孩子有机会看看自己对哪些活动感兴趣，鼓励她参加——如果这些活动能为孩子"量身定制"，满足她的特殊兴趣，那就再好不过了。平时不愿意参加活动的孩子如果知道明天上学可以看到猫的图片，还可以画猫——

---

① 译注：此处原文直译是游戏小组，一般为 3 岁到 5 岁的孩子提供短期的照料和教学，强调以游戏和互动的学习方式为孩子提供社交和游戏机会，与国内的早教班最为接近。
② 译注：即秩序性。

如果猫是她的"菜"——可能就会有参加活动的动力。如果想用其他东西吸引孩子上学，社交方面的吸引可能没什么用。因为孩子上学难或者害怕上托儿所的根源往往就是别的孩子，后面我们会详细谈。想要让孤独症女孩去早教班，要是用"去和朋友一起玩"这种理由说服她的话，可能会让她想起和其他孩子共享玩具的糟糕经历，把她吓哭。对于很多孤独症孩子来说，自由活动时间是最难应付的。最有可能成功吸引她上学的方法是找到某些对她来说有意义的激励因素——比如她有哪些兴趣爱好，她最喜欢哪位看护人，最喜欢哪些玩具，喜欢什么课间零食，或者如果她能待上一整天，那就在放学路上给她一块巧克力，等等。

教辅人员

学前教育机构中常有部分员工是志愿者，他们对孤独症可能缺乏了解，也没有与孤独症儿童相处的经验——尤其是处于这个年龄段的孩子，除非有非常明显的语言障碍或者在发育的各个方面都有孤独症的表现，否则基本不会被诊断出来。相比之下，员工可能对典型发育的儿童非常了解，知道这个年龄段的普通孩子的举止行为应该是什么样子的。他们会要求或期望孤独症孩子能有所谓"正常"的表现，这可能会给孩子带来压力，"和大家一样"这种要求对于孤独症孩子来说是不可能达到的，孩子可能会因此变得非常烦躁，却没有人知道为什么。对于孤独症儿童来说，坐在地毯上可能会让他们觉得很痒，摸湿沙子或者和其他孩子手拉手都有可能会让他们难以忍受。

> 他们（工作人员）当时非要把我的头发扎起来，可我觉得这让我很痛苦。直到最近我才看到孤独症人士头皮敏感的有关资料，之前我还一直谴责他们，觉得这些人太可怕了，那么使劲地拽我的头发，都把我拽疼了。

对于这些教育机构的工作人员来说，在这方面接受进行培训、提高认识是至关重要的，这样才能保证孤独症女孩对学前学习生活有个良好的印象，尽管在这个阶段家长可能只是怀疑孩子有孤独症，还没有确诊。这个年龄段的很多女孩还不大可能确诊，但是只要有迹象表明可能存在差异，那就应该为其提供合理便利，不管有没有正式诊断。有些因素是学前教育从业者无法控制的，因此也许只能对所处环境进行有限的调整，即便是这样，采取小小的举措也可能带来大大的变化。戴上耳机，给孩子一方安静的天地，允许她们抓着老师的腰带而不是牵着手，在沙坑里玩的时候戴上橡胶手套，让她们坐在豆袋上面，给她们一个喜欢的玩具，所有这些对策都有可能为那些不堪重负、心力交瘁的孩子提供一个小小的喘息机会，缓解她们的焦虑情绪。

物理环境

上学，是小女孩平生第一次在陌生的环境里与家人以外的人长时间相处。在英国，学前教育有时是在一栋建筑里开展的，这栋建筑并不一定是专门的教育场所——可能是教堂的大厅、童子军的小屋或者休闲中心——可能具备很多功能，全天都有人使用。"教室"通常很大、很旧，建筑声学效果也很奇怪。活动开始时要布置家具和设备，结束时还得打包收好，这就意味着材料和空间都有可能受到限制，很难根据孩子的需求做出调整。这些因素会对孤独症儿童产生负面影响，让他们在感官方面承受着周围环境带来的压力，比如噪声、某些声音效果，还有空间布局经常变化引发的不确定性。我曾经带过孤独症儿童（和成人），他们受不了自己不在教室的时候有家具搬进去，对于他们来说，那种感觉就像进入了一个完全陌生的地方，以至于他们再次进入房间的时候不得不重新适应，才能搞清楚自己到底身在何处。就是这么小的事情也会让他们完全不知所措、极度恐慌，引发焦虑情绪，进而导致所谓的"问题行为"。

学校教育

对于孤独症孩子来说，从早期教育环境转到学校的正式教育环境可能是一个相当大的冲击。学校可能要求必须穿校服，而穿校服要克服很多感官上的不适。在学校的时间与之前相比可能增加了一倍，而且再也不能午睡。尽管有些孤独症儿童喜欢学校明文规定的条条框框，因为这些东西保证了日常事务的规律性，能让人安心、放心，但也有些孤独症儿童觉得学校里人太多，在学校待的时间太长，让他们难以应对。在孩子开始上学之前做好准备至关重要，这样才能保证孩子能够明白上学需要干什么，并且对自己将来要去的环境有所了解。有教师提到，与女性相比，孤独症男孩在社交方面的困难更容易暴露出来，因此也更有可能被认定为需要课堂支持（Mandy et al., 2012）。

> 她觉得上学让她情绪低落……她经常一出学校大门就"炸毛"，我后来也看明白了，回家路上最好不要和她说话，因为一张嘴就能崩溃。（家长）

有一点必须记住，孤独症女孩有伪装和补偿的能力，因此可能看起来什么难处都没有。她可能是个"别人家的孩子"，乐于助人、彬彬有礼。小时候可能是这样的，但是随着年龄的增长，无论是在社交方面还是在教育方面对她的额外要求越来越多，她的面具可能就戴不住了。研究表明，上述两个方面的要求提高，会导致孤独症女孩的焦虑情绪加重（Stewart, 2012）。之前曾经谈到过，面具掉落的那一刻，露出来的好像是心理健康问题，但是，如果仔细观察，可能就会得出这样的结论：孤独症女孩的表现之所以出现变化，只是因为她们已经实在没法再维持之前的人设，再假作"正常"了。孤独症女孩总是希望自己表现得很好、乖乖听话，不想惹事，这一点非常重要，值得引起关注，在这项研究和其他研究中也已经观察到这样的情况（比如斯图尔特在 2012 进行的研究）。有的女孩可能看起来很没礼貌、没有自信或者好像就是在故意作对，实际上她也许是在尽最大的努力做对、做好，不管表面上看起来是什么样的。作为专业人士，如果我们始终都能记住这一点，并且能够搞清楚她想要表达的东西或者想要做的事情，同时教她以后应该怎么做，那就是给她支持了。

教学风格

参与本书访谈的很多女孩和成年女性小时候的语言能力都很超前，词汇量往往还很大，但这并不意味着学习对她们来说很容易，因为评价她们的体系是为神经发育典型的普通人打造的。我们一定不能忘了，即便是在教育环境中，社会性方面的要求也一直存在，这就意味着我们的孤独症女孩必须加倍努力才能理解社交和学业方面的内容。

> 我对其他孩子没什么兴趣。我宁愿自己一个人看书，或者一对一地上课。和别的孩子待在一起，极大地妨碍了我的学习、幸福感和心理健康。

> 因为我总是走神，很难跟得上口头指令，所以在学习上有很多困难。

> 我的学业还算不错，我最大的困难可能源于自负，我觉得自己比其他孩子强，不但比其他孩子强，比老师都强。

我们知道，如果生活多些秩序和规律，能够提前知道接下来将要发生什么，会让孤独症人士觉得生活更好过些。这意味着他们可以少一些焦虑，学习能力也会相应提高。学校往往比较讲究秩序、规律，也有很多条条框框。但是，不幸的是，其中很多并没有什么意义，因为这些条条框框的出发点是服从，或者出于社会性方面的需要，其实并没有什么道理。这些可能是强制性的规定，没有结合具体情境进行解释，因此孩子并不明白为什么这些社交行为是有益的和／或必要的。有些事情按规定是必须做的，但你不知道应该这样做，也不明白为什么必须这样做——因此不太可能知道碰到什么情形就必须这样做——所以你就没这样做，然后就会遭到训斥，之后就会导致焦虑情绪。你知道你肯定会"做错"，但又不确定到底是哪里错了，也不知道什么时候就又错了，这可能是孤独症孩子害怕上学的原因。

孤独症女孩比较倾向于默默承受痛苦（Wagner, 2006），她们往往给人留下"害羞"的印象，这就意味着人们常常注意不到她们的学习困难，而只是认为她们表现不好。她们想要合群，希望不要被同龄人视为傻瓜，这也许能够解释为什么她们不愿意举手回答问题，也不愿意以任何方式引起他人的关注。

> 老师问她感觉怎么样的时候，即便她感觉不好，也会说挺好，（她）在学校不会求助。（家长）

> 她是一个完美主义者……这么多年了，她从来都不举手提问，也不回答问题，就是怕错……她一般都坐在后排，很少说话，即便这样，她的学业也很出色。（家长）

> 她不会和老师说话，因为她说"不想打扰他们"，还说"说话可能会被老师吼"。这就是一个问题，因为不管有什么不明白的，她从来都不问。（家长）

擅长科目

参与访谈的女性都提到上学的时候最喜欢的科目是艺术和英语。一般来说，这些科目都不是孤独症男孩喜欢的领域（孤独症男孩喜欢的大多与数学和信息技术有关），而女孩喜欢阅读、富有创意，这些特点可能会进一步提高女性确诊的难度。很多孤独症女孩都非常喜欢看书，对于她们来说，在校期间，全神贯注地看书的时候是最幸福的时光。她们还喜欢画画和涂色——大家眼中很典型的女性爱好。比起在现实世界中收集社会性信息，她们更喜欢在自己的世界里积累事实性材料（或非事实性信息）。这些女孩在自己所选科目的领域相当博学。就我自己的经历而言，尽管我是个很有天赋的学生，语言能力超前，但老师一直说我"懒"，因为我从来没得过"A"。我总是说我知道答案，却不知道人家问的是什么。我的困难不在于自己的语言表达能力，而是理解别人语言的能力。（口头和书面）语言处理能力弱，学习就很困难，但比较幸运的是我靠着智力和逻辑还能勉强过得去，但这也是有局限性的。我现在已经成年了，情况依然如此。

和孤独症男孩一样，孤独症女孩在学习方面的表现也很不同寻常，偏科非常严重，她们在不同方面的能力表现不太一致，在有些科目上表现极好，有些科目上表现极差，导致这种情况的原因可能是以下一种或者几种因素：

- 孤独症本身的认知特点
- 所学科目的性质
- 个体处理信息的风格和能力
- 教师的教学风格
- 学生对所学主题的兴趣和学习动机

上述所有因素或者部分因素结合在一起，导致她们在有些科目上能力较强，在有些科目上能力较弱。如果由于科目本身性质或者教师教学风格的原因，导致孤独症学生难以学习某些科目内容，他们就更容易失去学习兴趣，觉得自己没有能力参与教学活动。孤独症人士的逻辑思维方式会让他们得出这样的结论：知道自己做不成，为什么还要试呢？

> 学自己不擅长的东西，我实在看不出这有什么意义，好像是在浪费时间，不过就是徒劳，还很丢脸。

> 大多数科目她都学得稀里糊涂的，跟不上老师的进度。她其实非常聪明，能力也很强，但她觉得自己很难理解老师们到底想表达什么意思。她发现自己不做作业好像也没什么后果，于是就不认真学了。

其实很简单，就是考虑换一种教学方法的事，或者从宏观的角度解释一下为什么要学习这个东西，就有可能改变学生的学习态度和学习表现。遗憾的是，为孩子提供支持资源要靠家长拼命争取才行，这好像都成了司空见惯的事情了。如果孩子在困难中挣扎太久的话，那就很难帮她再回到学习状态了。

> 最近，学校制订了支持计划……这样的话我女儿就能和好朋友坐同桌了，老师们也得到了一些指导，了解了应该如何为她的学习提供支持。可是，这些支持来得太迟了。经过我的努力争取，她每天不用上那么多课了，但她还是非常焦虑，几乎无法参加学习活动。

教职员工

研究表明，与孤独症男孩相比，教师不太可能注意和指出孤独症女孩在适应方面存在的困难（Mandy et al., 2012），这可能是由于女孩的孤独症表现不容易被发现，还有可能是由于大家觉得只有男性才会有孤独症谱系障碍。孤独症女孩较少表现出重复刻板行为，而这是目前已知的孤独症典型表现。因此，如果教师没有发现学生有这种行为，极有可能就不会考虑他（她）有孤独症的可能性。很少有教师对孤独症有充分的了解，更不用说了解女孩的孤独症表现了（Wagner, 2006）。不断遭到老师的误解，参与访谈的人在回答问题时都提到过这一点，这在其他研究中也被列为值得关注的问题。大英帝国勋章获得者卡特里奥娜·斯图尔特博士指出：

> 这些女孩辛辛苦苦地想要摸索出一套规则体系（即与行为逻辑、因果关系、公正公平、某种行为可能导致什么后果等有关的社会行为准则），这样才能明白自己应该怎么做，却发现大家其实并不遵循这些行为规则，而她们还得在这样的环境中生活下去。（Stewart, 2012, p.42）

其他人也提到了这种误解：

> 我在学校表现很好，只是话不多，最后却因为不爱说话等（小破事）被老师留下来。

> 确诊之前，我们的生活就是地狱……我们知道有点问题，但是没有诊断书，就真的很难得到老师的配合和支持。他们好像就是觉得她是个坏孩子，所以我们给她换了学校……我们和周围人没有任何联系，因为大家都把我们当成坏人，把她当成坏孩子。（Cridland et al., 2014, p.1265）

> 她告诉我，她在桌子底下踢了不知道谁一下，就被叫到校长办公室了。她说她不知道自己为什么会被叫到那儿去了，也不知道自己做了什么——她当时只是在那儿晃腿来着。（家长）

> 我们在玩游戏，大家站成一排、双脚分开，前面的人把球从大家双腿下面滚过来，最后一个人接住球，然后跑到最前面……老师把我拉出了队伍，当着所有人的面使劲晃我，但我一直都没明白这是为什么。

教师主要是女性，也许选择这个职业的人一般都以人为本、擅长沟通、应变灵活，考虑到这一点，教师的个性可能与自己所教的孤独症女孩有很大的不同。想想孤独症女孩与同龄普通女孩打交道时可能会遇到的困难，就不难理解她们与长大了的普通女孩——也就是老师们——打交道时也会碰到类似的问题。还有一点也很重要，要知道关系是相互的，所以不单单是孤独症女孩无法理解这些擅长凭直觉沟通的老师，无法与她们建立良好关系，老师也有可能感觉自己无法与这个特别的（尤其是作为一个女孩来说就更"特别"了）孩子建立联结。学生和老师之间"双向奔赴"本来是很正常的，但在孤独症学生和老师之间可能并不存在，老师可能自己都搞不清楚对这个学生是什么感觉。

孤独症孩子在有些科目领域的知识还有可能相当渊博，但又注意不到某些"社交潜规则"，因此，碰到老师说错的时候，他们可能会非常自信地纠正老师或者插话。老师就可能觉得这是故意让自己没面子，而孤独症孩子却意识不到自己可能伤害了别人。像这样无意中违反"社交潜规则"，这些女孩可能就会被老师贴上"故意捣乱"的标签，进而导致她们觉得不管自己怎么努力都无法融入集体（Tierney et al., 2016）。

> 我总是指出别人的错误，甚至老师在黑板上拼错单词我也要指出来……上高中的时候还是这个习惯，搞得大家都不喜欢我。可是后来，我在一家营销和网络开发公司却得到了晋升，因为我的工作就是给别人挑错。（Kotowicz, 2022, p.17）

作为专业人士，教师应该时常自省，将个人情感（往往还很强烈）和工作职责分开，我们对某个人可能有好恶，但我们有责任公正地对待这个人。我不知道教师培训计划是否包括这种训练，但我认为应该包括进去。有时候可能老师自己都搞不清楚为什么某个学生会让他们如此烦躁，因为这种情绪可能是潜意识的。情绪敏感的人有时候会非常介意孤独症女孩的某些行为，觉得她们就是故意跟自己过不去。但是深入了解这些女孩和成年女性的想法之后就会发现，她们极少故意针对别人。大多数情况下，她们只是拼命想把事情做好，得到他人的认可和接纳，但是，尽管她们尽了最大努力，好像做成的只有一件事——让老师时不时就对她们恶语相加。

> 他们（老师）都不喜欢我，觉得我懒，还经常指责我就是在博眼球，可其实我巴不得躲大家远远的。

> 她表现出懂得很多还很聪明的时候，有些（老师）就会觉得她没礼貌／没家教。（家长）

> 他们（老师）好像觉得我是故意特立独行的，还觉得我不懂事……有位老师对我特别蛮横，经常训我，说我不跟他眼神对视。

值得注意的是，人们往往认为女孩在社交礼仪方面应该比男孩更有技巧，因此，当她们表现得不够"友好"时，人们就会用不一样的标准评价她们，有时更为严苛，但实际上并不是她们不友好，而是人们误解了她们的意图，下面就是一个很好的例子：

> 我想让朋友体会一下雨水打在脸上的感觉，给她一个惊喜。我在教室里蒙住了她的眼睛，带着她走出去，一边走一边告诉她这是我给她的惊喜。可是走到院子里的时候，她绊倒

了，摔倒在泥地里，校服也弄脏了。有个老师看到以后走了过来，说我是"坏孩子，真讨厌"。她不给我解释的机会，我也没有那个语言表达能力打断她，向她解释我本来想做什么，我真的一点儿恶意都没有。

社交互动

对于很多孤独症儿童来说，课间休息是在校期间最难熬的部分。上课的时候有秩序、有条理，而休息的时候没有，学校里所有人都在操场上"放羊"，我们的孤独症女孩也不例外。突然间，社交能力成了"一统江湖"的本事，需要理解人与人之间的关系，需要你来我往互相商量，需要理解游戏规则，而所有这些都非常复杂。公平地讲，这种"休息"过后，我们的孤独症女孩反倒会感觉比不休息还疲惫。这个情况非常重要，对她们在校期间的行为、表现和总体感受进行复盘的时候必须考虑到这一点。

（操场上）闹哄哄的，乱七八糟、一片嘈杂。我午饭都是回家吃，在自由活动的时候也会避开人多的地方。

我想待在家里看书，但是他们不让。我绝大部分自由活动时间都是一个人待着。

每天到了自由活动时间，我都会站在墙角（孩子们做坏事了，就会被带到那里面壁），从始至终就在那儿站着，什么都不干。

自由活动时间对 A 来说一直都很难熬。我们要求学校对她多关注一点儿，允许她留在室内比较安静的地方，或者在她特别焦虑的时候在食堂外面给她安排一个吃饭的地方，因为所有这些事情对她来说都很难。（家长）

随着年龄增长，女孩之间的友谊也会发生变化，小时候的友谊是建立在玩玩具、过家家的基础上，而长大后的友谊越来越复杂，跟个人性格有关。女孩在一起会讨论别的女孩（和男孩）。女孩之间的关系非常微妙，远近亲疏千变万化。孤独症女孩会感到越来越艰难，首先，她们理解不了为什么会出现这样的变化，像小时候那样她们感觉还挺开心的；其次，在这个全新的社交圈子里，她们越来越难找到自己的位置（Riley-Hall, 2012）。孤独症女孩会觉得"周围都是很懂社会规则的人，自己什么都不懂，只能人家说什么就是什么"，这让她们很没安全感（Tierney et al., 2016, p76）。有些女孩甚至形容校园生活就是"弱肉强食"，还提到与普通同龄女孩相比，感觉自己"不像女孩"。

> 在教室里，好像周围全是狮子……感觉自己像只老鼠，别人都是大猫什么的。（Tierney et al., 2016, p.76）

在学校的时候，课间休息简直就是"恐怖事件"集散地——一天三次大课间啊。本来应该是一天当中"最好玩"的时候啊！家长可能觉得，孩子放学后想约朋友一起玩，应该是很自然的事情。可是，谈到放学后的社交活动，有位女孩的家长对孩子的角度解释得特别到位：

> 最开始的那几年，她放学以后很少和同学一起玩，她说，"我在学校都和他们一起待一整天了，放学了还有什么好见的？"（家长）

处于青春期的孤独症女孩在学校的主要问题就是社交关系，还有受不了与人待在一起太长时间。儿童期遭遇的那些上学困难依然还在，而且越来越严重，因为她们越来越意识到自己与同龄人之间的不同。在学校的时候，周围都是十几岁的同学，和他们待在一起，等于不断提醒自己感受这种不同，无处可逃。

十几岁的时候，我在学校完全陷入了迷茫，我不知道如何融入集体，也不想和其他人一样。我希望在学校能学到一些有意思的东西，希望大家聊的都是课程内容，但，唉，事实不是这样。学校好像是个大社会，对于大多数人来说，学习啊、课程啊，都无关紧要。

一切顺利的时候，孤独症特质对我的学习是有帮助的，比如记忆力、数学技能，等等。但是，一旦出了状况，大家很快就会断定我是因为"激素/情绪问题"或者"想博眼球"，却不愿意听我解释问题到底出在哪里。

和别人待在一起挺难的。我不是特别喜欢和别人待在一起，青春期的时候，不管是在学校、在家里，还是学习的时候，我总觉得自己就像陷入包围圈一样，那种感觉对我来说太可怕了。我以前经常锁上浴室的门，在里面待很长时间，因为只有在那里，我才能一个人静下心来，想自己的事情。

物理环境

在校期间，大多数时候都是一人一桌，不用拉帮结伙，这对我来说再好不过了。

普通学校的物理环境会给孤独症女孩造成极大的压力（Stewart, 2012），随着年龄的增长，这种压力会越来越大。对于孤独症孩子来说，学校食堂的噪声（餐具碰撞声、椅子刮擦地面声、敲打盘子的声音、七嘴八舌的聒噪声）实在是让人不堪忍受，除了噪声，还有气味敏感、视觉超载以及社交困难（比如不知道自己应该坐在哪里）等因素。如果还得在复杂的女性社交圈中觉察到关系的远近亲疏，识别出非语言信号，那压力就更大了。曾经就有位孤独症女孩因为实在受不了食堂的就餐环境，所以午餐的时候什么都不吃（Stewart, 2012），这就可能导致健康问题。走班换教室的时候，如果走廊里的感官刺激过多，也会让敏感的孩子非常痛苦（Tierney et al., 2016）。

高等教育

大学教育

> 我曾经很自信，就凭我这么高的智商，学业成绩又这么好，这就代表我足够强大，不管什么事情都能搞定……可是后来我才意识到聪明并不代表你就肯定能在这个世界上成功立足，这个时候我受到了沉重的打击。然后我又意识到大家都跟我不一样，那一刻我觉得天都塌了。（Liane Holliday Willey, 2014, p.63）

利亚娜提到，上中学的时候她还有几个比较接纳她的朋友，她希望上了大学也能这样，可是却发现自己是在一个更大的陌生环境中不知所措。随着年龄的增长，霸凌现象往往有所减少，取而代之的是忽视，这种感觉跟排斥很像，不管这种忽视是不是有意为之。上了大学意味着重新开始，需要发展新的关系，不过与之前进入中学时相比，进入大学以后，发展关系的方式更加成熟，在社会性方面更加微妙复杂。

我所调查的女性中，有些人觉得大学比中学容易，因为活动比较自由，每天的课比较少，可以选修自己擅长的科目，享受学习的乐趣。大学把学生当作成人对待，这种方式比较适合有些孤独症人士——尤其是喜欢独立自主或者就是喜欢独处的那些孤独症人士。还有一些孤独症人士发现自己与导师志趣相投，他们从导师那里既学到了知识，又逃避了"尘世"。

我发现上了大学以后日子就好过多了。上中学时，吃午饭或者课间休息的时候总是找不到可以一个人待着的地方，但是上了大学以后，去图书馆、学习或者安静地坐着看书都是可以接受的。

我跟一位讲师聊过很多，回想起来，他显然是一位（孤独症）谱系人士……我觉得，要不是他，我也拿不到全 A 的成绩。他的办公室就像是我的避风港一样。

谈到进入大学以后面临的困难，孤独症女性与所有性别的孤独症人士基本一致，很多文献在这些方面谈得都很详细。对于孤独症女性来说，具体困难与生活其他方面的困难是一样的：与普通女性同龄人进行社交互动的时候存在困难，因为不知道如何面对社会大众对她们的要求而导致心理健康问题，没有确诊、不知道自己有孤独症，因而得不到理解，也得不到任何形式的支持。对于很多年轻女性来说，大学生活是否顺利，其关键好像在于是否能够融入集体、是否获得接纳。孤独症女性也许具备学术能力，能够胜任某些工作，然而，是否遭到孤立和莫名的排斥，也许才是决定其是否能够顺利完成学业的重要因素。有关亲密关系的问题在前面讨论过，这方面的问题也有可能成为一个因素。

上大学以后，一年级的考试没及格。其他学生都是很有女孩气的女孩子，我实在是不合群。我觉得自己非常孤独，很多课都没去上，该交的作业也没交。老师们给了我不及格，不过学校也允许我重修了……幸运的是，我和几个同学建立了联系。

我们是一群不合群的人……我们度过了一段美好的时光——那三年很美好。我有一群非常接纳我的朋友。我顺利地拿到了学位，只是晚交了几次作业！

　　我正在修的这门课是线上课，所以不用和别人有太多互动。偶尔有演讲或者线上讨论，我都可以应付，尽管我在这方面不是很自信，觉得压力很大。

　　我直到大学毕业才诊断出来有孤独症。我觉得，如果我是男孩的话，应该能发现得更早……上大学的那几年，我心理健康状况不太好，在社交方面很难适应，因为我不喝酒，也不去俱乐部或者酒吧。大一的时候，除了导师，我没和别人说过话，好几次都差点辍学回家。每次我努力和人互动，或者坦承我的难处和痛苦时，大家的反应就是生气或者厌烦，就好像我是一个讨厌的人，而不是一个渴望得到帮助的人。

教育支持

　　也很难，因为她和普通学生不一样，而且因为她是女孩，她和孤独症支持项目面向的那些孩子也不一样，所以就没有适合她的地方。（Cridland et al., 2014, p.1265）

孤独症女孩和成年女性都需要个性化的支持计划才能满足其需求，不过，针对孤独症孩子，也有一些通用的方法，教师可以采取这些方法帮助她们逐渐适应陌生的教育环境：

- 孩子入学之前就把支持资源落实到位。
- 入学之前与她见面，带她熟悉校园——让她知道她要去的地方是什么样子的、这个地方有哪些要求。给她找个小伙伴，带她做个社交入门。
- 使用视觉辅助工具、日程表，以及其他具体化的信息，让她安心，知道什么时候会发生什么事。

- 一般来说，孤独症女孩都希望自己能够做好，想要遵守规则、不惹麻烦。如果她没做好，那么很有可能是因为她没明白要求是什么。一定要记住这一点，然后再决定如何反应。

- 她说了什么、做了什么，不要介意，她不是针对你，不是故意激怒你（她无法预测别人的想法和感受，也就不会知道怎么才能激怒你）。

- 要想想你所说的规则。你和别人都遵守了吗？她会严格遵守的——而且有时非常教条、非黑即白。她在这个世界上跌跌撞撞地摸索前行，唯一的指南就是她所学到的这些规则，而别人好像并不总是遵守这些规则，这就让她非常苦恼和困惑。

- 工作人员需要接受孤独症方面的培训，尤其需要了解孤独症在女孩身上都有哪些表现。

- 不要因为她比别人聪明（或者和大家都差不多）就认为她会适应得很好，不会的。就算一个人有很出色的学历，但是如果她一和人说话就会焦虑，或者需要假装不焦虑，那么这些学历在实际生活中也没多少意义。

- 非学业技能也要教——即便有博士学位，也得知道怎么接电话、怎么泡茶，而这些事情，她可能一件都不会做。

- 要考虑她的语言处理能力有限——不要觉得她口齿伶俐（她说话）就一定能够理解你的要求（你说话），两者并不等同——而且常常完全相反。她总是抠字眼、经常跟人掰扯，纯粹是因为这是她理解所学概念的唯一方式。

- 要提前跟她预习课程内容。课堂讲解的主题，要事先给她一些提示，让她自己做些研究。这样，上课的时候她就不会觉得意外，就有足够的时间处理输入的信息，以便更好地参与课堂活动。所有的学生都应该这样教。

- 要保证让她明白作业到底要达到什么要求。有关篇幅、内容、时间限制、轻重缓急方面的信息都要为她提供参考标准和具体指导，这样她就不会把时间花在不必要的细枝末节上。

- 要时刻关注她，因为她可能不会主动求助。在她眼里，求助可能等于示弱或者失败。她可能不知道自己需要帮助，也不知道自己可以获得帮助。

- 把她的兴趣与课程结合起来。如果能让她投入某个课题，就会发现她真的很有能力，也有潜力。要多点创意——很多兴趣都是可以与课程内容相结合的，比如：
  - 用宝可梦卡片学算数
  - 以猫为主题写英语作文
  - 通过了解 19 世纪马匹护理知识学历史、科学等

- 如果必须要让她参与团队合作，那就给她分配一个肯定能完成的工作。不要让她做那些必须与人商量（需要社交技能）才能完成的任务。如果你不想让她一个人太显眼，那就对所有的学生都这样做。要让所有的学生都能充分发挥自己的长处。她可能擅长写计划、做研究，也许还能根据团队成果整理成文。

- 少留点家庭作业，这孩子已经够心力交瘁的了。

第 11 章

就业问题

> 我不太会为人处世，所以经常麻烦不断。我效率很高，小半天就能完成一天的工作，然后我就不得不在那儿干坐着，时不时和人说几句话，假装在忙工作，一直到 5 点下班。
>
> 孤独症女性

人们普遍认为，孤独症人士很难找到工作，也很难保住工作，原因有很多，大部分都与他们的孤独症特质有关，在职场，这种特质往往遭人误解或者不被接纳，尽管这种特质可能会给工作带来很大益处。有几本书专门讨论过这个话题，其中包括我的一本（Hendrickx, 2009）。为了写这本书，我找了很多在不同行业工作并已成功立足的孤独症人士，目的是研究他们的成功模式是否可以复制。在当时，这种研究好像很有开创性，但是，现在很多孤独症人士对自己的特质以及需求／技能了解得越来越多，那么他们究竟为什么能够获得成功，其原因已经相当明显了。我"发现"孤独症人士喜欢让自己舒服的环境，喜欢在这样的环境里做自己真正感兴趣的事情，喜欢和那些很少干扰他们的人在一起。大多数情况下，我所访谈的孤独症人士在开始工作时并不知道自己有孤独症，他们最终能在职场坚持下来，找到自己的"理想之地"，凭的是机遇、运气，再加上反复的试错。当然了，这本书讲的不止这些（去买吧，去买吧，我能不能安稳退休就靠这本书啦！）。不过，从本质上来说，孤独症人士喜欢的都是"孤独的"工作。既然我们已经搞清楚了这个貌似显而易见的事实，那么出现下面这样的情况就没什么好奇怪的了——首先，这种类型的工作很难找，其次，孤独症女性往往：(1) 不知道自己有孤独症；(2) 整天忙着和大家一样、做一样的工作，根本顾不上去想这些工作是不是让她们不舒服；(3) 即便她们不舒服了，也顾不上去想这种情况有没有什么不正常，因为她们之前做过的所有工作都让她们不舒服过，不是这里不舒服，就是那里不舒服。

> 我做过不止一份工作，都没做下去，主要原因就是心理崩溃，不过当时并不知道这是孤独症引发的。我觉得是自己能力不够，所以不得不离职。没有人为我提供什么支持，我也不知道自己为什么很难主动寻求支持，所以我的"职场生涯"就陷入了一个恶性循环。

> 我有焦虑的躯体症状，不过我已经学着不在工作场所表现出来，尽管并不总是能克制住。午餐时间，我常常躲在卫生间里，大口喘气，无法抑制地抽泣。以前出现这种情况的时候，我总是觉得自己很可怜，可是确诊以后，我才意识到自己当时是多么勇敢：就这种情况下，我居然能努力恢复常态，还回去上了一下午班，只不过下班回家的时候却倒在了家门口，整个人无比痛苦、焦虑。

60% 的孤独症女性提到自己的工作经历时，都说最难的就是职场社交。她们说，与同事之间的简单交流和社交互动都会让自己感到难以应对、心力交瘁（Baldwin and Costley, 2016）。本书访谈的女性中，有 23% 的人提到对于她们来说遭遇霸凌是个问题，总有人拿她们寻开心，说她们是"疯子 / 怪胎 / 异类"。

> 肯定的啊，我在单位没有什么女性朋友，大家约着玩的时候基本不带我，还笑话我没有女人味。我和男同事相处就好很

多，所以我就很喜欢跟他们在一起，不过这也经常让人会错了意，结果呢，不管是我拒绝了人家的追求，还是同意进一步发展后又发现彼此不合适，反正关系都会变得不尴不尬的。

我前前后后做过四十多份工作，所以说到这方面的困难，我特别有共鸣。我离职之后往往没有其他收入来源，有时候还得自己负担孩子的花销，但即便如此，我还是选择了离职。现在我终于搞明白了，其实每次离职都跟我的孤独症特质有关，有时候是因为我要坚持自己的原则，无法容忍自己看到的职场不公，不管这种不公是针对我的还是针对别人的，有时候是因为别人开玩笑或者奚落我的时候我不知道怎么应对，还有时候是因为我做不到大家默认的那种人际交往。有一次，我不愿意去参加单位的圣诞派对，他们居然说不去就解雇我。还有一次，同事剽窃了我的工作成果，却提都没提我一句。他们总是欺负我、笑话我，说我开不起玩笑。有些规则看起来毫无意义，我就是没法强迫自己遵守。我还没有什么等级观念，如果我觉得老板的工作方式有问题，就会直接告诉他们应该怎么管理。还有一次，我给我们公司经理买了一个"蛋头先生"①玩具作为神秘圣诞礼物（因为他秃头），他一下子就猜到是我送的。

我面试从来没被刷下来过，可能是因为我知道在面试过程中应该怎么做／怎么说，可是，每份工作都做不过半年，我就装不下去了，我会频繁地翘班，最后离职，不然人家就该炒掉我了。

斯蒂芬·琼斯是一位治疗师，她有孤独症。她建了一个孤独症专业人士网站，还接待过一些因职场经历而导致"孤独症倦怠"的

---

① 译注：Mr. Potato Head，蛋头先生，又译"番薯头先生"，迪士尼动画片《玩具总动员》中的角色。

客户。她说，问题的根源往往不是工作本身，而是工作以外的因素，比如工作环境不适合他们，工作需要在不同的任务之间不停切换，或者需要人际互动，而他们的互动质量又很低。对于孤独症女性来说，午休时间是必须的，因为她们需要"充电"才能面对整个下午的工作，但是女同事可能会认为她这是故意疏远大家，或者认为她是不愿意跟人交往，也不想跟大家处好关系，觉得她没礼貌，而在大众观念中，要想成为"集体的一员"，就必须处好关系。但是，对于孤独症女性来说，如果没有午休的喘息时间，可能就没机会从一上午的重压下恢复过来，再去面对下午的卷土重来。有些女性就提到自己好不容易戴着面具熬过了一天之后会躲在卫生间里大哭不止。

办公室工作我从来都干不长，不是人家炒了我，就是我炒了人家。我一直以为问题出在自己身上，觉得自己没找对工作。温婉可人的状态我只能坚持一个小时，也可能是两个小时，然后就会像机器人没电了一样，对顾客恶语相加。我会变得精疲力竭、暴躁易怒，连咧嘴笑笑都做不到。我的老板说"不笑就别干了"，于是我就不干了。这种类型的互动反反复复地出现在我的工作生涯中。每天 11 点前，我的工作状态都很好，之后我就会惊恐发作，只能躲在卫生间里熬着，靠着冥想让自己平静下来。我现在明白了，我其实就是受不了整整八个小时都和别人待在一起。（Schembari, 2023）

我觉得自己之所以能在职场扛了这么长时间，是因为我已经变得非常善于伪装了。但是，在过去的几年里，这种伪装其实给我带来了很多痛苦，因为我已经伪装到连自己都不知道面具后面是谁的地步，我都担心我会不会疯掉，因为我好像都不知道自己是谁了。

澳大利亚的一项研究表明，55% 的孤独症女性是"高能低就"（在澳大利亚全体女性中，这个比例是 24%），就她们的能力和资质来说，其实可以胜任更好的工作（Baldwin and Costley, 2016）。这项研究还发现，86% 的孤独症女性更喜欢兼职工作，原因各不相同，其中之一就是她们觉得自己无法从容应对全职工作。还有一项诊断专家对于孤独症女性的评估研究，发现这些女性无论是在事业方面还是在个人生活方面往往都没有达到本应达到的理想状态（Cumin et al., 2022）。还有些孤独症女性根本就无法工作。

我觉得自己没法工作，这种感觉差不多有十多年了，我现在才明白这不是因为我懒，而是因为要同时兼顾工作和生活的话，需要处理的东西实在太多了，我搞不定。

以我的能力和资质来说，本可以胜任更好的工作，但我还是低就了，就是为了减少需要承受的压力，我做不到全职工作。

我觉得办公室政治就像雷区似的，还有那些社交礼仪也是，大家就是不靠本事靠马屁。我比较愿意干粗活、力气活。我自己给自己打工，到现在都十六年了。

我从来没在哪家公司 / 哪个职位待到晋升或者升职，所以这些年来，我虽然换了一家又一家公司，但是级别就没升过。

面试时我做不到夸大自己的能力，表现也很糟糕，所以很影响工作。我其实很有能力，但我发现自己的思维方式和别人确实不一样，这就可能造成误解。

回头看看，我确实很难保住工作。最主要的原因就是我总是搞不清楚状况，然后弄得自己很不舒服，或者搞不清楚自己到底应该干什么，然后就达不到要求／让人很生气，而我还认为自己做得没问题。

工作有可能成为孤独症女性面临的最大困难，因为不管你愿不愿意，只要工作，就得发展和维系社交关系，还得每天忍受工作所处的物理环境，而且说不定什么时候就要应对各种意外变化和突发状况。醒着的绝大部分时间里，都得待在家以外的地方，周围都是不得不面对的人，应对这些需要耗费很大的精力，这肯定是孤独症倦怠的诱因，尽管这种情况是绝大多数普通人每天都要面对的，也没给他们留下什么创伤。而对于身在职场的孤独症女性来说，在社交和人际关系方面的要求可能真的很难达到。职场跟这个世界上其他所有地方都一样，有"潜规则"，在社交方面有边界、有等级，所有这些不但要理解，还要遵守。

我一直就搞不明白什么是领导地位。经常有人对我说"你不能跟领导这么说话"，但我不理解为什么，所以就没法跟某些人交流，因为怕说错话。

我很难在团队中工作，因为我觉得其他成员大多做得很差，要么赶不上我的能力，要么达不到我的要求，所以我会很烦躁，大家要是不按我说的做，我就会大声发火撂挑子不干了。

我之前是有正式工作的，做会计做了几年，后来辞职了，因为我理解不了实际工作中的一些状况。这一行总是有很多"小把戏"，我根本搞不清楚到底是怎么回事，更别提那些潜规则了。

我是自由职业者，但是也有维系关系方面的困难，因为我不明白其中的规则，而维系关系对于开发新客户、运营社交媒体来说是非常重要的。普通人（神经发育典型的人）常常说，做人要坦诚，要敞开心扉，这样才能真正做自己，但我觉得他们其实并不是这么想的——他们的真实好像只是可以表现出来的真实而已。

大家都觉得我很善于和客户打交道，但其实这种事情让我很痛苦，因为我觉得面对客户这种工作让我心力交瘁。我喜欢一切都顺顺利利的，希望让别人感受到我的热情和尊重，但我更愿意在幕后做好这些，而不是在台前表现出来。

我访谈过的孤独症女性提到了很多困难，其中之一就是难以处理接收到的信息、难以同时处理多个任务。人们普遍认为女性可以同时搞定多个指令和对话，还能迅速灵活地接收和处理新信息。然而，对于孤独症女性来说，情况并非总是如此。她们可能非常擅长处理结构化的单线程任务和信息，但是对于抽象信息（比如程序步骤等），她们需要更长的时间和更详细的说明才能理解。

我觉得别人对我的误解给我带来了很大的负面影响。老板总是误解我，我跟他们说我能做什么、不能做什么的时候，他们根本不相信我。我可以独当一面，可以与人合作，也可以领导团队。承担任务的时候，我都能高效地完成工作，积极向上而且尊重他人。但是，如果别人不把事情解释清楚，不介绍相关背景，不提供书面说明，不遵守约定框架，还要求我一心多用，或者不能根据我在感官方面的情况做出适当调整，那我很快就不在状态了。

我经常觉得好像所有同事都在指挥我干这干那的，而且他们的要求往往是相反的。我还经常觉得，对于很多人来说，我就是个出气筒，在他们眼里，我就是听招呼的，任凭他们摆布……比起同事，我的接受能力比较弱，因此那些总想当老板、说了算的人就很愿意把我当成颐指气使的对象。

我是职场新手。我觉得刚开始的时候都还不错，可是接下来他们就会觉得你应该什么都学会了，可我还是很茫然无措，经常问一些在别人看来再清楚不过的问题。

我每年都得把自己的财务状况整理出来发给会计，一到这个时候我就特别崩溃。涉及办公事务、文件处理，需要做什么、记什么的时候，我就会特别蒙……新规则、新条例那些东西……对我这个非典型的脑产生了相当大的影响，需要处理更多的信息，产生了更多的焦虑。

孤独症女性往往正义感很强，很在意公平公正，也很在意遵守明文规定，但是周围的同事可能并不是这样，这就容易导致矛盾冲突，还有可能带来巨大的压力，最终迫使她们不得不离职，或者表现出直言不讳、口无遮拦的一面。如果孤独症女性觉得某件事就是不对的，她可能无法"保持沉默"。尽管她在工作方面很出色，但因为她的社交词典里压根就没有办公室政治、拍老板马屁那些东西，周围人可能还是不喜欢跟她来往。

我特别不能接受虚伪的人。我也没法代表所有人的立场，维护每个人的权益。我碰到的最大难题可能就是不公平了。我这毫无保留的诚实和口无遮拦的直率好像不是什么有利于职场晋升的特质。

我真的很难理解有些规定，我觉得毫无意义，可是老板就是这么定的。

职场中的性别刻板印象

有些时候，在某些工作场合，人们好像觉得有些事情理所应当就是女性做的。而孤独症女性可能不会自然而然地进入这些角色，甚至都不知道大家认为女性就应该是这个样子的。在这方面，孤独症女性是没有性别意识的。她们只是觉得人都是平等的，所以不知道大家眼里的女性应该是什么形象，也不知道什么是所谓"女性该做的事情"，比如客人来了要泡茶啦，同事生宝宝要买礼物啦，还有传闲话、聊八卦什么的。即便有人给孤独症女性解释了大家认为她们应该做什么，她们也很有可能会质疑这有什么道理，或者直截了当地拒绝迎合这种观念，这就可能会让别人觉得她们"不好相处"。

当然，作为一名女性，我生来就知道怎么泡好茶、冲咖啡……但是，大家想不到的是我的短时记忆实在太烂了……我常常是进了厨房就想不起来人家要喝的是茶还是咖啡、浓一点还是淡一点。

大家普遍觉得职场女性就应该做到一心多用，谈笑风生之间搞定所有工作。我跟别人说我做不到的时候，他们会觉得我是在开玩笑，或者是上纲上线，但我其实真没有。

我一直都不明白为什么我要去买东西就一定要告诉别人一声呢，不告诉就是没礼貌？还非得问一句"有人想捎点什么吗？"这让我压力很大，因为我总是记不住要问，问了也记不住他们要买的是什么，记住了也找不到他们要买的东西，因为那些都不是我平时常买的东西。

很明显，大家都觉得女人就应该一起喝咖啡或者一起吃午饭，然后一起聊天，但我想要的是自己待一会儿！

公开诊断能否换取支持资源

我已经决定对工作单位讲明我有孤独症这个情况。我知道这将意味着有些人会对我做出先入为主的判断，但我觉得应该让大家看到孤独症女性也能胜任工作，开诚布公地让大家知道这些女性是什么样的人。

斯蒂芬·琼斯是一位治疗师，她有孤独症。她在社交媒体上建了一个孤独症专业人士专门的账号，现在有 3000 多个粉丝，他们旨在改变人们对于孤独症人士职场生涯的看法。她发现在护理行业工作的孤独症女性数量惊人，其中很多人非常害怕向雇主透露自己有孤独症的情况。斯蒂芬说，这是因为在心理健康服务行业，大家只是把孤独症人士当作需要服务的对象或者患者，如果说临床医生可能有孤独症，这对有些人来说可能很难接受。

孤独症人士公开自己的诊断状况之后，应该获得针对其情况和需求的合理便利。每个国家都有保障残障人士平等权利的法律，不过这不是本书讨论的范围。为了让雇主履行法定义务，需要搜索相关信息，了解如何保障残障员工的权利。很多女性因为害怕被歧视，所以不跟雇主说明自己有孤独症谱系障碍，毕竟不是所有的雇主都这么开明，愿意为员工提供支持资源，发挥其最大能力。

公开以后人们对我的态度、说话的方式都不一样了，我觉得他们不会那样对别人，也不会像利用我那样利用别人。单位没有给我提供合理便利，也没有根据我的情况做出什么调整，什么形式的支持资源都没有，有时我觉得有孤独症好像是我的错，活该受罚一样……周围的同事，论水平、论经验都比不上我的都升职了，我也没升。

在职场，"接纳多样性"好像仅限于对肢体残障、种族和性别多样性的接纳，而且就算是在这些领域，很多单位也并不达标。除非公司允许所有员工都能自主选择办公场所，是单人／专用的安静的办公室，还是开放式办公室，还是在家工作，而且把这些条件作为员工的基本工作待遇，不管员工的级别、待遇高低，都可以自主选择，否则所谓的"接纳多样性"就算不上是真的包括接纳孤独症人士。

有人告诉我，如果我需要支持，就得让别人知道我有孤独症。可是实际情况是，向他人解释清楚我需要什么样的支持资源或者宣传科普孤独症人士都有哪些特殊需求，实在太费力气了，跟我能从这些资源中得到的好处相比，实在是太不值当了，所以我干脆就没去费那个劲。

我在工作单位没能获得自己所需的合理便利。事实上，要求单位提供合理便利往往会激怒雇主，他们不理解我，不理解孤独症，对我提出的这种要求好像很反感。

没有人会根据自由职业者的特殊需求做出调整——市场就是公平竞争的环境。我只能自己想办法满足这些需求，同时把孤独症特质转化为优势，再把优势转化为产品或者服务提供给我的客户。

我其实并不需要太多的支持资源或者合理便利就能驰骋职场，做好自己的工作。但我确实需要别人明白，我说"我觉得填表真的很难，请帮帮我"或者"那些指令得写出来，要不然我就做不到"……这些真的都是实话。我可以试一下，但我可能会出错，会高度紧张，然后很可能就会觉得身体难受，需要请假休息。

如果公开诊断以后，周围人的态度很积极，并且做出了适当调整——往往都是不太大的调整——不管是别人做的，还是她们自己做的，那么孤独症女性就有可能在工作中取得佳绩，还能保持良好的状态。

我确实得到了一些支持资源，单位也根据我的情况做出了一些调整——我不用去开会，也不用在众人面前讲话，办公室搬家的时候，要动我的桌子，都会提前告诉我，或者征求我的意见。我对自己有孤独症这件事很坦诚，这减轻了我的压力，因为我不必费劲假装自己不是那样的人。

有几次，我的上级会把指示写下来，或者想方设法让我更容易理解，对此我非常感激。

我现在找到了自己的定位，因为我得到了积极的反馈，所以对自己的能力也有了信心。我很关注细节，大家对此非常认可。我还喜欢重复性的日常事务，比如归档、分类、校对、日常通讯、建立各种流程体系等其他人好像不太愿意干的活。我工作非常努力，从来不"磨洋工"，我对得起自己的工资。只有同事主动找我说话的时候我才会聊上几句，我不会借着抽烟跑去休息，也不会站在饮水机旁传八卦，反正就是你们觉得上班的时候理所应当要做的事我都不会做！

大家曾经试着帮助我进一步发展业务，但自从 2018 年我得知自己有孤独症以后，我就明白了，这样做对我、对客户都没好处。

在家工作很适合我，因为我可以把握自己的精力状态和休息时间，不需要跟谁报告，也不会被谁打扰到。

和同事相比，我工作的时间少得多，不过要是按月工作量算的话，我做出的成绩也不比他们差。我有时候很专注，有时候会走神儿，有时候会"死机"，这既是我的规律，也是我的需求，我不得不摸索着了解这些特质，慢慢适应并且学会尊重这些特质。我对新技能掌握得很慢，写字速度也慢，但我工作起来非常仔细，而且很有条理，这就可以节省大量时间。

我得"戴着面具"，这样才能把（健身辅导）课顺利地上下去，但是，一直这样伪装也让我心力交瘁，所以我每节课下课都会休息一个小时，而绝大多数治疗师都能连着上。

理想工作

孤独症女性就业确实困难，有鉴于此，我就很想了解在这些女性看来，自己做什么工作可能会有最佳表现。参与访谈的女性中，提到自由职业、兼职工作、在家工作和自己单干的最多，没有人提到想要赚取多高的工资，也没有人提到想要升到多高的职位。对于她们来说，每天能做一些力所能及的事情，才是首先需要考虑的一点。她们对于理想工作的看法，和我自己的职业生涯轨迹在很多方面都是一致的，我现在就是减少工作，变成刚好"力所能及"的程度，将来随着年龄增长，能力慢慢下降，我还会继续减量。我是自由职业者，大部分时间都是独来独往，没有什么日常社会关系需要不断维护，想休息多长时间就休息多长时间（当然收入也会相应减少）。我只是希望自己在经济上能维持基本生活需求，能保持工作热情、保证身体健康，除此之外，也没有什么远大抱负。还有些孤独症女性也表达了自己的需求。

> 我希望兼职的工作时间灵活一点儿，主要有两个原因：一是身体上的，要是非得和别人长时间互动的话，我就会感到筋疲力尽，就得找个安静的地方一个人待一会儿，然后才能满血复活；第二，我需要在工作之余有时间做自己感兴趣的事情，因为这也是我恢复精力、缓解焦虑的方式。

> 我做过几份理想的工作。我喜欢教音乐，喜欢做营养师。我喜欢目前的研究工作，也喜欢举办研讨会。我喜欢的工作是那种需要创新意识的，不但要系统高效，还要能让他人学到东西，从而做出积极和有益的改变，这种工作会让我成长很多。

有一位女士谈到的理想工作更为具体：

> 我心目中的理想工作应该是跟《碟形世界》[1]有关的工作——做点创作也行，在英国小镇温坎顿的《碟形世界》纪念品商店卖东西也行。如果这两个都实现不了，那就找个独立书店（专营科幻／奇幻类书籍——大概就是伦敦的《禁忌星球》[2]主题书店那种）或者动物保护区（像多塞特郡的猴子世界[3]那种地方，或者跟驴、狗、水獭或者其他海洋生物有关的地方）、生态保护区（林地或沿海）、育苗所（养植物的地方，不是养孩子的！）之类的地方上班，或者自己建造一个这样的地方也行。

我主持的孤独症人士就业状况研究（Hendrickx, 2009）发现，

---

[1] 译注：《碟形世界》(Discworld)，英国奇幻小说作家特里·普拉切特（Terry Pratchett）的系列作品。

[2] 译注：《禁忌星球》(Forbidden Planet) 是 1956 年上映的美国科幻电影。

[3] 译注：猴子世界，位于英国多塞特郡，是非常著名的猴子救援和保护中心。

对于孤独症人士来说，如果所从事的工作能够充分发挥和利用他们的特质，他们就能做得非常出色。尽量不要让他们做那些突出其差异的工作，明明是个方钉，何必非要钉进圆孔呢。这一研究发现在参与我问卷调查的那些女性当中也得到了进一步证实。

我充分利用了自己的孤独症特质，我很注重细节，擅长创造性地解决问题，对有利于我创作（我是时装设计师）的事非常专注。

我超级喜欢关注别人体态不平衡和不对称的情况。我带的学员告诉我，很多运动治疗师以前都没发现这些，或者压根就没带他们这样做过。不过，我有时会过分关注别人姿势是不是对称这种小细节，就观察不到眼前的整体运动状态／画面，也就忘了那节课最重要的内容是什么了。

第 12 章

饮食问题

（本章作者：杰丝·亨德里克斯）

> 吃饭这个大工程搞到最后不就是造粪嘛，弄这么复杂实在
> 没必要啊，一坨便便的成本也太高了。
>
> 孤独症女性

个人饮食经验

吃饭喝水是我们每天必须做的事情，别无选择。生活中有些事，如果我们觉得难以应付或者没有意义，我们就可以避免，但吃不行——为了生存，必须吃。每顿饭都涉及很多环节，比如决策、计划、购物、备餐、吃喝和清理。对于孤独症人士来说，上述所有环节都有困难，因此每次吃东西都是一个额外的负担。

我对孤独症和饮食开始产生专门的兴趣，是在 2021 年修读孤独症领域研究生学位（postgraduate certificate, PGC）的时候。确定研究选题时，我注意到鲜有研究涉及孤独症成人与神经发育典型的普通人在饮食习惯方面的差异，这方面的资料明显很少，我必须得说，这种情况让我感到非常困惑。作为一名孤独症女性，我很想搞清楚为什么大多数研究好像都聚焦在儿童身上，图书出版领域也是这种情况。可是，孤独症毕竟是终身的，吃的需求也是终身的。研究人员简直就像是忘了孤独症人士和非孤独症人士一样也会长大成人似的！孤独症人士与饮食的关系究竟如何，目前研究还很缺乏，有鉴于此，我决定以孤独症和临床进食障碍，尤其是神经性厌食症的关系为选题，完成我的硕士毕业论文。

　　我为孤独症成人做咨询辅导，同时也做非临床的孤独症评估工作。在辅导和评估中经常碰到与食物／饮食有关的问题。我不是营养师，也不是营养学家，我只是想方设法帮助我的客户想出一些简单的办法解决他们在这方面的困难，一般就是为他们提供方便快捷的烹饪方法，以及收拾、整理的办法，甚至还要想方设法让他们不要忘了吃饭。

　　我小时候在吃的方面就不太顺利，作为一个小孩，一个有孤独症的小孩，一个有孤独症但家长又不知情的小孩，我挑食挑到了不可理喻的地步。有时候我就只靠罐装的热狗和意面圈活着，其他不管是什么东西都不吃，哪怕是健康的！据他们所说，让我吃饭简直就是一场持久战。今天喜欢吃这个、不喜欢吃那个，明天又喜欢吃那个、不喜欢吃这个，每天都会变，能吃的东西特别少。话虽这么说，如果面前有我喜欢吃的东西，我的胃口就会变得超好（从我大概 5 岁开始，餐馆里的儿童餐就不够我吃了）。前面提到过，我妈妈当时不知道我有孤独症，现在回头看看我在饮食方面的表现，才明白是怎么回事。随着年龄的增长，我比以前愿意尝试没吃过的东西了，"尝鲜"甚至成了我生活中的一个重要部分。但是，有些东西，比如生西红柿和生洋葱，还是会毁掉我的一顿饭，还有可能让我恶心反胃。

　　我的饮食习惯一直都比较固定。周末的时候，我会计划下周的晚餐，每天早餐和午餐都有固定菜式。如果晚餐计划有变，或者吃不到平时习惯吃的东西，我就很难想出该吃什么，然后就会绞尽脑汁想到崩溃，最后只能随便吃点薯片、饼干，或者点个外卖当晚餐。我的家务活很多，要做六个人的饭，所以我都尽量做得不重样，但每周吃的东西还是差不多。虽然我很喜欢吃饭，也喜欢做饭，但是上了一天班，回来还要操心孩子们的事，我真的没有心思下厨。如果只是做饭给我自己吃的话，我什么做得快就做什么，什么好吃做什么。

跟很多孤独症女性一样，我在识别内在感受（识别饥饿或口渴等内在感觉的能力）方面也有问题。我专注于某件事情的时候会忘记吃饭。只有感到难受、发抖或者头晕的时候，我才会想起来自己一整天除了咖啡和水之外什么都没吃。而另一方面，碰到自己喜欢吃的食物，我会一直吃，一直吃，吃到恶心为止。简直被自己打败了！

对我来说，食物不仅仅是提供营养的东西。食物给我快乐，支配着我的整个生活，也许可以把食物说成是我的强烈兴趣吧。要是想吃什么的时候吃不到，我就会非常恼火。几年前，我发现自己对麸质食物不耐受，那种感觉简直糟糕透顶。一想到再也不能吃肯德基了，我就满心恐惧。尽管我吃了含麸质的食物就会肿成猪头，感觉很不舒服，但我还是时不时地败给口腹之欲。

我一直都觉得孤独症女孩和成年女性的饮食方式对她们来说非常重要，写作这一章的时候，这些想法得到了进一步的证实。我个人认为，社会大众总是一提到与孤独症有关的东西就认为是病态，这会让孤独症群体被边缘化。我们应该拥抱差异，而不是看不起那些和我们不一样的人，希望本章能让孤独症人士感到自己在这个世界上不是那么孤独。

饮食和孤独症有什么关系？

什么关系都有！就我所做的研究来说，就我一生中遇到的那些孤独症女孩和成年女性来看，饮食问题和孤独症是密切相关的，这里的原因非常符合逻辑……

先看看孤独症的诊断标准吧。简而言之，孤独症女孩和成年女性有下列特质：

● 希望事情一成不变、有秩序、有规律

- 感官极度敏感或者极度不敏感
- 在社交互动与沟通方面表现异常

虽然上述标准中没有明确提到食物，但是每一条都会影响孤独症女性的饮食方式及其对待食物或者受到食物影响的方式。这么说吧，明白了孤独症的特质，就能明白为什么有人可能需要每天同一时间进食，或者需要使用相同的盘子（希望事情有秩序、有规律），为什么有人因为食物的口感、味道和 / 或气味（感官极度敏感）而非常喜欢或讨厌某种食物，为什么有人很难在别人面前进食（社交困难）。上述三个例子只是源于孤独症特质的三种饮食需求，本章将对此进行深入探讨，分析孤独症与饮食究竟有何关联。

正如我们所知，孤独症会伴随终生。我们对食物的偏好可能会随着时间的推移而发生变化，有时会比较刻板，有时不那么刻板，但是，终其一生，孤独症人士的饮食方式都会受到其特质的影响。在成年孤独症群体中，这种情况表现得可能没有那么明显，因为作为成年人，在吃什么、什么时候吃、怎么吃这些事情上，有了更多的掌控。我们也可以找到满足自己需求的方法，不必再指望别人，靠着别人"做对"才能满足我们的需求。这在一定程度上也许可以解释为什么大多数研究都集中在孤独症儿童的饮食差异上，因为一般来说，儿童对吃什么没有太多的发言权。

本章将讨论的内容包括：

- 饮食的感官方面——味道、气味、口感和品牌
- 秩序感和同一性——怎么吃、何时吃、用什么吃
- 外出就餐的影响
- 临床进食障碍——神经性厌食症、异食癖和回避性 / 限制性摄食障碍[1]

---

[1] 译注：回避性 / 限制性摄食障碍（avoidant restrictive food intake disorder, ARFID），指的是个体回避和限制食物摄取而无法满足营养和能量需求的情况。

我做咨询辅导这些年，接触过很多孤独症人士，没有哪个人没提到自己在饮食方面有点特别的，多多少少都有。为了写作本章内容进行调研的时候，我访谈了十七位孤独症成年女性和三位孤独症女孩的母亲，听她们讲述了孤独症特质对于饮食方式的影响。这些孤独症女性的年龄从 5 岁到 68 岁不等，大多数人在英国，一位在美国，一位女士有学习障碍，还有一位有神经性厌食症，我的本意是想尽量让读者看到更多的饮食习惯和偏好。这些女性中大多数人都对某些食物的好恶确实非常明显，主要原因是非常喜欢或者讨厌某些食物的口感。她们还很在意保持规律一成不变并因此受益，比如怎么吃、什么时候吃，用什么餐具。尽管每个人都有自己喜欢和不喜欢的食物，这一点因人而异，但共性是这些女性都有饮食偏好，而且都很明显。

但是，饮食问题不仅仅是食物本身的问题。我访谈过的大多数孤独症女性表示她们在外就餐（在学校、在朋友 / 亲戚家、在饭店）时都有不同程度的困难。最常见的问题是就餐环境中感官输入信息过多（主要是噪声），还有在社会性方面对她们的要求过高。

孤独症与饮食的关系相关研究综述

有关孤独症女孩和成年女性如何对待食物，以及如何受到食物的影响，这方面好像还没有具体的研究。大多数研究都集中在饮食失调、儿童饮食异常、学习障碍儿童等方面，或者并非专门研究女性（Schröer, Dan-ner, Spek and Elburg, 2022）。在研究文献的过程中，令我印象深刻的是大多数研究都使用了"饮食失调"和"饮食紊乱"等措辞，而没有注意到孤独症人士的这些饮食方式实际上也有可能对他们有好处。针对孤独症和饮食（非饮食失调）进行的大多数研究中，研究对象都是不分性别的。有学者（Petitpierre、

Luisier and Bansafi）在 2021 年发表了一篇文章，文章对感官问题影响孤独症儿童（不是只有女童）饮食模式的研究动态进行了总结，发现恐新症（对之前未接触过的东西、比如食物的不良反应）比较普遍，只吃某种品牌的食物，或者仅仅因为某种食物的口感而拒绝进食的情况也比较普遍（Petitpierre et al., 2021）。

第一篇有关孤独症和进食障碍的文章发表于 1983 年，作者是克里斯托弗·吉尔伯格（Christopher Gillberg）。他发现了孤独症和神经性厌食症之间具有相似性，并将孤独症男性与其有厌食症的家庭成员进行了比较。自此，出现了大量针对孤独症和神经性厌食症之间的联系的研究（Oldershaw et al., 2011 and Baron-Cohen et al., 2013）。这是因为刻板行为、社交问题和感官异常等特征之间确有重叠。本章稍后将对孤独症和进食障碍进行更深入的讨论。在临床上，进食障碍分为很多种，不过这里将要讨论的是神经性厌食症、异食癖和回避性 / 限制性摄食障碍，因为这些障碍是在孤独症女孩和成年女性身上最常出现的。根据拉塔姆（Råtam）2008 年进行的研究，还有一些进食障碍与孤独症有关，比如恐新症（害怕尝试没吃过的东西）、烦渴症（过量饮水到水中毒的地步）、暴饮暴食和极度挑食（最多只能吃 10 种食物）。但是，我在研究过程中发现，提到上述进食障碍的文献很少，解释这些障碍如何影响孤独症人士的资料也很少，以往的研究对象好像主要是非孤独症人士。

孤独症人士饮食问题

感官问题对进食的影响

正如本章前面提到的，在饮食方面，感官因素好像是最重要的。总体来说，孤独症女孩和成年女性的感官需求各不相同，她们可能对食物的外观、触感、气味、声音和味道 / 口感极度敏感（即感官方面的需要多一点），或者极度不敏感（即感官方面的需要少一点）。所有的感官异常表现都是终身的，不过有些孤独症成年女性提到，这些表现在一生中也会出现各种各样的变化，还会受到不同情况的影响。

感官对饮食的影响极大。食物的样子，还有拿在手上、吃进嘴里的感觉，气味和味道都会影响进食方式。每个人，不管有没有孤独症，都有喜欢吃和不喜欢吃的东西，喜欢和不喜欢的东西也各不相同。不过，在孤独症群体中，这些好恶表现得更为激烈。重点是要记住，真正造成影响的不是对某种口感 / 味道 / 气味 / 外观的好恶，而是这种好恶非常强烈，以至于会刻意不吃或者只吃某些食物。

有趣的是，我访谈过的大多数孤独症女性都说自己并不单单是因为气味或者味道才会特别喜欢或者不喜欢某种食物。有一位女士说自己不吃橄榄是因为气味，还有一位女士说自己讨厌肝、腰子类和豌豆糊的气味。有一位妈妈说自己的女儿"讨厌奶酪，因为奶酪的质地很奇怪，气味也很大"，不过质地确实也是她不喜欢奶酪的主要原因。

关于味道，有一位女士说她专门吃能把自己辣到哭的食物：

> 我会吃很辣很辣的东西，辣到让人受不了甚至有害的那种。有时候吃得太辣了会把自己辣哭，我很喜欢这种感觉。在英国很难找到那么辣的辣椒，对我来说，所有辣椒的味道都太柔和了，我有时候都会因为特别想吃辣的而感到有点抑郁。

有一位女士说她会用自己独特的方式给食物"加料"：

> 不管别人怎么看。除了鸡蛋，我吃什么都要加番茄酱，因

为整体而言这会让食物更美味。我喜欢用微波炉加热香肠卷，把它弄得湿答答的，再撒上烟熏辣椒粉。对我来说，这个味道棒极了，但别人却说难闻，觉得我很奇怪。

除此之外，访谈对象提及最多的是食物的口感会影响自己对食物的喜好，口感符合要求非常重要。好像确实有某些口感更受人欢迎，比如很多孤独症女孩和成年女性都比较喜欢脆脆的食物。

> 我总想吃干硬酥脆、吃着方便的食物，比如薯片、奶酪和零食，可以用手拿着的那种。

> 我非常喜欢干干的、脆脆的食物。因为低碳水的食物很少有这种口感（说坚果和胡萝卜有这种口感的人走远点），所以我不得不放弃低碳水饮食。

不过，倒也不是所有孤独症人士都愿意吃酥脆的食物，也有些人说自己喜欢比较软的或者糊状食物。

> （我）总想吃软乎乎、烂乎乎的东西，糊糊混着肉汁的那种，比如土豆泥、稀粥、蛋糕、甜点、酸奶、奶油、喷射奶油、牛奶布丁、罐装奶酪通心粉、馅饼、鱼饼，还有加了奶就变成糊糊的那种麦片。

想要什么口感也有可能取决于当时的心情。我认识的一个人就说过，她累了的时候想吃软的东西，因为吃起来不太费力。很显然，孤独症女孩和成年女性喜欢的口感各不相同，那么她们不喜欢什么口感呢？提到最多的是黏糊糊、腻乎乎的东西，还有结块的食物，尤其是土豆泥。

> 我不喜欢黏糊糊的或者结块的食物。我讨厌结成块的那种

土豆泥,我总是用搅碎机把那些块打碎,弄均匀了。

如果这种食物本来不应该结块,但却结了块,我就吃不下去,比如土豆泥。我就是不能吃黏糊糊的东西,会呕出来。

(我女儿)从来不吃结块的东西,也不吃油腻的东西,比如土豆泥、米饭和意大利面,可能是因为这些东西太湿润、太软了。

有两位女士提到自己不吃那种做得太老的、干巴巴的肉,因为咽不下去。

我从来不吃烤牛肉那种干巴巴的肉。小时候,肉切得太大块我都咽不下去,我还不能吃肝,太干了,噎得慌。

我讨厌东西做得太老。我得吃嫩一点儿的,比如熏肉或鸡肉等。如果摆在我面前的东西像煎过头的熏肉那么硬,尤其还特别脆,那我肯定会推一边去,因为实在是难以下咽,甚至让我感到恶心……关于这个话题,我还能聊很多很多,这本书都写不下。

比起味道,她们好像更在意口感。如果口感不对,她们可能就不会吃,不管喜不喜欢那个味道。

口感对我来说极为重要。我就受不了蘑菇那种胶皮一样的口感,吃蘑菇会让我生理不适,想要呕吐,但是如果做成蘑菇泥,就没事了——这让我明白问题根本就不在于味道。

口感比味道更重要。如果我不喜欢某种东西的口感,那么吃起来味道都可能完全不一样。

很显然，孤独症女孩和成年女性对口感和味道有自己的偏好，不过这并不能完全解释为什么有些人会极度"挑食"。挑食还有一个原因，就是她们需要对这个东西的味道有把握，需要"心里有底"。拿苹果来说吧，苹果的味道就是难以捉摸的。不管是什么颜色，形状或大小如何，就没有味道一模一样的苹果。变数实在太多了，而你又不能仅凭外观就知道味道如何。一旦吃到嘴里，口感可能完全不对，可能水分太多了，可能太酸了，也可能太甜了——想要知道什么味道，就只能咬上一口。还有很多食物也是这种情况，尤其是绝大多数的水果和部分蔬菜。

> （我女儿）就喜欢吃简单的食物，比如饼干、面包条、薯片，她只吃那些她能肯定味道没有什么变数的东西，这样就不会出现水果的颜色和口感跟以前不一样等她意料之外的状况。

> 总体来说，大多数食物的口感我都能接受，只要是这种食物应该有的味道／感觉就行。例如，汤如果是黏糊糊的，我就喜欢，但是香蕉做成泥，我就恶心。我喜欢咔咔地吃生的蔬菜，但水果没熟透时那种脆生生的口感，我就不喜欢。

> 我喜欢的食物就是我的舒适区。我觉得吃这些东西很安全，尤其是巧克力。

> 我发现自己总喜欢吃干的食物，不管软硬都行，但不能软的硬的一块儿吃，因为那个"质地"就不统一了。这个"统一"，既包括吃进嘴里的感觉，还包括拿在手里的感觉。

意料之外的东西不是惊喜，而是惊吓，那种感觉可以毁掉一切。孤独症女性讨厌对要吃什么没有把握，还讨厌事情不对劲，她们甚至会因此干脆不吃饭。

我喜欢吃肉吃鱼，但是如果吃到了脆骨或者骨头，那其他菜我也吃着不香了，因为我会吃得特别小心，每一口都得提防吃到什么不能吃的东西。有时候就干脆不吃了。

有些食物，她们只喜欢某些特定品牌，这也减少了一些不确定性。不同品牌的食物在味道、大小和口感方面可能会有很小的差异，但这些差异对有些人来说可能非常明显。有趣的是，儿童的品牌偏好似乎比成年人表现得更为突出。重要的倒不是品牌名字是什么，纯粹就是这个品牌食物的味道和口感与其他品牌的不同。

牌子不一样的话，（我女儿）能吃出来，比如麦凯恩公司出品的那种裹面包糠的炸鸡腿她就吃，但是裹面糊的炸鸡柳她就不吃，因为口感不对。

不同牌子的罐头食品，比如焗豆或者意大利面这些，味道都是不一样的，我很小的时候就能迅速分辨出来。哪怕和我平时习惯吃的东西有一点点细微的差别，我都没法吃，我觉得这是因为那种味道不在我意料之中，所以就相当于强迫我做出改变，我就受不了——如果给我时间适应的话，我也许能接受改变，否则就不行。

我对不同品牌之间的差异一直都很敏感，还能区分各种食品的自有品牌和知名品牌，包括绝大多数五谷杂粮。我这个特质在分辨不同品牌的全麦麦片和可可米花糖时表现得最为明显。我还了解各种类型的酱料，蛋黄酱、番茄酱等调味酱，甚至是焗豆的酱汁，各种味道我都非常清楚。……我从小到大吃的都是自有品牌食品，所以对我来说，有时候有些知名品牌的食物吃起来好像根本就不像这种东西。还有的时候，因为味道差得太大，尤其是在我没有思想准备的情况下，我甚至都怀疑它是不是变质了。

对小孩子来说，这一点尤其重要，牌子绝对不能搞错……

如果你是孤独症女孩的家长，我建议一定不要骗孩子，不要偷着把她常吃的东西换成差不多的骗她吃，肯定不好用！

别的品牌吃起来不对劲、不新鲜、不得劲、不舒服，那种感觉就像在吃完全不同的东西——如果我之前不知道这是自己平时常吃的东西，也许还能接受。我的父母甚至还试过把装麦片的盒子"掉包"，因为他们觉得我应该不会察觉盒子里不是我习惯吃的那种麦片，但是我每次都能尝出来。

这非常清楚地表明，偏好与包装无关，而与产品本身有很大的关系。从这位女士的经历来看，我们发现一个很有意思的现象，那就是问题好像出在"意外"上。如果事先有过"预警"，那么这种意外可能不会对她造成太大的困扰。不过，不是每个人都是这种情况。有时候，某个品牌可能会停产，商店里也可能售罄。对于有些人来说，这就可能引发极度焦虑，以至于他们决定不了应该选择什么代替，或者会干脆拒绝吃别的品牌的食物。

要是找不到自己喜欢吃的东西，我就会变得非常纠结、生气、烦躁。尤其是没有存货的时候，那真是太难了，这也给我买东西增加了困难。

她习惯吃的东西，如果没有别的能代替，她就会干脆不吃。一直不换牌子的话，对她比较有好处。

有时候某些食品停产了，这就出现问题了。如果我事先知道会停产，就会尽可能多囤点，这样我就有缓冲时间，慢慢去找别的东西代替。如果事先不知道，那就很难了，我会在超市里转悠好几个小时，想方设法找一些自己觉得可以接受的东西，但是要放弃让我有安全感的食物真的很难。每次最终找到的食物都比以前习惯吃的食物（热量）低，因为这种做法会让我觉得自己又重新掌控了局面。

没有这个品牌的话，不管给她吃别的什么牌子的食物，她都会放在那儿，尝都不尝，她说它的样子和气味都怪怪的。

秩序感和刻板性对进食的影响

现在我们已经明白并且体会到了，对于孤独症女孩和成年女性来说，食物带来的感官影响非常重要，接下来会介绍秩序感和刻板性的影响。我们知道，日常事务安排保持规律不变，生活的各个方面都要建立秩序，这种表现在孤独症女孩和成年女性中非常普遍。在这个混沌的世界上，这些规律能让她们获得安全感，让内心平和一些。我认识的很多孤独症女性每天、每周、每个月、每一年不管什么事都要做好周密细致的计划，包括吃什么、什么时候吃。我们每天都要跟食物打交道好几次，所以上述计划中包括食物也是有道理的。如果做好充分准备，那种因为不知道下一步会发生什么而导致的焦虑就会得以缓解。虽说不是所有的事情都能按计划来，但是如果能有点思想准备的话，那就像是有个安全网，一旦出现不可控的事情，这个安全网可能会有所帮助。

准时吃饭是很有道理的，保持这些生活规律，能让生活更有条理，推动一天的日程有序进行。

（我女儿）一直保持一个生活规律，就是每天准时吃早餐，不上学的时候，午餐、晚餐也要准时吃，除非我们外出，而且在外面的时候到了平时的饭点她就会喊饿。

很明显，变化会给这个孩子带来困扰，让她非常痛苦。她妈妈每天都保持生活规律，这种做法不仅对孩子有好处，对自己也有好处。

> 我们一直保持这些生活规律，因为一旦出现变化，（我女儿）就会崩溃，所以为了"息事宁人"，我们就遵循这些规律。

对有些人来说，需要保持生活规律，其实更多的是因为不按时吃东西会对身体有影响。下面这段话有个特别有意思的地方，那就是让我们看到，对于说话的人来说，保持规律为什么有好处，如果打破规律的话会发生什么：

> 我必须在上午 11 点吃午饭，下午 5 点吃晚饭，晚一点儿都不行，好像不这样的话我就会睡眠不好、消化不良，觉得恶心、焦虑……保持生活规律让我感觉更舒服、更开心。如果规律变了，不管是怎么变的，哦哦哦，那可不得了。

饮食的规律和秩序，指的不单单是什么时候吃，还有一个方面，就是怎么吃，这包括很多方面，比如食物怎么摆盘、先吃什么后吃什么、用什么样的餐具。就像在米其林星级餐厅一样，食物的呈现方式非常重要。对于有些孤独症女孩和成年女性来说，混在一起是绝对不行的。不同的食物要分开放在盘子里，这一点很重要。

> （我女儿）用的是分格餐盘，这样不同的食物就不会互相接触。她习惯吃能用手拿着的食物，因为她拿不住餐具，所以很难用餐具吃东西。如果没有分格餐具，她就会自己分开放在盘子里，不让食物混在一起。出去野餐的时候我们也带着她的午餐盒，这样她就不会太有压力。

> 不同的食物绝对不能混一起，分开盛放最容易做到。（我

女儿）不上学以后焦虑慢慢减轻了，所以有时没分开盛的话她也能接受。

大多数东西我都能吃，不过，如果有种东西本来应该是又干又脆的，就因为和别的食物挨上了就变得潮乎乎的，那我就会非常不开心，我都 43 岁了，还是这样。

有意思的是，有两位孤独症成年女性也提到了这一点，说的是鸡蛋和焗豆这两种食物。

有些东西会让我觉得恶心，比如看到鸡蛋和豆子混一起，我就恶心。

我讨厌把焗豆放在鸡蛋上面或者旁边，一看见我就生气。

我发自内心，完全同意。我必须承认，没看到这些女性的答复之前，我都没意识到别人也有这种情况，而我并不是个例。因为"我以为只有我自己这么特别"这种时候太多了，所以我一直以为这种情况也是！

我还知道有些孤独症女性喜欢把某些食物混在一起搅拌均匀，尽管参与本书访谈的人都没有提到这一点。这种类型的食物往往只有两种成分，一种是稀的，一种是干的（比如米饭和咖喱，或者意大利面和调味汁），而不是像烧烤晚餐那种有很多花样。她们把这些食物混在一起的原因是为了让每一勺吃下去的口感都尽可能保持一致，这样就不会出现太多"意外惊喜"。

我还问孤独症女性她们吃饭的顺序，很明显，这方面的秩序也是必不可少的，这样能让她们比较享受吃东西的乐趣，缓解用餐时的压力。比较常见的顺序是把最好吃的留到最后。这一点我是挺有共鸣的，因为如果最后那一口最美味，这顿饭就很圆满！跟口感和味道一样，重要的不是这个秩序本身到底是什么样的，而是到底有没有一种秩序感。很显然，孤独症女孩和成年女性都是想方设法维护自己的秩序感，所以才必须以某种特别的"仪式"进食。

> 不管吃什么，我都是先吃不怎么喜欢吃的，一次只吃一样（比如不会同时把肉、蔬菜和土豆吃进去）。不管吃什么，我都会把某一块儿刻意留出来，最后吃，那一口最好吃。

> 从很小的时候起，我吃饭就有个秩序，到现在也是如此。先吃最不喜欢的，最后才是最喜欢的。小时候执行得比现在还严，先吃豌豆，然后是土豆，最后才是肉。

> 我特别注意自己盘子／碗里每种菜的量还剩多少，必须保证均衡减少，不能一种吃完了，另一种还剩很多。我不喜欢只有一种口味和口感，我喜欢算计好了，一叉子／一勺子下去，什么种类都有，量也差不多。

> 如果吃的是热餐，我一般是一口里头每样都来一点。

如果有人打乱了这种秩序，我的反应会很大，这是往轻了说！

> 我正吃糖呢，谁要是来拿走一块，尤其拿走的还是我要留着"压轴"的那块！简直没有比这更让人抓狂的事了。如果有人问也不问就拿走我的东西，我也会非常生气。因为要是问的话，我会把自己最不想要的给出去。

> 举个例子，如果我留到最后吃的那块土豆被另一半"偷"吃了，我会很难过，可能还会哭。

要保证吃饭的时候尽量避开让人紧张的因素，这一点是非常重要的，有了这些秩序，就能帮你做到这一点。

没什么特别的（好处），也就是能让我有点安宁、平静、有序、可控的感觉罢了。这一天天的，总是很紧张，吃饭也许能让人缓一会儿，但也许会让人更紧张。

如果孤独症女孩和成年女性不必在保证吃饭秩序这种事上费心劳神，就可以专注于食物本身及其带来的享受。这也证实了保持生活规律不变在孤独症女性生活的各个方面是多么重要。有位女士就说，"我觉得应该是我真的很喜欢一成不变吧，而且这样的话就不用费劲做选择了"。

孤独症女孩和成年女性的"一成不变"，不仅是指吃饭时间和方式保持不变，选择的餐具也是固定不变的。就我个人而言，我比较喜欢固定的几个杯子，不同时间用不同的杯子，不同的热饮用不同的杯子。我的另一半每次给我准备喝的都会问我想用哪个杯子，因为他知道这对我非常重要。如果用的杯子不对，就会影响我对美味的享受，有这种感觉的人不止我一个。

杯子——我必须用大杯子，小杯子就是不行，小杯子装的不够多，大杯子装得多，得到的就多。我还喜欢用吃甜点的勺子和叉子吃饭——我知道这很奇怪，但我就是这样吃的。对，我知道在饭店的时候有人盯着我看，好像我很怪异，但是，看就看呗。

不光是用什么杯子喝那么简单，餐具对不对也会影响我对食物的享受。我最近买了新盘子，我发现用浅紫色或者蓝色盘子时，食物显得更好看，也更好吃，我坚决不用浅粉色盘子。我觉得这纯粹就是因为我喜欢某种颜色。我不喜欢这个颜色，为什么还要吃这个颜色的东西呢？我会一直纠结这个问题，这会剥夺我吃东西的快乐。其他孤独症女性也有类似的需求。

　　每次都用一样的勺子、叉子、盘子、碗（三个碗：一个盛麦片/炖肉，一个盛午餐面条，还有一个大碗盛大份汤）。这些餐具就是"对劲"，从感官的角度来看，就是让人舒服和安心。我知道这些东西看起来什么样子、用起来什么感觉。……一模一样的盘子，我都用了二十六年了。摔碎了我也不是太担心（不过我尽量不摔），因为我能再找一个"对劲"的。我之所以要用一样的餐具，更多的是想要心里有底、感觉轻松，我每天要格外花心思、花精力的事实在太多了，少一件是一件。

　　我吃饭一直是用碗和勺子。我对有些勺子和餐具会格外喜欢，有些就从来不用。什么样的饭菜要用什么样的盘子、碗来盛，都是固定的。我吃东西的时候会先切成小块，一勺就能装下的大小。

如果没有我喜欢的餐具，这顿饭会受到相当大的影响。

　　这让我觉得特别难受、特别难过，但是三个小时以后，我最终还是过劲了。

　　如果秩序出了问题，我就会一直纠结，不能专心吃饭，享受不了吃饭的乐趣。

"离经叛道"的饮食习惯

　　什么时间吃什么东西，这跟文化有关。不同的国家有不同的文化，不过，不管在哪个国家，如果不符合主流文化，就有可能让人看不惯。在英国，早餐一般吃麦片、烤面包或油炸食品，午餐吃三明治或汤，晚餐一般要有蛋白质、碳水化合物和蔬菜。可是，在我看来，这些规矩既愚蠢又主观。为什么不能想吃什么就吃什么、想什么时候吃就什么时候吃呢？当然能，也应该，管别人怎么说呢！

我每天早餐吃火腿三明治，午餐不怎么吃——一直不明白午餐有什么可吃的。下午 5 点吃晚餐，一般是吃炖鸡这些东西。

周围人都知道我把薯条当甜点吃，因为我不喜欢 / 不愿意吃传统的那些甜食。他们都因为这事笑话我，但我就是喜欢啊！

我就是喜欢晚餐的时候吃早餐那些东西。我还以为大家都喜欢这样呢。我喜欢晚上喝咖啡。大家都喜欢，对吧？

不光是吃某些食物让人看不惯，不太传统的搭配也会让人看不惯。

我吃粥的时候喜欢加黑糖浆、香蕉和希腊酸奶，我家人就会觉得这种吃法很奇怪。花生酱配果酱，果酱配奶酪。我喜欢甜咸搭配，松饼加培根再加枫糖浆就很好吃！

我在有些食物上放酱料，有人就觉得很奇怪。……薯条蘸冰激凌，吐司蘸橙汁，就类似这种吃法，酸奶油里放糖。

有些人吃的东西和吃的方式我们可能不赞成，但是，如果这种做法不会伤害他们，那就不要干涉，让他们享受食物的乐趣，让他们以自己独特的方式吃吧。当然了，饮食应该尽可能地多样化，这是最健康的做法，但是，如果每次吃饭都用同样的餐具、早餐吃咖喱并不影响健康的话，那我就会不顾一切地这么吃。

准备 / 计划

食物给人什么样的感觉，规律、秩序对孤独症女孩和成年女性的饮食方式有什么样的影响，所有这些都非常重要，那么孤独症人士的脑对饮食计划和备餐工作会有什么影响呢？毋庸置疑，影响是相当的多！

> 影响有大有小，取决于我有多累，还取决于这些事有多重要。因此，如果需要的话，圣诞晚餐三道大菜我也做得出来，可是有时候连吃两天麦片我也过得下去，因为我拿不定主意到底要做什么，或者因为做一顿饭前前后后的步骤实在太多了。有时候，从冰箱里挑出"对劲儿"的菜好像都很难。

值得注意的是，一天当中的经历和感受也会影响孤独症女性准备食物和烹饪食物的能力。卢克·比尔登博士列了一个等式：孤独症 + 环境 = 结果（Beardon, 2017），以此说明环境是如何对孤独症人士产生正面和负面影响的。环境不仅限于一个人的物理环境，还包括他/她的内心感受（例如有多累或者有多饿）。准备食物的时候，将外部和内部因素都考虑在内有助于他们轻松地完成这些任务。如果某一天特别忙，那就计划吃点简单的，不用太费心，或者吃外卖也行，尽量让生活少点麻烦。还有一个办法，每周都吃差不多的东西，这样可以少消耗点精力。

> 我们一周内吃同样东西的时候特别多，因为我觉得要做计划相当难，所以我总是买同样的东西，做大致相同的食物，周六脑子得闲的时候，也许能做点不一样的。

同时接收多个信息会让孤独症人士的大脑很快就不堪重负。做饭的时候考虑到这一点非常重要。回想一下卢克·比尔登博士那个等式，如果环境"对劲儿"了，那么结果可能就会比较好。

> 我做饭要花很长时间，一般都比菜谱上说的多一倍。我没法同时做好几件事情，所以我必须准备好所有的材料之后才能

开始烹饪。我做不到一心二用，所以煎肉的时候就没法切菜。我做饭的时候，厨房里不能有别的人，也不能有人跟我说话，尤其是处理热的东西的时候，因为我很容易被烫伤。

在外就餐

回想起来，在学校吃饭的大多数时候都不太开心！我相信大家都记得曾经享用过的那些"美味"吧，白花花的布丁、煮得烂乎乎的冻菜、灰突突的肉块、速食土豆泥，还有酸了吧唧的牛奶。孤独症女孩在学校食堂吃午餐时可能面临的困难可不仅仅来自食物本身。食堂里噪声很多、回声不断、光线刺眼——简直是感官噩梦。除了这些，还需要应对社交方面的问题。

> 我小时候在学校吃饭遇到了很大的困难，因此我总是回家吃午饭，一直到中学才开始在学校吃。接下来的七年里，我差不多每天都带同样的盒饭到学校吃，偶尔也吃学校的饭。

> 食堂噪声太大了，（我女儿）很难在学校吃饭。她现在都戴耳罩，坐在离食堂很远的地方吃饭，这很有帮助。

我们逐渐长大，离开学校，长大成人以后，更多的压力来自在外就餐。在饭店吃饭，尤其人多的时候，会面临感官问题，这是非常现实的问题。对于参与本书访谈的女性来说，噪声似乎是最大的感官问题。开展非临床评估的时候，我发现同时面对多种噪声是很多孤独症女孩和成年女性都很难招架的事情（背景音乐声、周围人聊天声、孩子叽哩哇啦声、椅子刮擦地面声，等等）。

> 实在太难了，因为我对噪声极度敏感……如果可以的话，我都尽量不在外面吃饭，喝点东西还可以，但吃东西不行，因为我觉得所有人都在盯着我、议论我。我会变得非常难受，坐立不安。

我喜欢在外面吃饭。我喜欢吃饭，还喜欢不用做饭，但我觉得噪声、灯光、大家坐得太近或者路过的时候离我的椅背太近都挺难接受的。我一般都避免跟一大帮人一起出去吃饭，因为同时跟好几拨人一起对话对我来说实在难以应付。两个人一起出去吃饭，趁着人不多的时候去，或者工作日的晚上去，感觉都很不错。不过我往往提前很久就开始焦虑，担心自己会迟到。另外，我总是想让对方先进去，这样我就不必一边应付餐厅里的灯光、噪声、人群带来的感觉超负荷，一边费劲地找餐桌，其间既要避免撞到什么东西，还要防着服务员别问什么问题。

在外就餐，不管是去饭店还是去别人家，都应该是一种愉快的社交活动，然而，不幸的是，对于有些孤独症女性来说，并不是这样。沟通方面的困难，再加上感官上的异常，都会把饭店就餐变成坎坷之旅。

我不喜欢一边说话一边吃饭，这样会让对话变得很难。再加上噪声，还有我不认识的人，这些都会让我感到焦虑，影响我的食欲。我很少有吃完前菜和主菜的时候，往往是主菜还没上来的时候，我就没什么胃口了。另外，噪声让我很难听到和我在一起的人在说什么，所以一边吃饭一边费劲去听真的很难！为了解决这个问题，我一般都选比较安静的地方。如果是一帮人一起吃饭，我可能会先默默地埋头吃饭，等到吃完以后压力没那么大的时候再跟大家说话。

第一次约会的时候，最常见的节目就是在外面吃饭了。在这种情况下，要面对的东西实在是太多太多了——除了社交方面的问题，还得保证给人留下个好印象，以及在一片嘈杂忙碌的环境中一心多用。

第一次约会，然后还得一起吃饭，那感觉真是太吓人了！好多事都得商量来商量去的，在这个过程中得慢慢了解对方，还得注意自己的言行，吃不完也得尽力吃，要保证自己看起来态度很好，还要听清楚对方说的什么。光是想想就觉得心悸！

在外就餐涉及很多方面的问题，要搞定所有这一切真的很耗心力。不管年龄多大，不管要去的场合有多难应付，提前做好准备都能有点帮助。可以事先想好要吃什么，还可以找个感官刺激没那么大的环境，也可以在就餐之前或之后都留出足够的时间，保证自己有时间做好准备或恢复状态。

打算在外就餐的当天我会取消其他所有日常安排，这样的话就只剩下出去吃饭这一件事了。以前我都是提前好几天就取消所有安排，之后也是好几天也做不了别的事，不过我现在很少有不得不离开自己安全区的时候，所以我的应对能力和恢复能力也都比以前提高了。

我们每次出去的时候，去的都是（我女儿）熟悉的地方，再带上一些指尖玩具和平板电脑，这样就可以让她安静下来，还得点她喜欢吃的，这样她就比较开心。

外出就餐时，有些你平常觉得"安全"的食物可能突然间就不对劲了。

我找到了很多这方面的应对策略——我很少让人给我做饭，因为我喜欢的烹饪方式比较特别——我发现了，别人给你做饭，你要是不吃，他们就会很不高兴，就算你已经告诉他们你想要这个东西怎么做了，没用，不管你告诉他们的时候有多礼貌，也没用。

我认识的很多孤独症女性都会提前看菜单（我自己也是这么做的），或者只吃让她们觉得放心的食物。不管是哪种做法，都可以缓解紧张情绪，因为这样做的话，就不必在陌生的环境中迅速做出选择，也不会拿不准有没有自己能吃的东西，在外就餐的体验就能愉快一点。

> 要在菜单上选出自己想吃的，这种事会让我不知所措。我一般都是尽量在网上提前选好自己要吃的东西。我绞尽脑汁地想着所有可能影响我决定的变数——我能自己做吗？有碳水化合物吗？我是不是得减肥啊？吃了以后会没精神吗？我今天还吃了什么别的吗？会是他们自制的吗？等等。就这样绞尽脑汁地想到底应该选什么，我就已经不堪重负，所以每次到了最后，我点的都是一样的东西——凯撒沙拉和薯条！

> 我现在觉得下馆子真的没啥意思，又乱又吵的。我喜欢总是吃自己喜欢的食物，所以一看到菜单上那么多东西我就烦。我经常去吃些自己熟悉的东西，比如鱼和薯条。不管什么场合，要是可选的太多，我就会眼花缭乱、不知所措。

> （我女儿）很难自己做决定，这影响了她享用美食，也影响了她和朋友的交往。外出就餐时，她点的菜端上来以后如果跟她想的不一样，她也不吃。

正如前面讨论的，关于吃什么、怎么吃，孤独症女孩和成年女性往往有相当刻板的规律和秩序。可是，在餐厅或者咖啡馆用不了自己习惯用的餐具，也会减少外出就餐的乐趣。

> 所以呢，我可以在外面吃饭，也可以使用不同的餐具，但是这确实会让我消耗更多的能量，尽管也不会多出来太多。就

算有哪家咖啡馆用的餐具都是一样风格的，也不会是完全一样，因为那些盘子上都有细微的划痕，那些划痕不可能一样，所以还是不一样。

最近几年来，有些标新立异的菜越来越受欢迎了，我实在不明白为什么！

> 我讨厌有些餐馆不用常规的盘子或碗盛菜。把薯条放在篮子里，把烤肉挂在钩子上，摆在我前面，或者把不同的东西放在五花八门的容器里，所有这些对我来说统统没用，因为我需要把这些东西放在一起才能吃饭。把食物以这种奇奇怪怪的立体方式弄上来，我实在接受不了。我会把所有的东西都从那些容器里倒出来放到盘子上。不把食物有序摆放，会让我非常烦躁，吃不下去。

就我个人而言，我超级讨厌石板盘子——餐具在石板上发出的声音让我牙齿打颤、后背发凉。这种做法傻乎乎的，饭店老板一定不要再这样了，就老老实实地上菜不行嘛，方便顾客吃就行了呗。

孤独症与进食障碍

近年来，人们对孤独症与进食障碍之间的关联越来越感兴趣，特别是针对女性和神经性厌食症人士，探讨两者之间的关联尤其引人关注。本节将介绍三种与孤独症有关的进食障碍：神经性厌食症、异食癖和回避型限制性食物摄入障碍。

神经性厌食症

神经性厌食症是一种进食障碍，其特征是由于害怕超重而限制食物摄入，目的是减肥或塑形。有厌食症的女性也可能有躯体变形障碍——认为自己超重，而实际上体重都不达标。也有人认为神经性厌食症是女性孤独症的一种表现形式，因为这两种情况有很多相似点，比如在社交和感官方面表现异常，对秩序和规律非常在意（Tchanturia et al., 2013）。

研究表明，在英国，20%至30%的厌食症患者有孤独症（Babb et al., 2021）。但是，直至写作本章内容之前，英国国家医疗服务体系都没有针对如何治疗有厌食症的孤独症女性给出指导方案，这意味着很多女性正在接受的治疗其实并没有什么作用。

伦敦莫兹利医院首席临床心理医生凯特·赤安图里亚（Kate Tchanturia）博士基于临床经验推出了饮食障碍和孤独症临床诊断程序（Pathway for Eating disorders and Autism developed from Clinical Experience, PEACE），这是就如何为有进食障碍的孤独症人士提供支持的专业指南。除此之外，还有为孤独症女性及其家人提供帮助的网络资源[①]。大多数研究表明，对于有饮食障碍的孤独症女性来说，要获得最佳治疗效果，必须为她们提供适应其需求的支持资源（Babb et al., 2021），包括强调孤独症评估的重要性、有针对性地调整治疗方案，同时还要考虑所处环境以及食物的口感、味道和气味给孤独症女性带来的感官影响（Tchanturia, 2021）。

我曾经访谈过一位女士（我称她为汉娜），写作本章内容的时候她正在住院，这已经是她第五次因为进食障碍住院了。汉娜在23岁时（现在30岁）确诊限制性神经性厌食症，之前还确诊了强迫症（Obsessive-Compulsive Disorde, OCD），但她觉得这些诊断并不完全符合她的状况。

回想起我自己的诊断历程，曾经也有精神科医生诊断我有

---

① www.peacepathway.org。

强迫性人格障碍，在我看来这个诊断很有意思，这位医生明明发现我有很多孤独症的特征，却没有进一步深究，而是给了我一个强迫性人格障碍的诊断，这就是发生在 2015 年的事。

我是第四次住院的时候才查出来可能有孤独症的，孤独症诊断观察量表（简称 ADOS-2）第一部分的评估结果显示确实是这样。第五次住院的时候，他们因为我没有接受过第二部分的评估，就认为我不算完全确诊，于是让我接受了很多与进食障碍有关的评估，这些评估让我更加痛苦。

汉娜这次住院终于正式确诊了孤独症。她之前已经接受了孤独症诊断观察量表第一部分的评估，不过因为没有做完，所以一直很难获得她所需要的支持。只有在她完成了第二部分的评估并且确诊之后，治疗团队才认可她确实是有孤独症的并且同意对她的治疗方案进行调整。但是，因为人们在这方面还缺乏认识，汉娜还是不太容易获得所需要的专业支持：

完全确诊以来，治疗团队一直都搞不明白我的进食障碍和孤独症到底有什么区别，确实，这个问题本来就引发过很多争议。我的治疗方案倒是发生了一些变化，不过这是一个非常缓慢的过程，而且这个变化好像只是因为我陷入痛苦的时间实在太长了，而不是因为他们定期检查了我的病情，或者因为他们确实仔细研究过了，知道到底应该做出哪些调整才能制订真正适合我的治疗方案，以免让我更加痛苦。

不幸的是，由于人们还不太了解孤独症是如何影响厌食症的，也不知道病人出院的时候需要哪些支持，汉娜现在也没得到自己迫切需要的支持：

就我在门诊看病的经历而言，体验很差，治疗团队说孤独症不是他们的专业领域，所以他们这里不管这个问题。一旦出了院，就很难了解到什么人、在哪里能给我提供真正的支持资源，不过也有服务机构正在研究这个问题，这和我确诊孤独症之前那几次住院都不一样。

汉娜面临的问题在巴布等人的研究（Babb et al., 2021）中也得到了印证，他们的研究表明孤独症女性可能会因为有孤独症而更难获得支持资源。其中一名研究对象表示："我觉得（孤独症）共病进食障碍的情况会让有些治疗团队觉得'这也太复杂了，我们真是不想了解这些'。"常用的疗法是认知行为疗法（Cognitive Behavioural Therapy, CBT）和团体辅导——这两种疗法都有可能给孤独症女性带来困难。

认知行为疗法的问题可能在于他们认为你已经具备了很多必要的技能……但实际上我压根就不具备这些基本技能，因此，我甚至无法开始做出改变。（参与巴布等人研究的孤独症女性，2021）

凡是集体场合，我基本上都是保持沉默，因为我不知道别人对我的期望和要求是什么。"我不是担心说错话，就是担心误解别人。"（参与巴布等人研究的孤独症女性，2021）

孤独症女孩为什么不吃饭？

对于孤独症女性来说，青春期实在有太多难以想象的困难，不管她们自己有没有意识到这些困难。我对自己的亲身经历记得非常非常清楚，知道中学时代的校园生活有多艰难，一不小心就会踩雷，但还是拼了命地想要合群。我真是庆幸自己没有进食障碍，但是很多孤独症女孩都有，还有些女孩没有得到自己需要的帮助。

　　我从来都没确诊过进食障碍，不过，我在 14 岁的时候养成了极为严重的挑食习惯。我从来没接受过什么治疗。我当时感觉自己的生活彻底失控、乱七八糟，然后我发现大家都觉得瘦就是好，瘦就代表你成功，于是我就决定要变瘦，因为这会让我感觉更好，尽管那时我已经很苗条了，身高 1 米 73，体重 54 公斤。

对于有些人来说，减肥并不是真的为了减肥，而是觉得自己和同龄人不一样才减。

　　我在十几岁和 20 岁出头的时候减肥减得特别厉害，而且体重一度都不达标，我当时应该是为了让自己能隐藏在人群当中才这么拼命减的，只是我自己没有意识到。

有意思的是，有些孤独症女性提到自己十几岁的时候就开始意识到与同龄人之间的差异。普通女孩到了这个年纪很快就不再喜欢小孩子的东西了，她们开始对谈情说爱以及与性别有关的事情更感兴趣。青春期也是社会关系变得更加复杂的时期，女孩子比以前更关注别人对自己的看法。在这段时期，孤独症女孩可能想要控制和限制自己的进食量，不仅仅是为了减肥和合群，还是为了感觉在某种程度上对自己的生活有所掌控，这种动机在我看来也是可以理解的。生活中不确定的事情实在太多了，如果给自己规定好要消耗多少卡路里、什么时候才能吃东西，每天最起码还有点东西能在自己掌控范围内，这样的话还可以稍微放松一下。然而，对于有些女孩来说，如果体重轻到了危险的程度，需要医疗干预的时候，那就成问题了。

孤独症女性限制饮食的动机可能与非孤独症人群不同。发育期的身体变化，比如月经来潮和乳房发育，或者身材的性别特征越来越明显，这些也有可能是她们限制自己进食的导火索。身体的这些变化会导致焦虑。营养不良会导致停经，还有可能影响身体发育。还有一种巨大的压力，也是孤独症女孩和成年女性要面对的，那就是"女的就得有个女的样"。媒体总是说什么"完美"体形应该什么样，这也可能导致孤独症女孩停止进食，因为她们抱着一线希望，如果自己能够达成这些目标，就能被大家所接受，即便这些目标既不切实际又伤害身体。

回避性 / 限制性摄食障碍

回避性 / 限制性摄食障碍指的是挑食到了极端的程度，但又不是为了减肥，最常见的原因是感官异常、内感受问题，或者对进食明显缺乏兴趣（可能是因为进食妨碍了其他事情或活动）。有回避性 / 限制性摄食障碍的人在饮食选择方面极为有限，不管是食量还是种类。尽管他们不是为了减肥，不过限制饮食之后出现的症状倒极有可能是体重减轻。

与第四版《精神障碍诊断与统计手册》不同，第五版已经将回避性 / 限制性摄食障碍重新归类。第四版将其称为"婴幼儿喂养与进食障碍"，必须是在 6 岁之前出现症状才能确诊。2013 年手册修订以后，不再认为回避性 / 限制性摄食障碍仅与儿童有关，任何年龄皆可发病。

异食癖

异食癖是一种强迫行为，表现为持续一个月以上嗜食非食用性物品或无营养物质（Schnitzler, 2022），这些物品可能包括纸张、泡沫、煤块、塑料、玻璃、冰块和金属。撰写本章内容的时候，有关异食癖的研究很少，特别是有关如何为有这种进食障碍的人提供支持的研究，更是少之又少（Shea, Frankish and Frankish, 2022）。一般认为异食癖可能与寻求感官刺激或者身体缺乏某些营养有关，但是，由于研究有限，目前还很难断言。不过，说异食癖是为了满足感官需求确实有一点道理。面对压力、难以承受的时候吃非食用性物品有可能会给人带来某种安慰（Shea, Frankish and Frankish, 2022）。

> 我是 3 岁的时候开始有异食癖的。我会吃椅子、垫子里的那种泡沫海绵，后来还吃尺子、钢笔、积木和玩具用的那种硬塑料。我发现自己嘴里嚼着这种材料、然后再咽下去的时候会感到平静、放松。回想起来，我在学校和家里嚼这些东西的时候注意力能更集中，自控力更强。我当时很喜欢嘴里塞满这些东西的感觉，现在才明白对我来说这就是一种愉快的感官体验。

> 我吃 / 想吃的东西，不同的阶段都不一样，不过一般都是冰 / 雪或者油脂 / 黄油，甚至是那些原则来讲不该吃的东西，或者压根就不能吃的东西，即便不饿的时候我也还是很想吃。我还探究过可能的原因，比如缺维生素什么的。就算因为贫血必须补充营养的时候，我都得避免身边有那些不适合食用的东西，因为我会忍不住想吃。

人们对于异食癖缺乏了解，对于如何为异食癖人士及其家人提供支持也缺乏了解，因此对异食癖人士不是惩罚就是吓唬。但是，这些手段很少奏效，因为他们就是需要吃这些东西，这种需求超越了一切。

> 我爸妈害怕异食癖会对我有害。他们撞见我捡这些东西吃的时候，会很严厉地惩罚我。有一次他们还去了医院，不过没带着我。医生给他们开了鱼肝油还是蓖麻油什么的，说是用来吓唬我或者惩罚我的，但是最终也没奏效。后来，我长大了才意识到这

种行为的危害，就没再乱吃了。成年以后，我深入了解了感官刺激方面的资讯，开始使用刺激感官或口腔的咀嚼物[1]。这些东西带来的感官刺激和"异食"一样，而且对身体无害。

异食癖人士需要吃的东西有很多都难以用食物代替。我能想到的可吃的东西几乎没有和硬塑料块或煤块口感一样的。这就意味着想要用安全的食物代替不可食用的东西是非常困难的。不管异食癖是源于感官需求还是缺乏营养，首先是要弄清楚为什么会出现这种情况，之后才能提供支持。

写在后面

一定要记住，每一位有孤独症的人都是一个独立的个体，本章只是概括介绍他们在饮食方面的情况。没有所谓对错，说到吃东西，我们每个人都有自己的怪癖。如果你的饮食方式对自己或者周围的人都是无害的，那我强烈建议你该怎么做还怎么做。每天都用同一个杯子喝咖啡？那就接着喝吧，不过，如果你担心这个杯子摔坏了该怎么办，那么最好是多买几个备着。只吃某种牌子的麦片和焗豆？那就吃吧，如果喜欢把豆子用叉子叉起来吃，那就叉成一排，美美地吃。觉得一块块的土豆泥口感很奇怪，所以不想吃？那就不吃。因为不想费心去琢磨到底吃什么，所以只吃奶酪和番茄三明治？那就只吃奶酪和番茄三明治吧。

就这样吧，继续做你自己，记住，正如一位女士所说：

我这样吃是因为我与众不同、独一无二。

---

[1] 译注：用来提供口腔刺激、满足感官需求的工具，比如硅胶磨牙项链、咬咬棒等，旨在帮助人们在焦虑或者需要口腔刺激的时候找到替代的行为方式。

第13章

健康问题

> 我大多数时间都感觉不舒服，不是头疼、胃疼，就是焦虑或者全身乏力，都不是什么大问题，但就总是有点儿不对劲，感觉状态不是特别的好，单单是活着好像都挺艰难的。
>
> 孤独症女性

本章将会介绍孤独症女性群体在生理和心理方面的状况和感受，这些状况和感受或者是非常典型，因此被她们提及最多，或者是被认为与孤独症有点关系，比如月经问题、药物滥用问题，以及其他各种各样的问题。这个介绍只是简单概括其中一些问题，主要目的是想提示大家某个问题可能与其他目前尚未了解的问题互有关联，对此将来也许会有专门的治疗或支持方案。如果您觉得有些内容能够引起您的共鸣，建议深入了解该领域专家所进行的研究，他们在这方面远比我博学。也许您看完以后会有那种豁然开朗的时刻："啊！怪不得我有胡子！怪不得我的头能转180度！怪不得我完全体会不到自己是不是难过。"那么，就请接着看下去吧……

迄今为止，针对孤独症女性的研究几乎是一片空白，因此，这个群体特有的生理或心理健康问题，其本质究竟是什么样的，我们也无从了解。据我的经验及访谈的回复来看，孤独症女性应该是有很多与普通女性不一样的健康问题，从表面上看，这些问题可能与孤独症毫无关系，但实际上关系很大。内维尔（2019）发现，所有参与其研究的女性都提到自己有生理健康方面的问题，比如消化功能紊乱、各种疼痛、过度活动综合征①、偏头痛，以及自身免疫问题。有人说过我是疑病症，因为我的"小毛病"总是没完没了。"小毛病"这个话是我说的：反正就是疼、各种疼，各种各样影响日常生活的过敏和不耐受（偏头痛、耳鸣、多囊卵巢综合征），焦虑，惊恐发作，慢性疼痛，胰岛素抵抗，食物不耐受，失眠，拔毛癖，畏光，Meares-Irlen 综合征、抽动症、眼睑痉挛……我还是不说了吧，怎么听起来好像在显摆似的，我发现其他孤独症女性也被说过是"疑病症"，这样说是不对的。上述这些病症，有些是在确诊孤独症之前确诊的，那么现在②也许可以认为这些其实并不是孤立的病症，而是孤独症在身体各个方面的表现。有些人不是正式诊断的，还有些人的诊断可能并不准确。例如，有时候孤独症人士会被误诊为有强迫症，只是因为在他们身上观察到了某些类似强迫症的行为，但其实这些行为仅仅是因为他们非常在意秩序和规律，而不是像强迫症人士那样出于不理性或强迫性的思维方式。显而易见，每个人对这些病症的体验和感受都各不相同。

　　阅读障碍、运动障碍、Meares-Irlen 综合征、广泛性焦虑症、临床抑郁症、强迫症、（严重）子宫内膜异位症、哮喘、视力障碍、肠易激综合征（Irritable Bowel Syndrome, IBS）、雷诺氏综合征、过敏，我觉得差不多就是这些了！

　　学习障碍、阅读障碍、注意障碍（ADD）、视觉应激综合征（视觉感知问题）、哮喘、肠易激综合征（肠胃问题）、甲状腺功能减退、神经病变、偏头痛、抑郁症和焦虑症。

---

① 译注：过度活动综合征，表现为关节过度活动或过于柔软，导致关节在正常范围内移动超过所能承受的程度，可能引起关节疼痛、易扭伤、肌肉疼痛和疲劳等症状。
② 译注：意指确诊孤独症以后。

哮喘、慢性非过敏性鼻炎、肠易激综合征、肌痛性脑脊髓炎[1]、偏头痛、联觉、重复性劳损（Repetitive Strain Injury, RSI）、嗜睡症、抑郁（我觉得是复发性抑郁症）、焦虑、经前期综合征（Premenstrual Syndrome, PMS）、低血糖。

（脊椎指压治疗师说我有）背部和颈部的过度活动问题，除了这个，我还有计算障碍（尚未确诊）、抑郁症、拔毛癖（现在非常轻微，但在青春期时非常明显，在压力下会突然发作）和广泛性焦虑症，还有进食障碍问题（表现为进食不足和过度运动，但不是厌食症）。

这些问题的影响无疑是真实存在的，我从来都没觉得我见过的孤独症女性朋友中有谁是在装病或者小题大做。要说装的话，她们反倒是装作没病：这些女性往往是在忍着相当大的不适和痛苦"苟活"，没有寻求医疗帮助，而且因为没有什么可靠的依据，所以也没有同龄人一起讨论过，她们有时还会觉得一直这么痛苦是"正常的"。孤独症人士天性极度敏感，而且非常在意细节，这可能意味着一旦有什么不对劲，这些女性可能会更敏锐地注意到。孤独症女性可能会对自己产生非常强烈的兴趣，把自己变成研究的对象。她们往往非常了解自己的病情，因此，有关治疗方案的决策，应该让她们参与进来。如果她们真的走到了求医这一步，很可能是已经深入了解过所有可能的办法，对一些具体情况甚至比专业领域人士了解得还多。医疗保健专业人员不应该因为她们不是专业的就产生抵触情绪——您面前那位女士很有可能是对的，所以您应该本着开明的态度仔细倾听并且认真记录，那就可以节省很多时间。

---

[1] 译注：肌痛性脑脊髓炎（Myalgic Encephalomyelitis, ME），后文也称慢性疲劳综合征（CFS）。

（医生）这辈子第一次了解这些东西，应该是我们拿着收集来的研究资料出现在他们面前的时候吧！"那这个研究是怎么回事？还有这个研究，还有这个？"（Neville, 2019, p.28）

我一头扎了进去，凡是有关这个课题的，事无巨细，疯狂地学习……那就像是知识的海洋，在学习的过程中，我逐渐地了解到一些东西，并且慢慢开始把它们联系起来。

最开始，你看到了一些联系，然后，突然间，就成了体系。（Neville, 2019, p.29）

看看本书引用的访谈回复就清楚了，提到最多的那些病症，其中有很多病因都只有一个：长期的压力。孤独症女性身上的很多症状都是身体和大脑不堪重负的表现：偏头痛、肠易激综合征、特异性和广泛性焦虑症、慢性疲劳综合征和纤维肌痛综合征，都是孤独症人士本人和支持服务机构曾经提到过的，和孤独症女性在个案中提到的差不多。利亚娜·霍利迪·维利（2012）甚至提到，给她治疗肠胃问题的医生认为她之所以被切除了胆囊和大部分乙状结肠，就是压力导致其身体出了问题。

根据一项对 130 多万人进行的人口抽样大型研究（Martini et al., 2022），孤独症女性还特别容易有精神障碍。研究表明，77% 的孤独症女性（相比之下，孤独症男性为 66%）会确诊至少一种精神障碍，32% 会住院治疗（相比之下，孤独症男性为 19%），这个比例比非孤独症人士要高。

这些都是因为对于孤独症女性来说，自己生活的这个世界是未知的，而且无法捉摸，让她们没有安全感，这种感觉不仅有社交方面的，也有身体方面的。为孤独症女性进行治疗或者提供服务的过程中，不管提出什么方案，都必须考虑她们的孤独症特质。也许，针对有些身体和精神疾病最好的"治疗"是为她们提供支持资源，帮助她们更加深入地了解自己，这样就能让她们知道有哪些事情是自己确实做不到的，还要勇敢而坚定地告诉别人有些事情自己确实就是做不到。反正我自己是知道，明白自己的能力确实有限，简直就是救了我一条命，这么说一点儿都不夸张。不管别人怎么看，反正对我来说最重要的就是不做超出自己能力的事，同时把自己的健康放在首位，这一点比"表现正常"更为重要。如果就是遏制不了自己总想面面俱到的冲动，我还会请周围的人帮忙——为了我好，别让我做力不能及的事情，别把"表现正常"看得比身体健康还重要。这个过程是很痛苦的，因为（在我看来）这样做就意味着接受自己的有限和"不足"。

孤独症倦怠 [①]

> 我反复地咨询医生，我为什么总是觉得这么疲惫呢，他们做了各种评估，却给不出答案。这种求医经历实在太让人丧气了。医生的表现就好像我感觉心力交瘁是正常的一样。

直到最近，"倦怠"这个词还只是职场中独有的概念，形容的是难以应对过高的要求而导致心力交瘁的感觉。"孤独症倦怠"这个词好像是经由个案记录和社交媒体传播开来的，孤独症人士也认同这个说法，觉得可以用来形容自己在生活各个方面的那种疲惫、痛苦，以及不堪重负、不知所措的感觉。一般认为，"倦怠"往往出现在令人特别紧张的事件之后，或者也有可能持续终生。心理健

---

① 译注：目前没有公认的译法，有些文献译为"孤独症倦怠"，源于"职业倦怠"，但"倦怠"这个词事实上很可能不足以说明孤独症人士那种心力交瘁到完全崩溃的状态。

康问题越来越严重，自杀的想法越来越频繁，需要伪装掩饰的时候越来越多，这些都会让孤独症人士感到难以招架，单单是活着就需要付出巨大的努力，最终可能导致"孤独症倦怠"。直到最近，都没有人研究过这个课题，因此也没有公认的诊断依据，不过，早期研究还是提示了孤独症倦怠的可能性，让很多人产生了共鸣。

雷梅克等人（Raymaker et al., 2020）曾经将"孤独症倦怠"定义如下：

> 孤独症倦怠是一种综合征，其诱因是长期生活压力，还有个体的能力达不到外界对他（她）的要求和期望但又得不到足够的支持资源而导致的压力，具体表现为长期（通常是 3 个月以上）心力交瘁，丧失身体功能，以及对感官刺激的耐受性降低。（Raymaker et al., 2020, p.140）。

希金斯等人（Higgins et al., 2021, p2365）根据针对孤独症成人的研究和咨询提出了以下定义标准：

> 孤独症倦怠是一种令人极度衰弱的情况，起初表现为疲乏无力，其原因往往是：个体力图伪装或掩盖孤独症特征、应付人际互动、处理过多认知输入信息而耗神费力；所处环境感官刺激过多而且未能针对孤独症人士感官过敏的特质做出调整；其他压力因素或意外变化……症状表现无法解释为抑郁症、精神错乱、人格障碍、创伤及应激相关障碍等精神障碍。

孤独症倦怠通常出现在青春期（Mantzalas et al., 2022），可能持续数月甚至数年，而且往往会复发，导致孤独症人士丧失基本功能，难以维系有意义的生活。难以识别自己的情绪和感觉——述情障碍——可能导致孤独症女性察觉不到倦怠的早期迹象，因此无法采取措施阻止其进一步发展，最终严重到影响生活质量的程度。是否有能力妥善应对可能出现的倦怠，与实时的能量储备水平直接相关（Higgins et al., 2021）。棘手的是，孤独症女性由于有述情障碍，很难监测和调节这些能量水平，因而就会出现慢性疲劳，之后就更难采取有效措施重获能量了。

　　你所有的内在资源全都耗尽了，损失无法估量，还没有人帮你恢复。（Raymaker et al., 2020, p.136）

　　孤独症倦怠就是我的能量储备耗尽了，没办法再假装"正常"了。（Higgins et al., 2021, p.2360）

很多人都认为，孤独症圈子以外的人对于孤独症倦怠了解很少，而且专业人士也没有给予重视。有些孤独症女性还总是试图伪装，不想让人看到自己的困难与挣扎，这可能也是孤独症倦怠的一大诱因。这个世界对孤独症人士并不友好，生活在这样一个世界里，压力本来就已经很大了，为了伪装还要付出更多的辛苦，就是雪上加霜，最终可能导致他们产生抑郁和自杀的想法（Higgins et al., 2021）。

　　我体验过一生中最强烈的孤独症倦怠，后来才意识到自己是有孤独症。那是我在开放式办公室全职工作的时候，每天都遭受着感觉超负荷的折磨，让我非常痛苦，心力交瘁。我知道自己很难与同事"对上频道"，尽管我尽了最大的努力融入集体，还是会被欺负和排斥。担任这一职务以来，工作量也翻了一番，尽管我已经跟管理层做了解释，他们也只是轻描淡写地告诉我说只能这样；我也曾建议按照轻重缓急安排某些工作，但是他们驳回了我的建议。有一天，我怎么也起不来床，感觉周围一切都像慢动作似的。我说不出话来，觉得整个人筋疲力尽。我已经努力挣扎了太久了，感觉好像是我的大脑终于下决心要纠偏了。我不知道自己有孤独症，这就意味着一直以来我用于比较的参照物就是错的，我不应该和普通人比，不该强迫自己变成另一个人。那段日子真是可怕啊。我不知道自己还能不能再开口说话，我一点儿精力都没有，什么事情都做不了。这不是抑郁，我并没有难过，也没有麻木，我只是彻底耗尽了认知能力。过了好几个星期，我才慢慢清醒过来，做了一些决定。为了给自己的康复提供条件，我彻底改变了原来的生活方式。我搬到了另一个地方，在一个小小的、可爱的办公室里找到了一份兼职工作。后来我才听说，我辞职后，原来的单位不得不新招了两个人才能做好我之前的工作。有意思的是，如果所处环境没有什么感官方面的问题，我周围的人对我又比较理解，那我就会比较开心地继续做完所有的工作。以前，他们不让我做自己，所以我就把自己累了个半死。现在，我意识到了，我有孤独症，我就得好好地规划和使用自己的能量。我现在是在家工作，这意味着周围环境在感官方面简直完美，没有人突然找我闲聊，搞得我措手不及。我工作还是很拼命，但是我会做些我很喜欢的、给我能量的事情，以此达到一个平衡。以前陷入孤独症倦怠的时候，我在生活中体会不到孤独症人士独有的快乐，现在我腾出时间恢复状态，同时做一些能够引起自己兴趣的事情。现在和以后，我还是会因为需要处理太多信息而感到耗神费力、疲惫不堪，但我希望再也不要回到那段"空心"的日子了。

由于针对孤独症倦怠的研究很少，对这个概念也没有统一的定义——加上确诊时间通常较晚，这就意味着成年孤独症女性往往是在确诊孤独症之后回想起来才意识到自己曾经出现过孤独症倦怠的情况——因此，有关如何康复的对策基本只是个案分享，并且仅限于孤独症圈子，一般都是通过社交媒体传播。康复的一个要素是独处，并且花点时间在自己感兴趣的事情上，之后再慢慢恢复日常活动、承担某些任务（Higgins et al., 2021; Neville, 2022）。

　　在海边待上一周，对我来说效果确实非常明显。不仅因为这时外界对我的要求减少了，还因为我很喜欢海边这种环境，对感官非常友好。我喜欢海浪的声音、喜欢大海的景色、喜欢咸咸的味道，还喜欢在沙滩上转圈。在这一周里，换个环境，沐浴着促进康复的感官刺激、享受着感官上的快乐，对我的要求没那么多了，还不用社交，于我而言，这是针对孤独症倦怠所能采取的最佳预防或治疗措施了。（Garvey, 2023, p.228）

述情障碍

　　我在治疗中经常会遇到这种情况，治疗师会问我对某件事的感觉如何，或者我具体是在体内哪个地方感受到了某种情绪，但我无法告诉她。很多年了，我在治疗中一直都有这个问题。除了"坏"或"好"之外，我很少能识别自己的感受。一般来说，我面对的只是情绪的后果，而不是情绪本身。例如，只有我对着别人大喊大叫或者扔东西的时候，才会意识到自己是感到紧张。只有在床上躺三天下不来的时候，我才意识到自己是觉得难过。

述情障碍目前没有明确分类。广义来说，述情障碍与难以表达情绪有关，因而又与意识不到自己的身体因这些情绪而产生的感觉和感受有关。除此之外，无法想象某些事情可能会让自己产生什么样的感受，因而很难想象某些事情可能会让别人产生什么样的感受，所以即便别人表现出来，自己也很难看出来，所有这些也都与述情障碍有关。就我自己长期的体会来说，每次身体上出现某种感觉，我都得一个个试验、一个个排除才能最终确定这种感觉最有可能是由什么引起的。例如，我觉得胸闷的时候，就得仔细想想之前发生过什么事情，或者将要发生什么事情，可能导致的是什么状况，是焦虑还是消化不良，是心脏病发作还是血糖水平下降，或者其他可能的状况。与他人互动时，我总是感到极度疲惫，往往还会因为焦虑出很多很多的汗，很难闻，但是我压根"感受"不到焦虑。在公众面前演讲时，我的另一半基思会说我看起来很享受演讲的感觉，但我自己并没有这种感觉，我什么感觉都没有。一想到坐飞机，我就会非常恐慌，但我没有清醒地意识到自己是害怕坐飞机。别人问我感觉如何的时候，我经常回答"我不知道"，即便有理有据、逻辑严密地思考了一段时间，我最后还是会说"不行，我真的不知道"。除非是那种身体上无法抑制的愉悦感（基本都是在户外、大自然中体验到的），还有那种刻骨铭心的失落感（想念自己生活中的人时体验到的），其他的感受我都体验不到。

我常常觉得自己的情绪好像能从"0"一下子飙到"90"。但是，当我对那些情形进行回顾反思的时候，才意识到自己的情绪其实是慢慢涨起来的，只是我自己没有注意到罢了。我当时可能感觉到了心率加快、下巴绷紧，或者胃里堵得慌，但我可能完全没注意到这些感觉，也可能注意力全都集中在怎么跟人对话、怎么融入大家，还有可能正在努力厘清自己的思路，因此腾不出时间考虑自己身体上有什么感受，可能与哪些情绪有关。（Garvey, 2023, p.181）

刚刚步入成年的时候是什么感受，我当时体会不到，我觉得这就是让我感觉特别脆弱的原因。心力交瘁的时候，我偶尔会远离人群，一个人待着，整夜地痛哭，一直到凌晨，可我直到现在都不确定当时的我到底知不知道那是为什么。我那时肯定是不知道自己有孤独症的……二十多岁的时候，有位老师说我就像吸墨纸一样把别人的情绪都吸收了。后来我有了第一个孩子，她出生时，我体会到了一些从未经历过的感受，但我描述不出来到底是什么。过了几个星期、几个月之后，我才意识到，第一次看到宝贝女儿的时候，那种感受叫作快乐。

孤独症女性的述情障碍（不是孤独症本身）程度越重，识别情绪的准确度就越低，而能否识别自身情绪又与能否准确解读他人的面部表情有关（Ola and Gullon-Scott, 2020）。因此，述情障碍会让人难以建立密切的社交关系，因为只有准确识别、理解和表达自己和他人的情绪，才能知道在社交互动中应该做出怎样的反应。这并不代表她们就没有情绪，只是她们的情绪反应没有外在表现或者口头表达而已。

我觉得自己只有最基本的几种情绪，没有那些高级的复杂情绪。我完全不会想念别人，也不会感到饥饿，除非是快饿晕了！……我还有联觉，因此，除了抽象的方式，我真是很难跟别人说清自己的感受。例如，我不舒服的时候，感觉到的可能是体内有电子干扰，或者眼前看到深绿色，可是以医生的诊断经验来说，这些表述全都莫名其妙。

我常常思考述情障碍到底是怎么回事，是不是周围的人误解了这个人的语言、面部表情和肢体语言，以为他（她）之所以有这些表现是因为某种情绪和／或疼痛，然后再把这种错误的解读反馈给这位正在体验这种情绪和／或疼痛的人。我疼的时候自己是知道的，但是除了我丈夫，没有人能根据我的表现看出来我是疼了，他们理解不了我疼起来怎么会是那样的表现。同样，我小的时候，每次情绪崩溃，别人都觉得我是在发脾气；我"宕机"了，别人就以为我是生闷气。我觉得不堪重负、不知所措的时候，他们总说我是生气了，所以直到四十多岁的时候我才自己琢磨明白生气的感觉到底是什么样的。明明小时候就有过这种感觉，但是别人教的跟我自己感觉的不一样，所有这些都得再从头学起。

对于有些人来说，这个问题可能会导致情绪反应滞后。有些女性就提到过，自己在经历痛苦或者目睹他人经历痛苦的时候心里没有任何波澜，脸上也没有任何表现，好像过后才能反应过来之前发生了什么，这个时候就会彻底崩溃。孤独症女性、苏格兰孤独症女性家园网（2022）的创始人、大英帝国勋章获得者卡特里奥娜·斯图尔特博士表示，人们总是觉得女性就应该是比较情绪化的，不太擅长处理危机或解决问题，但其实很多孤独症女性恰恰就是优先考虑如何处理危机或解决问题。她说："我们不是没有情绪，而是会先处理事情，之后再处理情绪。"

我觉得，对我来说，情绪这种东西是被面具遮住了。我的大脑能意识到别人说的什么话，比如说谁有个好消息什么的，我也知道这种时候应该为人家高兴——而且我也确实为人家高兴来着。但是，我就是得提醒自己的脸要做出高兴的表情才行。我得一直留意管理自己的面部表情，这样才能保证表情恰当得体、符合要求的。不过，如果我的注意力集中在别的事情上，或者走神了、太累了，那就管不住了。

20 世纪 90 年代中期开始，人们就认为孤独症和述情障碍确实是有联系的（Poquérusse et al., 2018）。虽然目前尚不完全清楚两者之间的联系到底是什么，但有人认为述情障碍在孤独症人群中比例更高——约为 40% 至 60%（Griffin, Lombardo and Auyeung, 2016; Poquérusse et al., 2018），高于普通人群——约为 10%（Linden, Wen and Paulus, 1995）—— 不过，尽管孤独症群体和述情障碍群体之间存在明显的重叠，但这并不是孤独症本身的诊断特征。想要更全面地了解两者之间错综复杂的关系，还需要更多的研究。如果能了解述情障碍的奥秘，就有可能了解为什么有述情障碍的人面对本该引发情绪的事情时居然没有反应或者过了很久才做出反应。就我的体会来说，孤独症女性因为对别人的痛苦"无动于衷"而被认为"冷漠无情"的时候往往会感到羞愧，有时甚至会怀疑自己是否有反社会人格。如果她们能明白这种情况可能是源于述情障碍，那么可能一定程度上有助于减轻这种羞愧心理。

我一直以为我很擅长形容自己的情绪，但是详细研究之后才意识到我在这方面其实根本不行。我得依靠推理才能搞清楚自己当下是什么感受，靠本能不行。我在网上搜索过愤怒和焦虑之间到底有什么区别（从生理学角度来说，这两种情绪在身体上的反应很相似，我觉得这一点让我很困惑）。我看过情绪量表，看得我一头雾水——我实在搞不清楚大家是怎么知道自己感受到了那么微妙复杂的情绪的。

我眼下正在学的是如何在感觉到"滞后反应"的时候识别和定义自己的情绪。例如，我反复纠结和朋友之间的事、绞尽脑汁想要掰扯明白的时候，就会学着对自己说"我现在很焦虑"或者"这种感觉就是焦虑"。不过，因为这些感受不是我的本能反应，所以这种练习对我来说非常困难，但我觉得这种练习确实很好。给情绪命名，能帮我认识到这些情绪只是暂时的，我不会一直这样下去的。

（关节）过度活动综合征 / 埃勒斯 – 当洛斯综合征

过度活动谱系障碍（Hypermobility Spectrum Disorders, HSDs）包括埃勒斯 – 当洛斯综合征（Ehlers-Danlos Syndrome, EDS），与孤独症谱系障碍有很多相似的临床特征，比如感官过敏、运动困难、情绪障碍、癫痫，以及本体感觉障碍（Cas-anova et al., 2020; Glans et al., 2022）。通常来说，过度活动谱系障碍的症状主要是关节活动范围增加，这种情况可能导致关节频繁脱位、皮肤容易擦伤或损伤、消化系统问题、头晕，以及膀胱控制问题。过度活动障碍对人体的影响可能比较轻，也可能非常重。关节部位的过度活动障碍是比较常见的，不过不一定就属于过度活动谱系障碍，除非还有其他症状，因此不必过分担忧。过度活动谱系障碍，包括埃勒斯 – 当洛斯综合征在内，都属于遗传性结缔组织障碍，目前有 14 种亚型，其中 13 种都是比较罕见的，患病人数极少，只有 1 种亚型比较常见，即过度活动埃勒斯 – 当洛斯综合征（Hypermobile Ehlers-Danlos Syndrome, HEDS），埃勒斯 – 当洛斯综合征患者中有 80% 至 90% 的人属于这种情况，且绝大多数是女性（Casanova et al., 2020）。

（我）有几个关节有过度活动的情况（脊椎指压治疗师说按照贝顿量表[①]评分的话，总分 9 分，我是 4 分）。总是驼背，关节不稳（过度活动和血液循环可能也有关联，血液总是积在下半身，所以站立时会出现应激反应——也是脊椎指压治疗师说的，我每天早上听到闹钟响突然从床上起来的时候就会焦虑，他们说这种情况可能就是这个应激反应的原因）。

---

① 译注：贝顿量表（Beighton scale），用于筛查关节过度活动的量表。

最近的一项研究（Glans et al., 2022）发现，在成年人中，孤独症和过度活动谱系障碍之间存在一定的相关性。不过，研究样本中有注意缺陷多动障碍的人的比例也很高，因此很难确定到底是注意缺陷多动障碍还是孤独症与过度活动谱系障碍存在主要关联。想要确认这个问题的话，还需要对孤独症人群进行更多的研究。还有些研究（Casa-nova et al., 2020）发现，过度活动谱系障碍有一定的家族性，过度活动谱系障碍女性中，孩子有孤独症的占比 20%——与孤独症女性群体在这方面的数据没有显著差异。

确诊孤独症共病过度活动障碍的一个难点是，这两种障碍，无论是治疗还是诊断，在临床上都分属完全不同的医学领域，正常来说是没有重叠的，这就可能导致漏诊其中一种。由于沟通障碍问题，孤独症人士即便感到疼痛也可能没有得到治疗，而且由于感觉异常，他们对疼痛的感知也可能不太典型，这就意味着，哪怕这些疾病之间只有一点点的联系，也要尽量去了解，这样才能提前想到这些患者在面对疼痛的时候都有哪些特殊需求（Baeza-Velasco et al., 2018）。曾有研究报告，在某一疼痛门诊就医的儿童中有 20% 表现出孤独症谱系障碍的特征（Bursch et al., 2004）。

> 我还没有正式确诊埃勒斯－当洛斯综合征，但是，有好几位医生／脊椎指压治疗师都提到过这种可能性。归根结底都是因为我总是受伤。我二十多岁的时候，有一次出去散步，走得有点久，膝盖就非常的疼，之后两周不得不拄拐杖。去医院、做核磁，都没发现我的膝盖有什么"毛病"。30 岁出头的时候，我怀孕了，后背靠近腰的部位非常疼，连续几个星期都不能自己洗澡，自己也上不了洗手间。现在也是，每隔几个月我的腰就疼得要命，多亏了一位了不起的理疗师，疼得少多了，也不像以前那么频繁，但是像骑马、园艺这些我喜欢的活动，就想

都别再想了。总而言之，有时候，有些看似"正常"、没什么影响的极小活动也会引发极度的疼痛。

我有过度活动型埃勒斯－当洛斯综合征，将近40岁的时候才确诊，因为四肢实在过于灵活甚至可以扭曲。之所以去求医，是因为有位理疗师问我知不知道自己有过度活动方面的问题——在那之前我都断断续续地接受理疗十多年了。我的关节一直都有问题，背部和颈部特别爱给我搞事情——第一次扭伤背部的时候才14岁。每次关节承受压力时，不是崴脚就是扭伤手腕或者胳膊肘。不过，我是到了第二次怀孕的时候才实在受不了这些问题的。因为怀孕，激素水平发生了变化，韧带更松了，髋关节特别不稳定，甚至到了没法走路的地步。诊断结果是骨盆带疼痛或耻骨联合功能障碍（至于到底是什么学名，要看他们当天用的是哪个医疗专业术语）。生完孩子几个月以后，我的骨盆问题终于有所改善，但一直没有完全恢复。我不得不小心控制自己的体重，还得注意不让关节周围的肌肉过于受力，否则就走不了多远。我不能跑步，凡是会让关节受力的事情都不能做。如果走得多了，或者做了什么动作导致腿的角度不对了，就得非常小心。我时时刻刻都得考虑自己的身体局限，如果锻炼太少，就会失去肌肉张力，还会长胖，结果就是关节僵硬；如果运动太多，韧带就会承受太大压力，还有可能损伤关节。这也意味着，随着年龄的增长，患关节炎和全身关节痛的风险会大大增加。关节灵活固然很好，但是架不住随之而来的疼啊。怀孕的时候，我老公说我就像那种玩具，一碰那个按钮，稀里哗啦就散架了。不管怎么使劲，最后都会散架——关节太松的时候就是这种感觉。

过度活动谱系障碍没有针对性的治疗方法，但可以通过理疗、作业疗法等控制症状，也可以寻求咨询服务，了解应该怎么面对这种生活带来的感受。有些体育活动最好不要参加，还有些活动要穿戴防护装备，可以多做些低强度的运动，比如游泳或普拉提，这些运动可能有助于缓解症状。

> 做脊椎指压治疗可以帮助关节复位，我应该做点运动，锻炼锻炼核心力量，提高关节稳定性，但我真不擅长这些东西！

> 我还真不怎么运动。我长年累月的浑身疼……每个月做一次理疗，尽量坚持做些锻炼。凡是高强度的事情都做不了，只能散散步，做做瑜伽、理疗这种比较温和的运动，也没什么意思，与运动带来的风险比起来，疗效都不值一提，所以我也只能是尽量保证不受伤罢了。

月经问题

在月经初潮之前就要明白月经是正常生活的一部分，没有什么可担心的，这样可以减少意外情况给孤独症女孩带来的困扰。这些女孩的社交网络比较小，这可能意味着有些人得不到同伴支持，没有"过来人"跟她们分享经验。还有些现实问题也是需要考虑的，比如如何保持卫生、换卫生巾，如何保证不弄脏裤子等，这些可能都需要专门教，而且要让即将步入青春期的女孩明白这就是日常生活的一部分。利亚娜·霍利迪·维利（2012）曾经提到自己经常"出事故"，因为总是忘记换卫生棉条，结果弄得床和椅子上都有血迹。记住自己的月经周期，关注生理和心理变化，可能有助于孤独症女性做好经期准备。

> 我得想方设法站在汉娜的角度想她是怎么做事的，我要是

说"喏，换好卫生巾以后得扔进垃圾桶"，她就会用手拿着大摇大摆地走过去……也不包起来什么的，所以就得这么想，"嗯，我得想想，怎么说才能让这孩子明白应该怎么做"。（Cridland et al., 2013, p.1268）

参与本书访谈的孤独症女性中，月经初潮年龄与普通人没有显著差异，在相关研究中也能看出这一点（Burke et al., 2010）。

我 12 岁就来月经了，讨厌死了。妈妈压根就没跟我提过这方面的事情，也没有其他女孩跟我说过这种事。不过学校倒是做了一次讲座。听讲座的时候，我吓得够呛，我觉得自己很抗拒听到这些。我记得当时她们给了我一片卫生巾，可我连碰都不想碰。我觉得自己当时想的是"不不不，不用了，这种事不会发生在我身上的！"

我不大像典型的女孩样，我也确实不符合标准的女性形象或者女性气质……对我来说，青春期就是个坎儿。从一开始，生理期的时候就特别痛苦难熬，我会呕吐，胃特别难受。上学的时候碰到这种情况实在太可怕了，都给我留下心理阴影了，家里人也没为我提供什么帮助和支持，所以我的心理健康状况每况愈下，还得了抑郁症。我痛恨自己是个女孩，恨到不吃饭饿着自己，因为这样就不来月经了。青春期的大部分时间里，我都在控制体重，因为体重轻了月经就不来了，后来我被诊断有神经性厌食症，我其实不是为了减肥，也不是为了形象，而是因为没有准备好面对青春期的问题。我是刻意地让自己少分泌点激素，等到做好心理准备时才能面对自己成熟女性的身体。

与神经发育典型的普通女性相比，孤独症女性有经前期综合征（PMS）和痛经的比例更高（Hamilton et al., 2011）。欧贝蒂和普利

（Obaydi and Puri, 2008）在研究中发现，伴有智力障碍的孤独症女性中有 92% 的人有经前期综合征，与此相比，在非孤独症女性的控制组中，这个比例仅为 11%。还有研究表明，与普通女性相比，孤独症女性的激素水平波动幅度更大（Obaydi and Puri, 2008）。因古多木那卡尔等人（2007）还发现，与普通女性相比，孤独症女性当中出现月经不调、痛经和多囊卵巢综合征的明显更多，这与孤独症女性的睾酮水平较高有关。他们发现，孤独症女性中有经前期综合征的人数几乎是非孤独症女性的两倍。还有一项研究（Pohl et al., 2014）发现，与对照组相比，孤独症女性出现癫痫、多囊卵巢综合征、月经不调和严重痤疮的概率较高。我访谈过的很多女性都提到自己确诊了多囊卵巢综合征，这好像是在孤独症女性中比较常见的一个特征。不过，因为很可能有相当数量的女性尚未确诊，所以无法估计确切的比例。

欧贝蒂和普利（2008）的研究对象是伴有智力障碍的孤独症女性，研究发现她们在经前期阶段比较易激惹、发脾气，社交退缩和表现失常的情况也更多。还有研究显示在经前期阶段自伤行为和情绪调节障碍也会加重（Lee, 2004）。这些情况可能与她们难以准确表达不适和疼痛的感觉有关，也有可能是因为很难理解自己身上发生的事情。对于那些伴有智力障碍、语言沟通能力有限的人来说，寻求帮助和自我调适可能也很困难。

斯图尔特等人（2018）在最近的一项研究中发现，孤独症女性提到孤独症带来的困难让她们在生理期的时候生活得更加艰难，这也印证了之前的研究结果。

> 她讨厌月经（生理期的时候特别敏感，很难专注做其他事情）。（家长）

生理期的时候对嗅觉、触觉和其他刺激更加敏感，再加上月经带来的痛感，因此她们除了应对感官上的问题根本没法专注于其他事情。这段时间，执行功能和日常生活技能水平也会降低。

多囊卵巢综合征

也许是机缘巧合，也许是个美丽的意外，我在写这一部分的时候，刚好在看约翰·斯坦贝克（John Steinbeck）写的《带上查理去旅行：重寻美国》(Travels with Charley, 1962)，书中写道："在我们这个时代，女人还是有一个方面比不过男人的，那就是胡子……"（p.32）看到这里，我想说：斯坦贝克先生，请恕我不敢苟同，因为我们有些人还真的是在这个方面也能比过男人了。我有多囊卵巢综合征，这导致我的胡子特别多，拜胡子所赐，我的镊子比谁都多——家里每个房间都有一个，所有包里也都有，车上还有一个——全都是为了不让我那华丽的胡子野蛮生长。我觉得最好还是控制点儿，这样的话，才能让那些和斯坦贝克先生一样的绅士们继续保持自信，觉得自己好歹还有一样拿得出手的东西。我们会发现，多囊卵巢综合征其实是个筐，里面是一系列看起来八竿子打不着的症状，但是所有这些症状加起来就会让人非常不舒服，还会导致相当多的问题。就我的情况来说，就是月经不调、难以控制碳水（胰岛素抵抗）、很容易长胖，还有没完没了地长胡子，这些都是我生活的烦恼之源。我们还会发现这一切可能都和孤独症有关……

多囊卵巢综合征源于睾酮水平过高，睾酮水平过高会造成卵巢中出现多个液体囊肿，进而导致不孕、月经不调、胰岛素抵抗，以及体毛过多等问题。产前睾酮水平过高被认为是孤独症的一个诱因，因此有人认为有多囊卵巢综合征的女性身上肯定会表现出较多的孤独症特征，研究人员也对此进行了调查。研究结果表明，有多囊卵巢综合征的女性生下孤独症孩子的概率比较高。研究还发现，孤独症女性更有可能患上多囊卵巢综合征，而有多囊卵巢综合征的女性也更有可能有孤独症，这一发现符合之前的研究假设（Cherskov et al., 2018）。有多囊卵巢综合征的女性生下的女儿在孤独症特征筛查的时候得分也比较高，儿子则没有影响（Kosidou et al., 2016）。

我是 19 岁的时候确诊的，他们告诉我说我不能生育，自然受孕的概率也非常小。但是，我在 20 岁的时候怀上了双胞胎。29 岁的时候，戴着宫内节育器的情况下又怀了一次，是宫外孕。医生说双胞胎和宫外孕都有可能是多囊卵巢综合征导致的。血糖的问题简直让我崩溃，我的眼睛会感觉很奇怪（睁不开，好像没法聚焦）。我尽量做到低碳 / 低糖饮食，但很难，因为我真的喜欢碳水和甜食！我的毛发好像也比其他女孩茂密。二十多岁的时候下巴就开始长小胡子了，不得不经常拔，其他部位的毛发也长得特别快！

我有多囊卵巢综合征。我小时候是个假小子，比较喜欢和男孩一起玩。成人以后，又得了多毛症，尤其是脸上的毛特别重，而且随着年龄的增长，毛越来越重。我得注意自己的血糖，吃甜食会导致体重反弹，所以我一般都不吃……在那个年代，也就是我年轻的时候，没有多少人知道多囊卵巢综合征。二十来岁的时候我还真的去看了全科医生，但她没法给我什么诊断，也提不出什么治疗方案。几年后，我印象中好像是一位理发师告诉我的，她觉得我应该是有这种病，还建议我去看看中医。我就去了。

绝经

　　我对更年期的态度非常积极。我被折磨了整整40年，严重的经前期紧张，还有可怕的痛经，月经头两天甚至需要吃止痛药，吃完了还特别恶心。53 岁的时候，我发现自己绝经了，感觉就是如释重负。不就是几次潮热出汗，阴道有点萎缩嘛，与前40年的痛苦比起来，真的没什么好担心的。

　　因为要做孤独症评估，与我联系的成年女性大多数都在40 岁到60 岁之间，她们大都提到自己做不到再假装"正常"或者不愿意再装下去了，这是最近几年才有的感觉。她们一直都觉得自己的生活比同龄人更加艰难——再加上这些年来一直都在做一些对自己来说没什么意义的事情，这让她们很不舒服，也很疲惫，现在实在不想再费这个劲了——到了这个年龄，已经到了临界点了，再也受不了了。这种顿悟促使她们决定摘下面具，刚好赶上这个阶段就是激素水平变化导致绝经的时候。我们目前还不了解围绝经期对孤独症女性的影响，最早提到这个话题的是孤独症作家辛西娅·金（Cynthia Kim），她写了一本很棒的书《阿斯伯格生活指南》（*Nerdy, Shy and Socially Inappropriate: A User Guide to an Asperger Life*, 2014），其中提到她很想知道更年期对自己的影响和对普通同龄人的影响有没有什么不同。

　　孤独症人士权利活动家、加拿大卡尔顿大学社区研究助理克里斯汀·詹金斯（Christine Jenkins）正在与一个加拿大 / 英国研究小组合作开展关于如何帮助孤独症女性平稳度过更年期的项目，这是首次针对女性的经历、体验、感受进行的大规模研究，希望能够在妇科医生、心理学家，以及孤独症女性之间搭建沟通的桥梁，交流各自对于女性更年期的不同观点，让大家集思广益、相互学习。这个项目的第一部分主要是小组主题讨论，并且邀请更年期女性以自己的方式分享个人经历，这些在网上都可以看到①。之后，2023 年还针对孤独症女性的个人感受开展一项范围更广的调查，调查完成之后会公布调查结果。

目前，已经有人开始针对这类课题开展定性研究（Karavidas and de Visser, 2021; Moselely, Druce and Turner-Cobb, 2021）。其中最早的一项研究发现，有些孤独症女性之所以想要去做诊断，是因为她们在更年期阶段遭遇了更多的困难，这与我的专业经验也是吻合的。

> 直到围绝经期症状非常严重的时候，我才开始怀疑自己是不是有孤独症。这么说吧，是围绝经期让我的孤独症"露馅儿"了，这段时期，我需要更多的伪装才能保证自己的工作状态，但是这个要求太高，我达不到了。

> 一直没有确诊（孤独症）让我忽略了自己的早期围绝经期症状，比如盗汗、焦虑和抑郁，因为这些情况一直被当成了心理健康问题……我 2021 年才确诊孤独症，直到确诊之前的一个月，我才意识到自己早在六年前就已经进入围绝经期了，那时候我还在跟家庭医生掰扯，想要说服他（她）同意我的看法呢，所以我怎么可能分清那些症状中哪些是因为孤独症/创伤、哪些是因为围绝经期呢。

更年期赶上生活发生巨大变故的时候，就更是雪上加霜了。父母相继去世，孩子也不在身边，人老了，各方面都不如从前了，身体也不再灵活，再加上更年期症状，所有这些都让人难以承受。因

---

① www.autisticmenopause.com。

此，意识到这一点，并且找到恰当的支持资源，这一点是很重要的。作为孤独症人士，我们在状态最好的时候都不怎么能适应变化，碰上这种心理状态变化，肯定就更糟糕了，还是和以前一样，有点思想准备，提前知道自己不是软弱/完蛋/失败，可能会很有帮助。

> 刚过 50 岁，突然就都"崩了"。我那会儿刚换工作，业务、团队全都不熟悉，工作量也很大，整整一年都没睡整夜觉，有几天感觉脑袋里都是空的，月经量很大，还不规律，有时连续三到六周都不走……那时我没意识到自己有孤独症。

还有些孤独症女性提到，更年期的变化确实带来了生理和心理的不适，这种不适和前半辈子所经历的那些不适完全不同，但是她们搞不清楚这些变化的原因到底是什么（Karavidas and de Visser, 2022）——孤独症女性普遍都有这种感觉。就我个人经历来说肯定是这样的，因为我就是好几年前就开始经常出现潮热的感觉，但是一直都没意识到是怎么回事，我一直都以为别人跟我有一样的感觉呢！

> 我是单亲妈妈，自己抚养两个十几岁的女孩，每天拼命工作，到处跑来跑去，经济上捉襟见肘，还有一个需要特殊教育的孩子……这么说吧，我的更年期就是在这种情况下拉开序幕的！进入更年期之后，我才意识到自己有孤独症，所以实在很难分辨哪些是更年期的问题，哪些是压力太大的问题。

> 45 岁左右开始我变得特别爱哭，但是过了整整七年才明白其实是因为进入了围绝经期。

> 我变得不再自信，而且能感觉到自己正在"逝去"。睡眠

不好，做的梦也很奇怪，让我很是困扰。我很难过，也很绝望，总是想起以前的事，一想就泪流满面。之前就有偏头痛和耳鸣，现在更严重。所有这些其实都是更年期的典型症状，但是因为孤独症的关系，我一直都在遭受不适和焦虑的折磨，身体上总有些奇奇怪怪的感觉，所以就没把这些事情联系起来。

一旦搞清楚了这些新症状的罪魁祸首就是围绝经期，一大堆不舒服的感觉就会纷至沓来：

> 对我来说，最糟糕的就是潮热，我还发了玫瑰痤疮，一发就不可收拾。快 50 岁的时候得了风湿病，主要影响的是手指头。

> 我的精力不如从前，能力也不如从前，子宫内膜异位症加重，还有关节痛、脱发、头痛、潮热、盗汗和需要治疗的阴道萎缩，身体状况非常糟糕。

> 可怕的盗汗、阴道干燥、经期偏头痛。

> 盗汗、睡眠质量差，开始出现脑雾，没自信了。

本来就焦虑、抑郁，进入更年期之后，很多人的症状开始加重，情绪也很容易激动，对意外状况反应更大。就我自己的情况来说，进入更年期之后，做了十多年的公共演讲/培训工作就做不下去了，因为我突然就开始害怕上台、害怕乘坐公共交通工具，会有恐慌发作的情况，这让我无法再出行、演讲。

> 焦虑和抑郁加重了，失眠非常严重，大部分时间情绪都很低落，对很多事情都失去了兴趣，感觉不到快乐。

比以前脾气大，我觉得自己很长一段时间都像"绿巨人"[1]似的，尤其是开车或工作的时候。

我的焦虑冲破天际……心悸，躺着好几个小时都睡不着，一直在纠结"鸡毛蒜皮"的小事。

我平时都还蛮温和友善的，但是感觉现在不如以前了，有时候实在提不起劲儿来关心什么，好烦啊！

有些人提到自己不像以前那么宽容大度，社交互动能力也不如从前，不管是语言还是非语言沟通都比以前难，以前应变能力还算可以，现在也不行了。

我完全缩回到"自己的壳"里了，既不想见人，也不想出门……我觉得与他人对话比以前难，面具戴不下去了，但又不知道不戴面具怎么跟他人相处。

我比以前更焦虑，因为疲劳让我除了最基本的事其他什么都做不了，脑袋也迷迷糊糊的，所有这些都意味着我几乎什么意外变化都接受不了。做好的计划，哪怕出现一丁点改变，我都会大哭不止，或者躺在床上起不来。

感官也更敏感，更难正常工作了。

什么都比以前敏感了，尤其受不了气味、噪声，还有衣料磨我皮肤的感觉。

觉得衣服穿在身上"压得慌"，觉得床单很粗糙，卫生巾也不舒服，有时候甚至觉得穿着衣服走路 / 动弹都很困难。

---

[1] 译注：绿巨人（Hulk），美国漫威漫画旗下的超级英雄，是物理学家布鲁斯·班纳的变身，他在愤怒的时候就会变身为绿巨人浩克，变身后往往不受控制。

应对感觉超负荷的能力不如从前了，不管碰到什么情况，应对能力都不如从前了，以前处理得还不错的事情，现在也处理不了／主动回避了，比如去工作场所、咖啡厅和饭店。

谈到因为更年期症状寻医问诊的经历，有些孤独症女性发现，专业人员并不了解她们的孤独症特质，另外，她们的更年期症状比普通人的更多，有时还不太典型，专业人员对此也缺乏了解（Moseley, Druce and Turner-Cobb, 2020）。治疗和服药都是不可避免的，但是孤独症女性很难处理这些方面的要求。不过，有些人还是能够接受治疗，也确实有所帮助。

我不知道自己是不是进入了围绝经期，反正我的健康状况本来就很糟糕，我也搞不清楚产生这些症状到底是什么原因（就我这个岁数来说，可能确实是"更"了），不过我确实知道激素替代疗法（Hormone Replacement Therapy, HRT）对于某些我觉得与孤独症多少有点关系的长期精神健康问题好像还是有点帮助的。激素替代疗法有助于减少我说的那种"孤独症带来的无力感"，也就是说能让人克服"惰性"，着手去做那些必须要做的事情，不过单是下决心开始做事就要费很大的劲儿，第一步往往很难跨出。

我的更年期来得很早（40岁）。我其实应该转到早更门诊才对，但是都怪这个心理健康状况，我可能是更了三年之后才意识到自己其实是进入围绝经期了。最近换了一个医生，还挺有帮助的，给我开了经阴道用的雌激素，总算缓解了我的一些症状。

想从医生那里开出激素替代疗法的药物，还得及时从药房取药，对我来说真是很难，本来就够心力交瘁、濒临崩溃了，还得再多想着一件事。

　　我用的是雌激素凝胶，这玩意黏糊糊的，要抹进去真的很难。我讨厌黏黏糊糊的东西！我花了大约三个月的时间才算适应了，但也做不到按时用。

　　与以往情况差不多，孤独症女性还是得"自学成才"，自己摸索研究那些折磨她们的病情。还有研究（Moseley et al., 2020）表明，因为有关更年期的资讯不多，而且有些资讯所描述的也可能并不完全符合孤独症女性的情况，所以她们很难确定什么情况算是"正常的"的，不必感到奇怪。孤独症人士的沟通能力还比较弱，在这种情况下，或者是在专业人员对此既不了解也不理解的情况下，要让对方明白自己到底是怎么不舒服就更难了。

　　我最终还是去看了（全科医生），我是"有备而去"的（打印了更年期相关网站和医疗网站上的所有相关信息），医生很痛快地答应了我的要求，给我开了激素替代疗法的药。

　　最后他们终于给我用激素替代疗法了，那之前我几乎连楼梯都爬不上去了，全身上下都疼，肉也疼，骨头也疼。我都没法集中注意力跟人说话，因为我压根记不住人家说的什么……我服用了很多抗抑郁的药物，但还是没有人把我的问题当回事。我真的觉得是因为我太会伪装了，所以别人都看不出来我有多痛苦。

　　最开始的时候，只有激素替代疗法还能起点作用，后来，治疗了大概 10 个月之后，体力明显恢复，我开始减少盐和精制糖的摄入量，这种做法对于提高精力、减少水潴留很有帮助。

　　根据研究对象的反映，更年期也有积极的一面（Moseley et al.,

2020），比如停经让她们很开心；身为女性，年轻时需要面对来自社会的压力，在性方面也有压力，现在都如释重负——因为年龄增长，不再像以前那么有吸引力了，所以就没有那么多人注意到你了——而且在个人护理方面，也知道怎么做更好了（Moseley et al., 2021）。

终于搞清楚了，有些状况原来是因为围绝经期，这对于我还有像我一样的孤独症女性来说是非常震撼的，就像终于搞清楚原来是因为孤独症一样。我不是疯了，也不是崩了，也没有精神病，只是因为激素水平变化太大了，极大地破坏了我的身心健康。真是如释重负啊！搞清楚这一切之后，我的状况改善了很多。前半辈子一直都在想方设法、曲意逢迎别人，不敢露出自己真实的一面，还总是要为自己是这样的人而道歉，现在好像再也没有能力去在意这些了，而且变得极其坚定自信，这是积极的一面。我解放啦！我的愤怒有生以来第一次发出了声音，音量还不小。雌激素没了万岁！有这种想法的不止我一个：

> （围绝经期）把我的孤独症给"暴露"了，这种感觉（虽然挺艰难的）实在太好了，现在我总算活出点滋味了，我觉得自己不那么失败了，而且开始"我行我素"了。

> 我就是不想再像以前那样妥协了，不想再容忍别人干涉我了。现在脑子里经常蹦出来的是类似"走自己的路""有问题的是你，不是我"这样的话……我就是敢我行我素了，放在以前，我是没这个勇气的。

> 我现在已经过了围绝经期，但我觉得自己能挺过来就是个狠角色，我现在不像以前那么被动了，也不再那么容易任人摆布，我再也不用为了"讨好"别人而勉强自己了。

我还挺喜欢"当长辈"的，我不喜欢长胖，也不喜欢精力不如从前，但我喜欢不用再像以前那样在乎别人对我的看法，喜欢给别人"出谋划策"（即便没人请也忍不住要说）。

一般来说，到了不惑之年，大家就不会再对你的生活指手画脚了！反正没人再问我什么时候要孩子了！不过，除了这个好处，我觉得也就是旧伤才愈又添新伤而已，我的生活一直就是这样，熬过一段再接着熬下一段，所以我还真是挺期盼的，（但愿）熬过了更年期之后生活稍微安定点吧。

抑郁

大约 50% 的受访女性提到了抑郁，就我个人的经验来说，这个数字实际上可能更高。感觉自己与众不同、被人排斥，生活在一个不公正的世界里，却没有什么办法解决这些问题，这种经历对于孤独症人士来说非常普遍，普遍到很多人甚至可能都没往"抑郁症"上面联系——他们以为这就是"人生"。我接触过的很多孤独症女性都形容自己"没有一天不失落的"，她们以为自己这种情绪低落的状态只是源于社会接纳度太低、日常生活太难而已。她们无法区分自己的状况到底是抑郁症还是孤独症引起的。一部分原因可能是她们很难通过身体的感觉识别自己的情绪反应（述情障碍），可能是不知道自己到底是什么感受，也可能是无法用语言表达出来这些感受。我也在想（也不全是我自己的想法），如果一个人这辈子大部分时间都生活在低落情绪和紧张压力当中，会不会导致她根本就不知道"感觉好"是一种什么感觉。

我从十几岁就开始抑郁了，这让我觉得很难付出努力去改善自己的状况……要说哪一部分是抑郁症的影响，哪一部分是阿斯伯格综合征的影响，很难分得那么清楚——我觉得两者都有吧，叠加起来让我与世隔绝了几十年。

我觉得自己一般都是先焦虑，焦虑到了一定程度就开始抑郁，这可能是身体为了缓解焦虑情绪的一个应对机制吧，有时候我甚至都觉得自己感觉好还是不好都无所谓了。我还经常对困扰自己的问题无比纠结，总是想要搞清楚到底是怎么回事，然后解决这些烦恼。但是，这种思维习惯会让我一直纠结下去，可能会加重我的抑郁。

我觉得自己从未放弃希望，我一直都相信一切会好的，不管有多难。我知道，这一点和典型的抑郁症是不一样的。我觉得我的抑郁症和别人（神经发育典型的普通人）说的那种不一样。

有些女性发现药物治疗有助于改善情绪，不过也有些人已经接受了——这就是自己生活的一部分，并且学会了如何应对。她们坚忍又清醒，知道自己怎样才能渡过难关。她们对专业支持资源没有什么信心，大多数人认为自己并没有得到心理健康专业人员的理解，她们觉得这些人对于孤独症的了解实在太少，或者压根就不了解。寻求专业支持的女性往往是抑郁已经到了非常严重的程度，实在没有别的办法了才去的。

抑郁的时候要知道怎么识别，这一点很重要，因为抑郁这种东西很阴险，可能不知不觉就来了，持续几星期或者几个月你都注意不到。我一发现自己情绪低落就会彻底躺平，"呵护"自己几天，想歇多久歇多久，想吃多少吃多少，从所谓正常生活的轨道脱离一段时间，然后再做个行动计划，恢复健康的生活和饮食方式（但是要慢慢来，不能冒进），我觉得这样做有时候还挺有帮助的。

我不需要别人唠叨我，不需要周围的聒噪言论，不需要有人告诉我：有什么可抑郁的，振作起来。我其实很想躲开别人，因为他们给出的反应往往没有什么帮助。我知道怎么挺过去，我宁可自己一个人挺过去。

焦虑

很多人都认为焦虑就是孤独症谱系人士生活的一部分。前面已经谈到，孤独症女性特别容易被诊断为心理问题，而不是（注意这里不是"和"，是"而不是"）孤独症谱系障碍，因此我们可以得出这样的结论，与孤独症男性相比，孤独症女性更有可能表现出焦虑症状。我访谈过的女性中有大约 50% 的人特别提到了焦虑，孤独症女性自己写的书，以及写孤独症女性的书中大多也都谈到过焦虑（Lawson, 1998; Holliday Willey, 2001; Nichols *et al.*, 2009）。

焦虑是一个长期问题，每天都有，面对压力的时候会加剧，一般都是工作时或者身处令人紧张的社交场合时。我面对压力的时候焦虑往往就会加重（多多少少有点情绪崩溃），所以我现在也是害怕、担心自己将来碰到什么情况没法处理。

有时候，打算做什么事的时候确实是很想做的，但是到了该做的时候，却怎么也提不起兴趣来，这就很难提前计划了。我总是临时取消，总是放人鸽子，让人失望。

要是有人答应我做什么却没做，或者对我撒谎，那就很糟糕了，我会焦虑到什么都做不了。我倒没觉得自己抑郁有多严重，但是如果有人给我添堵的话，我的情绪就会特别低落。

对于孤独症女性来说，她们生活的这个世界杂乱无章、不合逻辑，而且令人沮丧，没有规律、没有秩序，总是变幻莫测，这是她们焦虑的根源。而且，因为人们对女性还有一些刻板印象，总是觉得女性就应该是什么样的，但她们没有能力达到这个标准，这也可能让她们更加焦虑。所有这些导致的结果就是她们有时会刻意回避某些场合，而且平时总是担心，随时随地不知道因为什么就能担心起来。下面列举的就是一些会让孤独症女性觉得特别紧张的情况：

> 有些场合往往会让我更加焦虑，所以我不得不回避。我在人群中或者周围特别拥挤的情况下，就会特别焦虑。不得不面对特别棘手的社交场合，也会让我特别焦虑。总体来说，我需要一些指导、训练或者反馈帮我应对这些情况，还得帮我搞清楚这是什么状况，因为我的很多焦虑都源于没法实时处理那些信息。

> 在公交车上、公交站或者咖啡馆等地方，要是突然碰到一个认识但又不太熟悉的人，我就会焦虑。绞尽脑汁地想要说点什么，这让我很有压力。我宁愿和一个自己根本不认识的人说话。

自伤

> 用橡皮筋弹自己、割伤自己、捶打自己、撞墙。有时候会饿着自己，直到把自己饿得胃疼，感觉到肚子里空得咕噜咕噜的；有时候又会不停地吃，直到把自己撑得胃疼，因为还不够"满足"。

自伤有很多种表现形式，原因也各不相同。为了获得感官方面的满足所做的动作或某些重复刻板行为，比如抠手指头、撕手皮、挠皮肤、拔头发等，这些行为可能会被认为是有害的，但可能会起到积极的作用。至于个体为什么会形成这些行为习惯，各有各的情况，不过，要想分清到底是为了获得感官方面的满足还是自伤，可能很难。有些孤独症女孩的妈妈表示孩子自伤是她们特别担心的问题（Stewart, 2012）。就我个人理解，孤独症女孩和成年女性之所以自伤，是想通过这种行为在情绪完全失控的时候找到一些真实的感觉（痛感就是真实的感觉）。利亚娜·霍利迪·维利（2012）就是"划"伤自己，她解释说她是通过这种行为重新感受自己，但是她也提醒大家，别人可能会觉得你这是在伤害自己，而不是想要（以某种方式）治愈自己。

十几岁的时候，我割伤了自己，虽然是故意的，但也没到需要外界干预的程度，因此，也没有引起不必要的关注。我选择的武器是一个安全别针，我把别针尖头在手和胳膊上反复划，直到划出血，然后再接着划。我还往手上划出几个男生的名字首字母来，直到现在 40 年过去了，还能看到模模糊糊的疤。我当时不知道自己为什么要这样做，我对孤独症一无所知，我只知道自己身体里有种感觉汹涌澎湃、排山倒海，就像一座没有出口的火山一样，无法释放。我找不到什么语言形容这些感觉，简单地说，我不知道如何应对这些感觉。我也没法讨论这些感觉，因为我无法用语言表达出来，这种情况现在被称为述情障碍。我划破了自己的皮肤，是把这些感觉化为身体的痛感，这样做好像能把注意力转移到某些实实在在的东西上面，然后这些感觉就能慢慢消散开去，这个时候会有一种解脱和平静的感觉。

冥想、自省，当然了，还有孤独症的诊断，所有这些都可以帮助孤独症女孩和成年女性理解自己为什么会有这样的感觉，还能提升自己的认识，明白要在保证不伤害身体的前提下以安全的方式合理应对。只告诉她们不要自伤，而不理解她们为什么这么做，这种做法可能不会奏效，反倒有可能让她们因为被人"发现"没有应对能力而认为自己一无是处。

酗酒和药物滥用

对于有些人来说，酒精和药物能屏蔽那种情绪上的混沌迷茫以及不知所措的感觉，跟自伤起到的作用可能差不多。针对孤独症谱系人士物质滥用的研究基本没有。我之前与人合著了一本书专门讨论过这个话题（Tinsley and Hendrickx, 2008），书中有证据表明社交焦虑和酒精中毒可能有联系。去酒精依赖治疗中心治疗的人中有65%确诊为社交焦虑障碍。一项研究（Wijngaarden-Cremers and Van Der Gaag, 2015）表明，孤独症和成瘾之间可能有联系，他们还认为孤独症人士之所以容易有成瘾行为，可能有些共同的原因。根据历史学家吉尔曼·奥斯特兰德（Gilman Ostrander）的理论，酒精中毒是个人主义者和不合群的人特有的表现，这种人在生命的早期就感觉到自己在这个世界上是独来独往、孑然一身的（Goodwin, 1988）。

谈到合法和非法的物质滥用，我访谈过的女性反映不一。在有些人看来，喝酒完全没有意义，就是浪费钱，还会导致失控的感觉，她们不喜欢这种感觉。"为了社交喝酒"，这个说法在她们看来很奇怪，绝对理解不了，这就导致她们与同龄人越发疏远，尤其是在青少年时期和成年早期，因为在这两个阶段，喝酒是社交互动必不可少的载体。

而对于有些人来说，酒精和某些药物能提高容忍度，在那种很嘈杂的环境里，喝点酒、吃点药，才能经受得住感觉超负荷的折磨，进而实现社交互动。这就是我十几岁时的真实经历，要不是我十几岁时酒后怀孕——这件事结束了我的酒鬼生涯，要知道当年才

17 岁的我就已经每天下午喝半瓶杜松子酒了——我高度怀疑自己今后还会因为喝酒闯出更大的祸来。

大家还在办公室里抽烟，还给周围人分烟抽，所以我也抽，合群嘛……抽烟还是有好处的，毕竟有个借口，大概每个小时可以出去待 10 分钟，时间再长点也行，一对一说话，不那么嘈杂。想要打破固有的作息节奏，这个手段到现在还好用呢。

抽烟也是在工作中交流的一种方式，我感觉这种方式自己还能应付得来……在大型的组织机构里，借着抽烟的机会可以跟那些平时没机会接触的人混个脸熟，别看只是脸熟，关系也能用得上，这意味着我去参加什么活动或者会议的时候，总是能有几个认识的人。

我用酒精和兴奋剂缓解自己的社交焦虑，年轻的时候尤其如此。我觉得，要是没有孤独症的话，我应该不会需要这些东西。

酒精把我变成了交际花——几杯下肚，几乎是想说什么就说什么。

第一次喝酒时，酒精把我所有的社交恐惧和焦虑都带走了。当时我不知道自己有孤独症，也搞不清楚自己在自尊自信方面遇到的困难。酒精这种东西好像既简单又有效，可以让我融入集体，而且在这个过程中自我感觉也挺良好。

喝醉的时候，我才不在乎别人是不是打心眼里不想和我说话呢。平时，我总是琢磨自己的行为是不是又不恰当了，总是因为这个感到非常紧张。喝醉以后，我就变了个人，表面上看跟大家更亲近了。（Tinsley and Hendrickx, 2008, p.34）

喝醉的时候我就不那么害怕没见过的东西了。我挺喜欢和陌生人聊天的，还喜欢在没有熟人陪同的情况下去陌生的地方溜达，也是这个原因。(Tinsley and Hendrickx, 2008, p.60)

我出门前经常自己喝点酒，这样到了地方就会比较自信，而不是一开始就很焦虑。后来我出去的时候越喝越多。(Tinsley and Hendrickx, 2008, p.60)

我觉得自己以前是把喝酒和嗑药当成一种社交手段了，不过我当时并没意识到这一点，因为周围人都这样。我喜欢看大家嗑药以后那个傻乎乎的劲儿（好像他们全都走进了我的世界！），反正我自己觉得我不喝酒就很难跟人互动。

我觉得（物质滥用）给了我自信，从某种意义上讲，是让我实现了真正的自我。有意思的是，绝大部分人都把喝酒和负面的东西联系在一起，但是对我来说，只是借着喝酒释放一下束缚，不必没完没了地审视自己。

对于有些孤独症女性来说，物质滥用会导致行为抑制能力下降，再加上孤独症人士很难识别他人的"阴谋"，因而可能成为性侵受害者，还比较容易成为他人的猎物，容易以身犯险。另外，还有一些人可能会上瘾。

喝酒给我带来了一些短期问题，比如感觉不舒服和宿醉。我喝醉的时候还常常把自己弄伤，因为我觉得比起规规矩矩走大门，冒点险爬栅栏更有意思。(Tinsley and Hendrickx, 2008, p.77)

我觉得喝酒最大的害处就是碰上了很多很多混蛋，但我都是真心投入的，这种反差无疑让我遭遇了一些危险的事情，而这些事情在我清醒的时候是不会发生的。我还记得有个男的看起来真的很不错，而且我觉得他应该是喜欢我，所以我就去了他家，可是后来我拒绝和他上床的时候，他居然用很脏的话骂我，我当时真的非常害怕他会强奸我。

我在十几岁和二十岁出头的时候做过一些非常危险的事情——超出了大家觉得"正常"的范畴——我试过跳窗户，还在碎玻璃上走，跟各种各样的男人上床（不是因为我自己想跟他们上床，而是因为我觉得自己欠他们的……真是太奇怪了），花钱大手大脚，对将来一点概念都没有。现在的我再回头看上面说的这些事，真的就是自我伤害、恶性循环。

物质滥用对我的生活产生了巨大的负面影响，因为我很少能够控制用量，结果就是经常感到不舒服，在社交方面也有不良影响，第二天起来焦虑更加严重……最后甚至到了每天都会喝醉的地步，这个时候我意识到自己走的是一条不归路，这样下去最后只能陷入极度的孤独和绝望，那之后我才开始接受康复治疗（到现在已经戒酒三年了）。

我敢冒险，也经常真的去以身犯险，这让我很容易受到伤害。这些年来，碰到不少人趁我喝醉的时候占我便宜。

喝酒以后，跟人交往的时候更容易受到伤害，做事也不过脑子，还会做危险的事，这种事我不喝酒的时候从来不干。通过喝酒发展起来的关系都不太健康，而且对我伤害很大。我喝醉的时候还被性侵过。

有位女士说，药物对她的影响好像跟别人不太一样。

我发现，摇头丸那种东西对我的作用不是很大，我不会像别人那么"嗨"，我吃了这些东西以后也没有多合群，还是挺孤僻的，不过倒是更喜欢音乐、影像那种感官刺激。有一次去电影节，我和一群朋友一起吃了点摇头丸，然后他们都跑去跳了一夜舞，只有我找了个电影帐篷，一个人坐在那儿看斯坦利·库布里克（Stanley Kubrick）的电影，一直看到早上，那种感觉实在太棒了！

自杀意念

有研究认为，比起普通人，孤独症人士想到自杀的时候会比较多，真正计划并付诸行动的也会比较多（Cassidy et al., 2014）。这项研究发现，66% 的孤独症成年人有过结束自己生命的想法。与孤独症男性相比，没有智力障碍的孤独症女性采取自杀行为的风险更高（Hirvikoski et al., 2020）。据说那些总是隐藏自我的人也会比较容易产生"怎么努力也找不到归属感"的感觉，终生都摆脱不了自杀倾向（Cassidy et al., 2020, p.3638）。在社交场合掩盖自己的孤独症特征——但还是无法融入集体——可能就会导致这些感觉。在菲利普·怀利（Philip Wylie）所著《迟到的阿斯伯格综合征标签》（*Very Late Diagnosis of Asperger Syndrome*, 2014）一书中，我曾就这个话题写下了部分内容，摘录如下：

> 从我这个阿斯人士的角度来看，自杀的意念……也许只是他们针对当下情形经过冷静理性、逻辑严密地分析得出的结果，自杀确实也算是一个选择。我觉得，如果神经发育典型的普通人知道我们是这样的思维方式，应该会觉得特别震惊吧……但是，对于我们这一群体中的人来说，这几乎就是日常生活的一部分。（Hendrickx, in Wylie 2014, p.111）

还有些孤独症女性回忆了过去，也谈到了自己对这个事情的想法，无论是想要自杀还是在想怎么解决，她们的风格都很实用主义，能想到的都是非常实际的事情。我想知道，与普通人相比，孤独症人士的自杀意念在情绪和思维过程方面有没有什么不一样。不过，目前为止，这个领域的研究还是一片空白。

> 我记得自己曾经想过，如果到 25 岁的时候还是不幸福，我就自杀，但是对于幸福不幸福，我也没有什么具体的衡量标准，脑子里也没有具体的行动计划。这些年来，我偶尔会想到自杀，但还真不能说我有自杀倾向。我脑子里出现这个念头的时候，想的往往是应该怎么安排后事才能尽量不让自己的死给别人带来心理创伤——给警察写一封信，这样的话，发现我尸体的就是他们，而不是随便哪个认识的人。

有位女士非常清楚地表达了自己对于自杀意念的观点，还说这个观点应该也适用于其他孤独症人士。她还很潇洒地提了一些建议，告诉后来人应该怎样才能避免这种情况。

> 我确实觉得，我们（像我这样有孤独症的人）非常容易产生自杀的想法，原因有很多，比如焦虑水平总是很高，常常专注或者纠结于一些让人困扰的负面想法，自我价值感较低，无法和别人建立重要或者亲密的关系，总是一遍一遍地回想别人对我们说过什么不好的话，感觉没人理解自己，自我认同也不坚定，很难让别人明白自己的想法，觉得自己非常孤单、与世隔绝，觉得自己确实是或者可能是别人的负担，觉得自己无法为社会或者大众利益作出贡献，等等。我真的觉得，如果有人想为在困境中挣扎的孤独症人士做点什么的话，那么最重要的就是肯定他们的自我价值，了解和理解他们的困境与挣扎，如果他们做了值得肯定和重视的事情，请对他们予以认同。对于

孤独症人士或者任何一位活得如此艰难的人来说，最糟糕的事情就是不信任他们，不相信他们活得有多难，也不相信他们有多努力。就我自己来说，对我伤害最深的就是医生、家人和那些对我而言非常重要的人全都不相信我过得很艰难，尤其在我年轻的时候，35 岁之前，还没确诊那段时间，他们的态度让我觉得自己毫无价值，那是我自杀意念最为强烈的一段时间。

在孤独症人士的世界里，认知方式是非黑即白的，他们很难想出什么替代策略，所以他们能想到的对策很少，而自杀可能就是其中之一。认知行为疗法可以帮助他们转换视角、拓宽认知，对孤独症女性也许会有帮助，能让她们想出更多应对办法，并且评估这些办法是否合适。不过，现在需要的是一种专门针对孤独症特质的方法，也就是说，这种方法应该基于孤独症人士的独特经历、感受及认知处理方式，而不是那种通用的情绪干预疗法。

40 年来，我一直都在断断续续地接受认知行为疗法，这种疗法确实帮我处理了很多问题，但我还是没有找到能把压力屏蔽在我生活之外的窍门。（Holliday willey, 2012, p.63）

写到这里，我们已经把所有可能有的障碍和遇到的困难都捋了一遍，听起来确实不是那么鼓舞人心，但我还是想请大家带着思考结束这段旅程，虽然这个世界对我们孤独症女性来说非常陌生，但我们依然可以想想是否可以好好活着。

第14章

拥抱"另类"人生

　　孤独症女孩的家长和孤独症成年女性得知孩子或者自己有孤独症的时候经常会问"那怎么办啊？"令人难过的是，没有什么立竿见影的办法。孤独症女性需要做的，是想办法在这个不属于她们的星球上好好活着！

　　在第12章讲饮食问题那一部分，杰丝谈到如何看待孤独症给自己带来的影响，最简单也是最有效的办法，就是作家、演讲家卢克·比尔登博士总结的那个等式，他自己本身也有孤独症，这家伙真是很了不起：

　　　　孤独症＋环境＝结果

　　这个等式告诉我们，能够改变结果的不是孤独症，而是环境，因为在很大程度上，一个人的孤独症特征是不会改变的。这里的"环境"指的是所有能对个体产生影响并需要个体做出反应的因素，可以是周围的人、他人的面部表情、一个笑话、疲劳的感觉、让人意外的事情，也可以是下雨、火车晚点、参加聚会、让人发痒的毛衣、苹果不是自己想要的那个品种——凡是你能想到的东西或者事情，都可以算作"环境"因素。

　　这个等式让我们有机会确定到底是什么因素导致了某一结果——不管这个结果是我们想要的还是不想要的——之后就可以想办法应对，或者是避免，或者是锻炼自己慢慢接受。

　　关于这个问题，有一个办法既直观又好用，叫做"勺子法"。这个方法是克里斯汀·米斯兰迪诺（Christine Miserandino）在2003

年提出来的，旨在对付自己的狼疮问题。她以"勺子"的个数表示自己还有多少能量，通过这种方式帮助自己考虑应该如何合理分配使用自己的"勺子"才能在长年累月的疼痛中完成每天要做的事情。这个方法对孤独症人士来说也比较有用，有助于他们在必须要做的事情与体力、精力水平之间做好权衡，这样才能保持良好状态，而且还可以提前知道自己的"勺子"什么时候可能不够用了，然后想出办法应对这种情况。另外，使用"勺子法"，还能帮助他们考虑如果能量不够用了应该怎么补充、通过什么活动或者情形可以做到这一点。对于有些人来说，可能睡一觉就能满血复活，还有些人通过锻炼、听音乐、做自己感兴趣的事情等恢复状态，因人而异。例如，早上醒来，感觉一下自己的状态：我睡得好吗？我现在有几把勺子？假设我现在有七把勺子，我可能会想想这一天都要干什么，可能要购物（用掉两把勺子）、打电话（用掉一把勺子）、用笔记本电脑工作（用掉三把勺子）、接孩子放学（用掉两把勺子）。这样算下来的话要用掉八把勺子，那我就没有能量做晚饭、陪孩子们玩、和另一半聊天或者收拾房间了，今天就得变成负能量日了。那么我现在就有两个选择，躺在床上焦虑不已，或者重新考虑一下是不是应该换一种方式消耗我的能量、少用几把勺子。晚餐就从冰箱里拿点东西做吧，这样就不用去购物了（省下两把），电话也不是非得今天打（又省下一把），不去购物的话就可以出去跑步（补充了两把）。这么一看，这一天就好过多了，而且还富余了几把勺子。这个例子只是最基本的，不过希望读者能明白这个原理。家长或者监护人照顾孩子的时候也可以使用这个"勺子法"，判断某些活动需要几把勺子，选择哪些活动用来补充能量，上述过程都可以让孩子参与进来，这种做法可以帮助他们调节自己的情绪，还会感觉自己对"环境"和结果都有所把握。家长也能借此了解什么事情会让孩子有压力，有压力的时候需要什么。把这些勺子都画出来，可以把这个方法的原理更加直观、具体地呈现出来。不一定非得是勺子——还可以是漫画人物、马、夏洛特·福尔摩斯或者羊毛球。

　　归根结底就是判断和预测自己的能量是盈余还是赤字。前面曾经提到过，我用了"新的价值体系"这个词解释怎样把确诊孤独症这件事当作一个全新的开始，以此为坐标来判断和认识哪些事情让自己紧张，哪些事情让自己开心。当然了，想要逃避所有让自己为难的事情是不可能的，一天到晚都在做打毛衣这种自己喜欢的事情，该遛狗的时候也不遛，那也是不现实的。关键是要发现那些能起大作用的小事情。例如，我之前是做培训的，还经常在各种会议上发言，所以总是在外面奔波，各种酒店、陌生城镇，以及培训会议所在地等，我都得住上好几天，在所有这些地方我都是需要吃饭的。我喜欢吃东西，几乎什么东西都能吃，但是我对糖/碳水化合物非常敏感，尤其是在压力比较大、肾上腺素/皮质醇水平比较高的情况下（本书的体量以及本人的水平都不足以深入探讨这个课题，不过请详细了解压力和焦虑之间的关系，然后把玉米片那种东西放下吧[1]）。我还有多囊卵巢综合征，所以有胰岛素抵抗的情况，食用含糖量高的食物会导致身体马上垮掉，这可不是什么好事，因为我每天午饭后都得继续做培训。我觉得做培训非常耗费心神和体力，所以中间休息的时候完全没有精力和别人聊天，也没有精力再去排队吃午饭，还得琢磨人家供应的午餐里有没有什么东西能给我提供足够的能量，让我把后面一下午撑下来。如果人家不供应午餐，我午休时就得在完全陌生的城镇里"探险"，去搜寻合适的食物（会接触更多的人、琢磨更多的事，更容易焦虑）。本来就已经超负荷的我实在扛不住这些（勺子用光了）。因此，我想了个简单的对策，就是找这么一种食物：既能稳定血糖，又不需要冰箱，因

---

[1]　译注：意思是有类似情况的人不该吃玉米片这类高碳水化合物、高糖分的食物。

为我住的酒店房间里从来都没有冰箱（我可是出门就住连锁经济型酒店的姑娘），用烧水壶就能做熟，能用塑料盒子盛放，还能用我惯用的轻便多功能勺子吃。这种食物是什么呢？我推荐沙丁鱼和蒸古斯米。自带食物的话，我就不用与人互动，还能早早就瞄好培训地点有哪些适合吃饭的地方，比如公园长椅/停车场/楼梯下面的角落，所有跟上述问题有关的事情都不用再费劲琢磨，所有可能导致焦虑的因素都可以事先被屏蔽掉，统统搞定。我有时候中午、晚上都吃这样的饭，一周能吃十回，这样就不用为了吃去做不必要的事情。我会横扫各大超市，把货架上的沙丁鱼（只选去骨去皮的那种）以及合我口味的蒸古斯米（摩洛哥口味的，不知道你们喜不喜欢）席卷一空，别人还以为我养了一只猫，给猫吃得特别好呢。自带食物，这就是我解决出门在外问题的一个小小举措，在我"能量勺子"不够用的时候，如何才能做到合理分配使用呢，这种小小举措非常关键。

在这个格格不入的世界里，为了最大限度地减少孤独症特质给自己带来的负面影响，孤独症女性使用了很多方法和对策，这些方法和对策要么是自己摸索出来的，要么是靠孤独症群体内部互帮互助研究出来的，以孤独症倦怠举例，与目前已知的相关研究相比，孤独症群体自己的探索要领先好几年。尼亚姆·加维（Niamh Garvey）曾经写了一本很棒的书，名为《孤独症人士自我照顾手册》（*Looking After Your Autistic Self*, 2023），这本书里有海量的实用资讯，还就如何面对这个格格不入的世界提了很多宝贵建议，因此广受好评。尼亚姆自己也有孤独症，她是因为女儿确诊了孤独症，所以去做了评估，之后也确诊为孤独症。这本书带着我们一步步地分析，从而发现哪些因素可能是孤独症人士的爆点，之后就可以"管理和控制"这些因素，制订计划，帮助自己平复下来。书中还谈到如何养成生活规律，如何利用强烈兴趣帮助自己保持身心健康，如何发现自己的感官问题及其他容易引发不适的因素，如何采取对策最大限度地减少其负面影响。

提升自我意识、学会分配能量，这样就不会在承受不了压力的时候做出伤害自己的事情，针对孤独症倦怠的对策遵循的也是这样的原理（Man-tzalas et al., 2022）。与其他孤独症女性对话（一般是通过在线社群）、互相交流对策，这种做法可以让人觉得不那么孤单和挫败，不至于整天纠结"我有什么不对劲？我怎么就不能像别人那样生活、工作？"这类问题而无法自拔。

弗洛·内维尔有孤独症，她是一位研究生研究员，研究方向是孤独症人士福祉问题，目前正在研究的课题是独处时间对孤独症人士的重要性。很多孤独症人士都需要经常独处，只有这样，在面对过多的感官刺激和过高的社会压力时才能尽快恢复或者保护自己免受伤害。有时他们可能需要退回到自己的"避风港"中，在那里他们感觉自己是安全的，不会面对让自己不舒服的感官信息刺激，也不需要与别人打交道。"避风港"可以是"舒适的""有趣的"和 / 或"专为做自己喜欢的事情而打造的"的一方天地（Neville, 2022）。有时他们可能需要通过阅读、游戏、创造性活动或者亲近大自然的活动"给自己充电"。"沉浸"在上述活动中对这个充电过程特别有利，有些参与过活动的人曾经提到，完全沉浸在自己喜欢的活动中时，感觉自己进入了"心流状态"①。

弗洛发现，很多所谓的保健常识对孤独症人士不一定有用。她对确诊较晚的孤独症女性进行过研究，研究结果显示，这些女性发现，得知自己有孤独症之后，照顾自己比以前容易多了。她们明白了自己的日常体验和别人不太一样，也就明白了自己和别人在健康

———————

① 译注：心流（flow-state），在心理学中是指人们在专注进行某行为时所表现的心理状态。

方面的需求也不一样。孤独症女性往往需要发现并形成自己的"养生"对策，比如一个人待一会儿、做点需要创意的事情、全身心投入自己喜欢的事情、亲近大自然、自我刺激和/或找到神经多样性人士的社群。弗洛与其他孤独症女性一起运营了一个网站，读者在这个网站上可以看到孤独症人士分享的"养生"对策[①]。

治疗也是一个办法，可以帮助我们应对艰难度日带来的情绪问题，还能帮助我们找到一些对策，让自己感觉好过一点。很多女性提到，这些年来她们看过无数个治疗师，这些治疗师也确实有所帮助，比如帮她们找到一些办法应对焦虑或抑郁情绪，但好像并没有像她们期待的那样在治疗后有根本性的改变。有些女性换了一个又一个治疗师，觉得只要能找到合适的治疗师，就会"被修好/变正常"。这些年来，我也换过几位治疗师，但效果大都不怎么样。曾经有位催眠治疗师告诉我说，他真希望自己也有像我一样的问题，因为我跟他说过我的焦虑非常严重，但是靠兼职工作也能养活自己（他有两份工作）。我还给一位治疗师做过孤独症的科普，我是想让他明白应该如何对待我，也想表示我其实不是在抗拒治疗，只是有些治疗措施需要想象力，这种真的不适合我——我付了钱，还得教他如何给我治疗——结果换来的却是他告诉我说，身边的人做出让我无法接受甚至几近崩溃的行为时，我要做的就是"克服"，因为"大家都是这样的"。唯一给我印象还不错的治疗经历，是一位生活教练带给我的，是我确诊孤独症以前看过的治疗师，她年纪很大了，虽然对孤独症一无所知，但人很温柔，她说的话能直抵人心，也很务实（虽然她说的话里也有些花里胡哨的东西，我听不懂，但我装着听懂了，不过根本没往心里去）。她对我非常好，是她让我明白了，另一半告诉我的事情，我不一定

---

① www.AutismHWB.com。

要完全相信，这让我摆脱了一段非常糟糕的关系，远离了被虐待的折磨。

十几岁到二十来岁的时候，基本的谈话疗法对我好像没有什么帮助，因为要从这种疗法中获益，必须得有一定的感知力（感知自己的感受，感知他人的感受），而我好像没有，我的治疗师也没发现我有孤独症（当时还没确诊）。他好像也被我弄蒙了，不知道该怎么帮我。

对于各种各样的疗法，参与本书写作过程的人看法褒贬不一，有些人认为很有帮助，有些人则觉得效果不大。觉得很有帮助的人应该是获得了一些指导性的意见，帮助他们提升了社会性理解力，而不是以类似精神分析那种情感"对话"的方式。不管是哪种类型的治疗，其关键都是要理解孤独症，这既是治疗的基础，也是最终目标。只有理解了孤独症，才能使治疗着眼于如何"带着孤独症好好活着"，而不是想方设法"修好"孤独症女性或者让她们"正常起来"。比较典型的治疗可能会提倡多去与人交往、体验多姿多彩的生活，而所有这些建议可能都与孤独症女性的需求背道而驰。其结果就像有些女性提到的那样，自己是因为感觉生活很失败才去寻求治疗的，结果却感觉自己治疗也很失败，因为无法"出去认识更多朋友"。所幸在过去几年里，属于神经多样群体的治疗师数量显著增加，这让人感觉放松了很多。

我现在的治疗师对我帮助最大，因为她比较了解我的孤独症特质，也明白她需要帮助我解读各种社交场合的要求。她还让我和其他人一起参加音乐活动，比如每周都和其他乐手一起演奏，参加每月一次的鼓手圈活动。她还让我参加冥想活动，偶尔还有韵律舞蹈活动……这些活动让我看到并且明白自己是个有价值的人，有很多长处，甚至可能是天赋（可以这么说）。

有些心理咨询师总是问我有什么感受，这对我一点儿用都没有，不过现在的心理咨询师对阿斯（阿斯伯格综合征）了解很多，从来不问我有什么感受，除非我自己主动说，这就感觉好多了……我需要别人理解我，不要嫌我烦。我还需要另一半被我吼的时候也能宽容我，尽管我不应该这样对待他。

不管您是孤独症女性还是治疗师，是曾经接受过治疗还是正在接受治疗，知不知道自己的工作对象有孤独症，斯蒂芬的书《孤独症治疗生存指南》(*The Autistic Survival Guide to Therapy*, 2024) 都是必读书目之一。书中解释了不同类型的治疗应该如何"匹配"孤独症人士的脑，还为治疗师提供了指导意见，针对如何"带着孤独症好好活着"提供对策。

对我来说，治疗、辅导或者不管什么有用的疗法吧，最主要的目的就是追本溯源，为神经多样群体打造一个适合生活的友好环境。如果接受治疗的目的是想知道怎样才能跟上神经发育典型人群的节奏，那其实跟想知道怎样破解孤独症的奥秘差不多——根本不可能的事。抱歉，我瞎说大实话了。但是，孤独症人士需要因为自己有孤独症而接受心理治疗吗？绝对不需要。你什么问题都没有。一直都觉得自己有毛病、很糟糕、有缺陷，已经这样过了一辈子了，现在可能需要费点劲儿才能改变对自己的负面看法，但是相信我，你是最棒的。(Jones, 2023, p.173)

很大程度上（也许是因为对临床医生缺乏信心），孤独症女性是靠自己摸索才在现有的条件下找到了尽可能让自己过得好点的办法。她们之所以能摸索出对自己有用的对策，关键在于她们了解孤独症，了解孤独症对于自己身心健康的不利影响。就我自己的情况来说，户外活动"百试百灵"。对有些人来说，看电视、做手工、养猫、睡觉可能有用，维多利亚时代的紧身胸衣可能也行，管他呢？没人说三道四，发现什么有用，尽管用就好了。

我发现，想要摆脱令人烦恼的想法或者纠结的事情，唯一的方法就是找点正面的事"纠结"，全身心地投入进去，比如……对我来说，就是音乐、摄影和艺术视频。

日常锻炼超棒，可以提高抗压能力，还可以缓解紧张情绪。

无法应对或者承受不了的时候，就交给时间吧，要是有人对我友好一点儿，能理解我，也会好一点儿。

陪伴，但得是理解我的那种陪伴。

我自己的疗法是写点东西，比如比较励志的想法、计划，还可以写写应该怎么对付那些让我烦恼的人等。

我的方法是努力健身，已经开始滑旱冰了，散步对缓解我的抑郁也有很大帮助。

我非常喜欢做点有创意的事情，或者投入那种可以表达自我的创造性活动中。我觉得这样的活动和治疗对我的心理健康非常重要。没有这些，我可能就会沉浸在非常消极的想法中自我谴责，情绪低落的时候还有自杀的念头。我现在能发现自己的爆点，就尽可能地避免，尽量参加积极的活动，答应别人的事说到做到。我非常努力地提升自己的能力、保持良好状态。

这些女孩和成年女性需要相互交流的机会。

找到自己的组织、自己的社群。在这里，可以分享自己的经历和磨难，不会有人说"你怎么能这样呢？"相反会听到"嗯，我也是这样的"。是让你自暴自弃，还是让你自尊自爱？区别就在这里。当地女性支持团体、在线社群，只要是孤独症女孩和成年女性聚集的地方，都是可以当作"家园"的地方。

对于这些女孩和成年女性来说，全科医生和临床医生是为其提高生活质量的守门人。医生需要了解应该问什么样的问题，需要学会倾听她们的心声，透过表象发现孤独症的特质。要相信她们所说的话，的确，她们是在努力给自己"找个标签"，因为这是打开大门的钥匙，只有找到了标签，她们才能得到适合的支持和真正的理解。

教育专业人士、支持辅助人员和家庭成员需要认识到，这可能不仅仅是"十几岁女孩的那点小破事"，也不是"神经质"（他们当初就是这么说我的）或"害羞"，可能是其他原因。不要因为她很安静、不给您惹什么麻烦，就忽略了她。她跟别的女孩不一样，所以不要以您自己（如果您也是一名女性的话）或者其他女孩 / 成年女性为标准对她做出不公正的评价。她的思维方式不一样，请您打开思路、敞开胸怀。

孤独症女孩和成年女性朋友们：请相信，你本来就很好。是，你是有点奇怪，但是这样一点儿事也没有。你可能觉得自己不太有"女人样"，那也没关系——我们大多数人都没有"女人样"。你对包包不感兴趣？完全没问题。你就是只要一个包就好，帆布包就行，能装东西就行。有人跟你说他们想听大实话的时候，别信。他们才不想听大实话呢，如果你真的说了大实话，他们会记恨你。永远，记住是永远，都不要把自己和所谓的"正常"女人相比，她们和你不是同一个物种，与她们比为人处世，你只会觉得自己没本事、不够好，但其实在很多方面你的能力都比她们强得多。找到自己的组织——在网络、各种社群、游戏社区、漫画会展上，找到那些为你的特别而感到开心的人。你自己也要开心起来，因为你很快就会意识到（如果你现在还没有的话），自己之前担心的那些事情压根就不重要，能让你全身心投入的趣事那么多，一次做一件就好。兴趣变了？那也不用难过。有那么多奇妙的事情，你都会做，想想都有什么。

我希望新版《面具下的她们》能让读者对孤独症女性的世界有些新的认识，或者如果您已经有所了解，那也能加深之前的印象。限于本书的体量，有很多东西都不得不一笔带过。有关孤独症女孩和成年女性的课题，每天都有新的研究、文章、书籍、博客、播客和视频，去看看吧，那里有和你同路甚至可能相伴前行的人，去和她们互相交流，如果不想和别人交流，那也没关系，就默默潜水，悄悄向她们取经。

就我自己来说，这么多年来，我没能遵从自己内心的想法，过的是一种和孤独症非常不匹配的生活——变化特别多、面对很多人，每天的处境都很艰难，可能是因为孤独症倦怠，再加上旷日持久的更年期综合征，慢慢地，无论是精神上还是身体上都崩了，我现在已经完全躺平了。现在，我没有其他生活方式可选，但我希望所有的孤独症女性都有机会体验一下我这样的生活方式——趁着还不是无可选择。我现在的生活很简单，不能自己出门旅行，在家兼职工作，赚钱负担生活，因为这就是我能承受的极限了（还得忍受着焦虑、困倦和头痛的折磨）。我大部分时间都在室外种植和制作东西，因为这种事情能给我带来快乐，而且不会让我感到疼痛。所谓"正常"的生活对我来说行不通，所以我告诉自己，不必为自己的生活状态感到难过。你也可以这样告诉自己。

与众不同的人就需要与众不同的解决方案。我希望大家都能找到自己的解决方案，或者帮助自己生命中以及自己关心着的那些孤独症女孩和成年女性找到合适的解决方案。照顾好自己（和她们）。你，你们，本来就很好。

译后记

"看不见的她们，看不见的孤独"，这是我最初想用的书名，不过因为近年来有好几本书都用了"看不见""未被看见"等的字眼，未免有拾人牙慧之嫌，但是在我看来，要说最没有被看见的群体，还真是非孤独症女性群体莫属。

自打有"孤独症"一词开始，人们就默认男性比例远远高于女性，针对孤独症的研究也几乎全都是针对孤独症男性群体的研究。十一年前，作者写作本书第一版的时候，"曾经针对与性别有关的孤独症研究论文做了一个文献综述，发现数量少得惊人，只有不到20篇"。直到最近几年，研究者们才开始针对不同性别进行区分研究，因此，作者说写作本书"是为了让大家看到整幅画中缺失的一角，这一角其实一直都在，只是从来没有被大众看见。几乎所有针对孤独症的研究都是在男孩身上开始的，他们的特征表现就是理所应当的'默认值'……没有人觉得性别是个问题……女孩没有被看见，因为没有人费力气去找过，但是，女孩自己得知道自己是什么样的人"。

殊为难得的是，这本书对近年来所有孤独症女性相关研究做了全面而系统的梳理，是迄今为止我看到的第一本孤独症女性研究大全。

如果说《孤独的高跟鞋》①是一个人的故事，这本书就是一群人的一生。

---

① 编注:《孤独的高跟鞋：PUA、厌食症、孤独症和我》(*Autism in Heels: The Untold Story of A Female Life On The Spectrum*) 中文简体版 2022 年由华夏出版社出版。

孤独症，不仅仅是一个医学术语，更是漫长的生命旅途中无数女性勇敢面对的挑战与疼痛。在翻译的过程中，我深深体会到孤独症女性在社会中承受的沉重压力和无形偏见。在面对作者关于自我认知与身份认同的撕扯时，我甚至有种难以言喻的窒息感。

这本书不仅仅是对孤独症女性群体生活状态的描述，更是对社会认知与性别平等的郑重呼唤。字里行间，我看到了无数女性在误解与忽视中苦苦坚持自我，在与世界的激烈碰撞中，奋力寻找自己的声音，渴望争取属于自己的位置。

我深切希望，这本书能够帮助更多人理解孤独症女性的感受与困境；希望社会能给予她们更多的关注与理解，让她们的声音不被淹没；希望她们能够无所畏惧地做自己，而不是被迫迎合他人的期待。

我也期待这本书能够成为一个契机，推动人们重新审视孤独症，尤其是孤独症女性的特质和需求。希望更多的孤独症女性能够勇敢地面对自己的身份，发出属于她们的声音，掌握自己的生活。

我们的社会需要向这些"特殊的声音"敞开怀抱，理解与接纳她们，因为每一个"不同"都让这个世界变得更加丰富与美丽。让我们共同期待，一个让每一个人都能被包容、被理解的未来，一个让每一个故事都能被倾听的明天。

陈烽

2024 年 11 月 30 日于大连